Angela Sänger

Honig heilt Wunden

Angela Sänger

Honig heilt Wunden

Ein altbekanntes Heilmittel

projektverlag.

Bibliografische Information der Deutschen Nationalbibliothek

Die Deutsche Nationalbibliothek verzeichnet diese Publikation in der Deutschen Nationalbibliografie; detaillierte bibliografische Daten sind im Internet über http:// dnb.d-nb.de abrufbar.

Dies ist die überarbeitete und erweiterte Fassung der medizinischen Promotion „Honig in der Wundbehandlung: Entspricht das seit dem Altertum bekannte Heilmittel Honig den Anforderungen einer modernen Wundbehandlung?“, die am Zentrum für Elektropathologie und Umweltmedizin, Fachgebiet Physiologie, an der Universität Witten/Herdecke von April 2013 bis August 2015 angefertigt wurde.

Die hier dargestellten Inhalte dienen ausschließlich der neutralen Information und allgemeinen Weiterbildung. Sie stellen keine Empfehlung oder Bewerbung der beschriebenen oder erwähnten diagnostischen Methoden, Behandlungen oder Arzneimittel dar. Der Text erhebt weder einen Anspruch auf Vollständigkeit noch kann die Aktualität, Richtigkeit und Ausgewogenheit der dargebotenen Information garantiert werden. Der Text ersetzt keinesfalls die fachliche Beratung durch einen Arzt oder Apotheker und er darf nicht als Grundlage zur eigenständigen Diagnose und Beginn, Änderung oder Beendigung einer Behandlung von Krankheiten verwendet werden. Konsultieren Sie bei gesundheitlichen Fragen oder Beschwerden immer den Arzt Ihres Vertrauens! Die Autorin und der Verlag übernehmen keine Haftung für Unannehmlichkeiten oder Schäden, die sich aus der Anwendung der hier dargestellten Information ergeben.

ISBN 978-3-89733-398-7

4. Auflage

www.projektverlag.de

Foto auf dem Cover: Angela Sänger

Danksagung

Während der Erstellung der Dissertation haben mir viele Menschen mit Rat und Empfehlungen zur Seite gestanden.

Zuallererst bedanke ich mich bei meinem Doktorvater Herrn Professor Dr. Eduard David, der entschlossen war, mit mir gemeinsam die Dissertation zum Erfolg zu führen. Darin unterstützte mich als direkter Ansprechpartner sein Institutsmitarbeiter Herr Dr. Andreas Fretz.

Besonderer Dank gilt auch meinem früheren chirurgischen Chefarzt Herrn Dr. Krystian Baranski, der mir erlaubte, Honigverbände anzulegen und so erste Erfahrungen zu sammeln.

Weiter bedanke ich mich bei Herrn Dr. Martin Widmann, der mir umfassende geschichtsmedizinische Literatur zur Verfügung gestellt hat, bei Herrn Dr. Holger Hugo, der mir beibrachte, chemische Formeln zu schreiben, und bei Herrn Dr. Sascha Rolf Lüder, der mich in juristischen Fragen unterstützte.

Dem Thieme Verlag und dem Deutschen Ärzte-Verlag gilt ein besonderer Dank für die Veröffentlichungen aus meiner Arbeit. Insbesondere danke ich auch meinem Verleger der Dissertation Herrn Dr. Fred Pusch vom Projekt Verlag.

Sehr wichtig sind die Freunde, die Korrektur gelesen haben, Michael Blomeier, Dr. Detlef Faßhauer, Sabine Schmelzer und Nadine Schmitz M. Sc.

Danke an die Freunde, die mir Fotos zur Verfügung gestellt haben.

Schließlich danke ich meinen Eltern und den ungenannten Freunden, die an mich glaubten.

Inhalt

1 Einleitung

Diese Arbeit beschäftigt sich mit dem Nutzen und der Wirkung von Honig in der Wundbehandlung.

Die Anwendung von Honig gehört in den Bereich der Apitherapie, der Nutzung von Bienenprodukten zu therapeutischen Zwecken.

Wundbehandlungen sind so alt wie die Menschheit. Dabei wurden verschiedenste Verfahren erprobt, getestet und wieder verworfen. Die Behandlung mit Honig gehört zu den Methoden, die über Jahrtausende erhalten geblieben ist und erst durch pharmakologische Produkte zurückgedrängt wurde. Bei einer Anwendung über mehrere Jahrtausende ist von einer echten nachprüfbaren Wirkung auszugehen. Erst im Rahmen zunehmender Antibiotikaresistenzen wird vermehrt über Honiganwendungen geforscht.

Honig ist praktisch weltweit verfügbar und relativ preiswert. Damit ist er gerade auch in ärmeren Ländern und Katastrophengebieten gut einsetzbar. Durch Honigwundverbände könnte entsprechend den Forderungen der Weltgesundheitsorganisation (WHO) ein Beitrag zum allgemein bezahlbaren Zugang zu Gesundheitsleistungen für alle Menschen geleistet werden [124].

Diese Arbeit beschäftigt sich nicht mit einem weiteren Pharmaprodukt, sondern mit dem naturbelassenen und unvermischten Imkerhonig, der alle Lebensmittelanforderungen erfüllt.

Dennoch ist jedes Verfahren oder jede Methode in sich begrenzt, also kann auch Honig kein „Allheilmittel“ sein.

In der vorliegenden Studie soll daher aufgezeigt werden, ob das seit dem Altertum bekannte Heilmittel Honig den Anforderungen einer modernen Wundbehandlung entspricht.

Die Beantwortung erfolgt durch eine fächerübergreifende, weit fassende Zusammenschau verschiedenster Aspekte, Honig zu verstehen. Es ist eine Grundlagenarbeit, die sich nicht scheut, über den rein medizinischen Tellerrand hinauszublicken ganz nach dem Ausspruch *Albert Einsteins*:

„Man kann ein Problem nicht mit den gleichen Denkstrukturen lösen, die zu seiner Entstehung beigetragen haben.“ (Imhoof, 2013, S. 200)

Zunächst wird in einem historischen Rückblick nachgewiesen, dass Honig tatsächlich seit Jahrtausenden bis in die Neuzeit zur Behandlung von Wunden verwendet wurde.

Weiter wird eine Grundlage gelegt, was Honig ist und wie er entsteht. Dazu gehören seine Inhaltsstoffe und Eigenschaften. Aus diesem Verständnis wird anschließend die Wirkung auf Wunden und Gewebe beschrieben.

Hierzu wird eine Vielzahl von Studien herangezogen. Ferner wird eine rechtliche Einordnung der Anwendbarkeit von Honig vorgenommen. Persönliche Fallberichte ergänzen die Arbeit.

2 Geschichtlicher Rückblick

Die Wichtigkeit eines geschichtlichen Rückblickes kann nicht besser als durch folgendes Zitat ausgedrückt werden:

> „Ob Künstler oder Wissenschaftler, wir alle stehen heute auf den Schultern von Giganten: Andere vor uns haben die wichtigen Grundsteine unserer Fachgebiete gelegt." (Razum, 2009, S. 45)

Dies war schon den Ärzten und Forschern seit dem frühen Mittelalter bewusst [13].

Geschichte, Gegenwart und Zukunft gehören zusammen. Das Zitat von *August Bebel* zeigt dies gut:

> „Nur wer die Vergangenheit kennt, kann die Gegenwart verstehen und die Zukunft gestalten." (Münstedt, 2012, S. 18)

Eine umfassende Darstellung der historischen Anwendung von Honig in der Wundbehandlung ist im Rahmen dieser Arbeit sicherlich nicht möglich. Dennoch sollen wichtige Erkenntnisse aus der Geschichtsforschung genannt werden.

Zur besseren Übersichtlichkeit der Epochen wird der Text in Altertum, Mittelalter und Neuzeit eingeteilt. Die Zeitalter sind fließend und nicht klar definiert.

Das Altertum beginnt mit den schriftlichen Aufzeichnungen um 3000 vor Christus und endet mit der Teilung des römischen Reiches beim Tod *Theodosius I.* 395 nach Christus.

Das Mittelalter endet am Übergang des 15. Jahrhunderts zum 16. Jahrhundert. Eckpunkte sind beispielsweise die Entdeckung Amerikas durch *Kolumbus* 1492 oder der Beginn der Reformation 1517 [23].

2.1 Altertum

In Mesopotamien entstand die Keilschrift aus älteren Symbolsystemen um ca. 3300 v. Chr. Um 2700 v. Chr. ließen sich Silben einzelnen Zeichen zuordnen. Die Schrift entwickelte sich weiter. Etwa um 2600 v. Chr. gab es neben Verwaltungstexten auch Beschwörungen, Hymnen, lexikalische Texte, Mythen, Sprichwörter und Urkunden [76].

Im ägyptisch-afrikanischen Kulturkreis bildete sich unabhängig von Mesopotamien die Hieroglyphenschrift. Diese war von ca. 3320/ 3200 v. Chr. bis ins 4. Jahrhundert n. Chr. gebräuchlich. Es ist eine gemischte Begriffs- und Lautschrift [76].

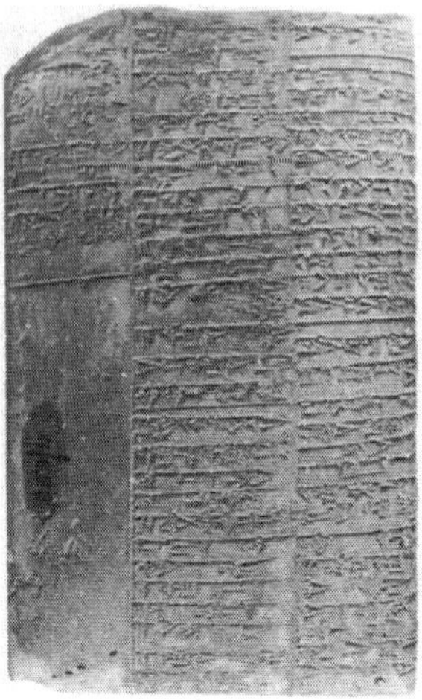

Abbildung 1: Sumerische Tontafel in Keilschrift (Crane, 1975, Plate 22)

Die älteste bekannte Schrift mit Bezug zum Honig ist eine **Tontafel der Sumerer** aus der Zeit 2100 bis 2000 v. Chr. Diese Keilschrifttafel wurde in Nippur in Mesopotamien im heutigen Irak gefunden [35].

Auf dieser Tafel (Abbildung 1) finden sich Rezepte für Medikamente und Salben. *Kramer* und *Levey* haben die Tafel übersetzt und 1954 im Journal of the American Medical Association veröffentlicht. Darunter findet sich folgendes Rezept: „Grind to a powder river dust ... and [word destroyed], then knead it in water and honey, and let [plain] oil and hot cedar oil be spread over it.“ (Crane, 1975, S. 454)

Übersetzung durch die Autorin: „Zermahle Flussstaub zu einem Pulver ... und [Wort zerstört], dann knete es in Wasser und Honig und gebe [reines] Öl und heißes Zedernöl dazu.“

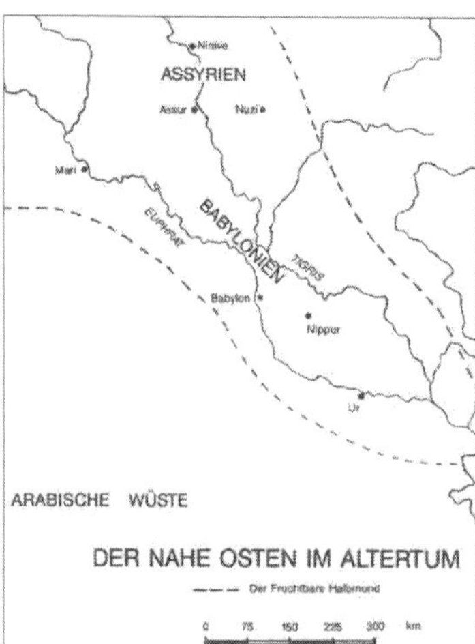

Abbildung 2: Nippur (Schultz, 1990, S. 494)

Im Zusammenhang mit Medikamenten und Salben könnte es sich bei diesem Rezept um eine Wundauflage mit Honig handeln. Wahrscheinlich war dieser Flussstaub in der Gegend als Heilerde bekannt und wurde mit Honig und Ölen zu einer Heilpaste verarbeitet.

Diese Auflage erinnert an die Behandlungen, die nachfolgend im Papyrus Edwin Smith beschrieben sind.

Nippur lag ganz zentral zwischen Euphrat und Tigris (Abbildung 2). Seine Ursprünge reichen bis ins 4. Jahrtausend v. Chr. zurück. Nippur war noch bis ins 5. Jahrhundert v. Chr. eine wichtige Handelsstadt [23].

Eine weitere Quelle aus Mesopotamien ist der um 1800 vor Christus entstandene **Codex Hammurabi**, ein Babylonischer Gesetzestext, der auch medizinische Themen behandelt. Darin wird auf die medizinische und rituelle Verwendung von Honig hingewiesen [35, 50]. Hammurabi war einer der bedeutendsten Herrscher in Babylon [23].

Der **Papyrus Edwin Smith** wird auf die Zeit von 1650 bis 1550 v. Chr. datiert. Er wurde von dem amerikanischen Ägyptologen *Edwin Smith* am 20.1.1862 auf einem Antikenmarkt im ägyptischen Theben erworben. Zwei Monate danach erstand *Smith* weitere Papyrusfragmente, die zum Anfang des bereits erworbenen Papyrus gehörten. Wahrscheinlich stammte der Papyrus aus einer Raubgrabung.

Der Papyrus ist 4,68 m lang und enthält eine recht ausführliche Erklärung von Wunden und ihrer Behandlung. Das niedergeschriebene Wissen auf dem Papyrus stammt vermutlich aus einer wesentlich älteren Zeit. Dies lässt sich anhand von altägyptischen Resten der Grammatik und vielen erklärenden Zusätzen belegen [221].

Der Papyrus wird auf den ersten namentlich bekannten Arzt **Imhotep** zurückgeführt. Dieser lebte um 2600 vor Christus. Er war Wesir und Universalgelehrter des Pharaos *Djoser* in der dritten Dynastie. Sein Name bedeutet: „Der in Frieden kommt" oder „Der Zufriedenheit gibt". Zuerkannt wird ihm auch der Bau der Stufenpyramide in Sakkara [121].

Dieser Papyrus ist als „Wundenbuch" bekannt und gilt als das älteste erhaltene Schriftstück der Trauma-Chirurgie [164].

Im Folgenden werden die medizinischen Honiganwendungen, die im Papyrus Edwin Smith beschrieben sind, aufgelistet. Im Original sind auch noch Verletzungen dargestellt, die anders behandelt wurden oder nicht behandelbar waren, wie z. B. Schädeltrümmerfrakturen oder Tetanuserkrankungen: Die meisten Wunden wurden am ersten Tag mit frischem Fleisch belegt und ab dem zweiten Tag mit Öl/Fett, Honig und Fasern verbunden. Auch größere genähte Wunden behandelte man auf diese Weise. Der Verbandwechsel erfolgte täglich. Beschrieben sind:

- nicht klaffende Kopfplatzwunde
- klaffende Kopfplatzwunde ohne Schädelfraktur
- klaffende Kopfplatzwunde mit Schädelfraktur
- Nasenflügelverletzung
- Platzwunde der Wange

- Kinnplatzwunde
- Mundbodenperforation
- offene Brustbeinfraktur
- Platzwunde im Bereich der Achsel

Manche Wunden wurden mit frischem Fleisch am ersten Tag und nur mit Öl/Fett und Honig, also ohne Fasern, ab dem zweiten Tag versorgt:

- Stirnplatzwunde nahe der Augenbrauen
- Platzwunde über dem Joch- und/oder Schläfenbein
- Lippenplatzwunde

Es gab Verletzungen ohne Hautbeteiligung, die man am ersten Tag mit frischem Fleisch belegte und ab dem zweiten Tag nur mit Honig behandelte:

- HWS-Distorsion
- HWS-Blockierung (Öl/Fett wurde zwischen dem Fleisch und dem Honigverband über den Nacken gegossen)

Weitere Verletzungen ohne offene Hautwunde, die direkt mit Öl/Fett und Honig verbunden wurden:

- Prellung der Wange mit Hämatom
- Claviculafraktur nach Reposition (alternativ auch nur mit Honig)

Manche Wunden verband man vom ersten Tag an täglich mit Öl/Fett, Honig und Fasern:

- offene Schädelfraktur mit Eröffnung der Dura
- Nasenbeinfraktur; der Honig kam auch als Tamponade mit dem Öl/Fett in die Nase
- Platzwunde mit Joch-/Schläfenbeinfraktur
- Ohrmuschelverletzung
- offene Oberarmfraktur nach Reposition
- Schweißdrüsenabszess unter der Achsel

Vom ersten Tag an wurden folgende Verletzungen nur mit Honig behandelt:

- Kiefergelenksluxation nach Reposition
- Claviculafraktur nach Reposition
- geschlossene Oberarmfraktur ohne Hämatom

- geschlossene Oberarmfraktur mit Hämatom
- Zerrung am Brustkorb
- Rippenluxation

In Tabelle 1 und Tabelle 2 werden die beschriebenen Ausführungen zusammengefasst und nach Körperteilen, den zugehörigen Wundarten und den verschiedenen Wundauflagen sortiert. Die Sortierung erfolgt von einfachen zu komplexeren Wundverbänden und entsprechend der Körperregion von oben nach unten.

Körperteil	**Wundart**	**Wundauflage**	
		1. Tag	ab 2. Tag
Kiefer	Reponierte Luxation	Honig	Honig
Schlüsselbein	Reponierte Fraktur		
Oberarm	Geschlossene Fraktur ohne Hämatom Geschlossene Fraktur mit Hämatom		
Brustkorb	Zerrung		
Rippen	Luxation		
Wange	Prellung mit Hämatom	Honig, Öl/Fett	Honig, Öl/Fett
Schlüsselbein	Reponierte Fraktur		
Halswirbelsäule	Distorsion Blockierung	frisches Fleisch nach der Fleischentfernung mit Öl/Fett den Nacken übergossen	Honig

Tabelle 1: Geschlossene Verletzungen, Honigwundauflagen und Zusätze (Quelle: Stuhr, 2011)

<table>
<tr><th>Körperteil</th><th>Wundart</th><th colspan="2">Wundauflage</th></tr>
<tr><td></td><td></td><td>1. Tag</td><td>ab 2. Tag</td></tr>
<tr><td>Stirn</td><td>Platzwunde nahe der Augenbraue</td><td rowspan="3">frisches Fleisch</td><td rowspan="3">Honig, Öl/Fett</td></tr>
<tr><td>Jochbein, Schläfenbein</td><td>Platzwunde</td></tr>
<tr><td>Lippe</td><td>Platzwunde</td></tr>
<tr><td>Kopf</td><td>nicht klaffende Platzwunde
klaffende Platzwunde ohne Schädelfraktur
klaffende Platzwunde mit Schädelfraktur</td><td rowspan="8">frisches Fleisch</td><td rowspan="8">Honig, Öl/Fett, Fasern</td></tr>
<tr><td>Nasenflügel</td><td>Verletzung</td></tr>
<tr><td>Wange</td><td>Platzwunde</td></tr>
<tr><td>Kinn</td><td>Platzwunde</td></tr>
<tr><td>Mundboden</td><td>Perforation</td></tr>
<tr><td>Brustbein</td><td>offene Fraktur</td></tr>
<tr><td>Achsel</td><td>Platzwunde</td></tr>
<tr><td>Schädel</td><td>Fraktur mit Eröffnung der Dura</td><td rowspan="6">Honig, Öl/Fett, Fasern
bedarfsweise Nasentamponade</td><td rowspan="6">Honig, Öl/Fett, Fasern
bedarfsweise Nasentamponade</td></tr>
<tr><td>Nase</td><td>Fraktur</td></tr>
<tr><td>Jochbein, Schläfenbein</td><td>Platzwunde mit Fraktur</td></tr>
<tr><td>Ohr</td><td>Verletzung der Ohrmuschel</td></tr>
<tr><td>Oberarm</td><td>offene Fraktur nach Reposition</td></tr>
<tr><td>Achsel</td><td>Schweißdrüsenabszess</td></tr>
</table>

Tabelle 2: Offene Verletzungen, Honigwundauflagen und Zusätze (Quelle: Stuhr, 2011)

Einige Wunden behandelte man zwar auch mit Honig, wich aber von dem Schema des 1. und 2. Tages ab: So wurden Stirnplatzwunden mit Schädelfraktur am ersten und zweiten Tag mit Straußeneipulver in Öl bis zur Abtrocknung verbunden. Ab dem dritten Tag legte man tägliche Auflagen mit einem gekochten Mus aus Feigen, Öl/Fett und Honig auf. Abszesse am Brustkorb brannte man zunächst aus und behandelte sie dann weiter wie andere Wunden. Da die Beschreibungen auf dem Papyrus mit „Kopfverletzungen" beginnen und im „BWS/LWS-Bereich" plötzlich enden, ist anzunehmen, dass weitere Wunden mit Honiganwendungen beschrieben wurden.

Auch wenn manche Behandlungsmethoden rückblickend befremdlich erscheinen, fällt eine sehr genaue und differenzierte Beschreibung vieler Wunden auf. Wahrscheinlich war eine entzündungshemmende Wirkung des Honigs beobachtet worden, die den großzügigen Einsatz z. B. am offenen Gehirn oder auch bei Abszessen erklärt. Offensichtlich war auch eine Ödem reduzierende, entstauende Wirkung bekannt, die den Einsatz bei geschlossenen Frakturen oder Distorsionen erklärt.

Welche Art von Fleisch auf die Wunden gelegt wurde oder um welche Art von Fasern es sich handelt, ist nicht beschrieben. Die Fasern könnten Leinengewebe als Verbandmaterial gewesen sein [164]. Dies lässt offen, wie die Wunden ohne Fasern verbunden wurden. Wahrscheinlich waren die Behandlungen so gebräuchlich, dass eine weitere Erläuterung nicht nötig war.

Auf der Papyrusrückseite finden sich noch verschiedene Rezepte, davon zwei zur Hautpflege. Es wurde eine Salbe aus Honig, rotem Natron und unterägyptischen Salz hergestellt. Speziell für das Gesicht enthielt die Salbe Alabastermehl, Natronmehl, unterägyptisches Salz und Honig.

Der **Papyrus Ebers** wurde von dem Leipziger Ägyptologen *Georg Ebers* 1873 in Theben von einem Antikenhändler gekauft. Auch dieser Papyrus kam wahrscheinlich aus einer Raubgrabung. Er ist sehr gut erhalten und ca. 18,6 m lang. Er wird in das letzte Viertel des 16. Jahrhunderts v. Chr. datiert, also etwa 1580 v. Chr. Dieser Papyrus ist eine medizinische Sammelhandschrift, die von einem Schreiber aus verschiedenen Quellen zusammengetragen wurde [221]. Der Papyrus beinhaltet eine große Anzahl an Rezepten und Beschwörungen, z. B.:

- Beim Biss vom Menschen wurde die Wunde wie im Papyrus Smith am ersten Tag mit Fleisch und ab dem zweiten Tag bis zur Abheilung mit Öl und Honig behandelt, danach mit Öl auf Wachs.

- Krokodilbisse wurden praktisch genauso behandelt. Am ersten Tag erfolgten Wundauflagen mit frischem Fleisch. Ab dem zweiten Tag liegt keine Empfehlung vor, da die Wunde wie eine beliebige Wunde des Mannes behandelt wurde. Wahrscheinlich erfolgte auch hier eine Honigauflage.
- Brandwunden wurden entweder mit Honig allein oder in Mischungen z. B. mit Weihrauch behandelt.
- Bei Platzwunden findet sich sogar ein Rezept für moderne feuchte Wundbehandlung. Es wurde ein mit Weihrauch und Honig befeuchtetes Tuch an vier Tagen auf die Wunde gelegt.

In der **Bibel** findet sich die erste Erwähnung von Honig im 1. Buch Mose, der „Genesis" bzw. „Im Anfang".

Es war eine große Hungersnot im Nahen Osten. *Jakob*, genannt *Israel*, lebte im Land Kanaan und hatte erfahren, dass es in Ägypten Getreide zu kaufen gab. *Josef*, *Jakobs* Sohn, war zu der Zeit Verwalter über ganz Ägypten. *Jakob* wusste nicht, dass der Verwalter sein Sohn war. So schickte er seine anderen Söhne nun schon zum zweiten Mal nach Ägypten:

1. Mose 43,11:

> „Da sagte ihr Vater Israel zu ihnen: Wenn es schon sein muss, dann macht es so: Nehmt von den besten Erzeugnissen des Landes in eurem Gepäck mit und überbringt es dem Mann [Josef] als Geschenk: etwas Mastix, etwas **Honig**, Tragakant und Ladanum, Pistazien und Mandeln." (Einheitsübersetzung)

Mastix, Tragakant und Ladanum waren wertvolle Handelsgüter, die nach Ägypten eingeführt wurden. *Josefs* Brüder hatten ihn 20 Jahre zuvor an eine Karawane mit diesen Handelsgütern verkauft [216]:

1. Mose 37,25:

> „Als sie [die Brüder Josefs] dann beim Essen saßen und aufblickten, sahen sie, dass gerade eine Karawane von Ismaelitern aus Gilead kam. Ihre Kamele waren mit Tragakant, Mastix und Ladanum beladen. Sie waren unterwegs nach Ägypten." (Einheitsübersetzung)

Die Niederschrift der Genesis erfolgte um 1445 bis 1405 vor Christus. Viele Stellen in der Bibel, die frühen jüdischen Verfasser und die frühen Leiter der christlichen Gemeinde belegen, Mose ist der Verfasser des Pentateuchs, aller fünf Bücher Mose [216].

Schultz nimmt in „Die Welt des Alten Testaments" folgende zeitliche Einordnung vor:

> „Aufgrund bestimmter chronologischer Angaben in der Heiligen Schrift wird angenommen, dass die Einwanderung Abrahams nach Kanaan im Jahre 2091 v. Chr. stattfand. Nach dieser Theorie waren die Patriarchen 215 Jahre lang in Kanaan, die ägyptische Knechtschaft dauerte 430 Jahre, und es ergibt sich ein frühes Datum für den Auszug aus Ägypten (1447 v. Chr.)." (Schultz, 1990, S. 44)

Daraus ist zu schließen, dass *Josef* ungefähr um 1900 v. Chr. nach Ägypten kam. Dieses Datum wird bei Stamps bestätigt [216].

Interessanterweise wird Honig zwischen Mastix, Tragakant und Ladanum aufgeführt. Dies waren wohlriechende Harze, die sowohl als Räucherwerk, als auch als Grundlage der Salbenherstellung benutzt wurden [42]. Nur „etwas Honig" ist ein weiterer Hinweis für die Kostbarkeit des Honigs. Balsame und Harze werden seit Jahrtausenden in der Wundbehandlung aus der Erfahrung einer tatsächlich besseren Heilung heraus eingesetzt [164].

Bei der Verwendung des Honigs in Salben kann es sich durchaus auch um Wundauflagen gehandelt haben. *Abraham*, der Großvater *Jakobs*, stammte aus Ur am Euphrat. Bevor er endgültig in Kanaan siedelte, lebte er zwischenzeitlich in Ägypten. Er war also mit Behandlungen sowohl in Mesopotamien als auch in Ägypten vertraut. In beiden Gegenden wurde Honig wie oben beschrieben in der Wundbehandlung verwendet.

Zum besseren Verständnis wird Mastix, Tragakant und Ladanum einzeln beschrieben:

Mastix-Pistazien (Pistacia lentiscus L):
wachsen als 2 bis 4 m hohe Sträucher oder als bis zu 5 m hohe Bäume im Mittelmeergebiet und auf den Kanarischen Inseln. Ihre Blätter sind immergrün und unpaarig gefiedert. Die Rinde ist harzreich. Die kleinen Blüten sind rot und stehen traubenförmig. Durch kreuzförmige Einschnitte in die Rinde wird das grünlich bis gelbliche Harz, der Mastix, gewonnen.

Mastix wurde als „Mastisol®" zum Ankleben von Verbänden verwendet [176]. In der Kosmetik wird Mastix als hautfreundlicher Kleber, z. B. für falsche Wimpern oder Bärte im Theater, benutzt.

Tragakant oder Traganth:
ist ein gallertartiges und quellbares Gummiharz, das aus dem Saft verschiedener Tragantarten, Schmetterlingsblütlern, gewonnen wird. Diese

Süßgummipflanzen sind in Kleinasien beheimatet. Traganth wird heute in der Lebensmittelindustrie als Verdickungsmittel mit der Zusatzstoffnummer *E 413* [6] und in Klebstoffen [23] verwendet.

Ladanum:
ist ein Harz, welches von unterschiedlichen Arten der Zistrose gewonnen wird. Im Vorderen Orient wächst besonders die Art *Cistus incanus*. Dieser Strauch wird ca. 70 cm hoch und hat behaarte und klebrige Blätter. Er blüht im Frühling rosafarben. Das Harz ist bräunlich mit intensivem Geruch und bitterem Geschmack.

Im Altertum wurde Ladanum bei Atemwegsbeschwerden, Verdauungsproblemen und zur Salbenherstellung verwendet. Heute wird der Balsam als Duftstoff in Parfümen benutzt [59].

Die wahrscheinlich bekannteste Stelle über Honig findet sich im 2. Buch Mose, dem Exodus. *Israel* war mit seiner ganzen Familie nach Ägypten gezogen. Die Familie wuchs immens und wurde von den Ägyptern als Sklaven unterdrückt. Sie waren 430 Jahre dort und Gott errettete sie aus ihrer Not.

2. Mose 3,7-8:

> „Der Herr sprach: Ich habe das Elend meines Volkes in Ägypten gesehen und ihre laute Klage über ihre Antreiber habe ich gehört. Ich kenne ihr Leid. Ich bin herabgestiegen, um sie aus der Hand der Ägypter zu entreißen und aus jenem Land hinaufzuführen in ein schönes, weites Land, in ein Land, in dem Milch und **Honig** fließen, in das Gebiet der Kanaaniter, Hetiter, Amoriter, Perisiter, Hiwiter und Jebusiter." (Einheitsübersetzung)

Ein Land, in dem Milch und Honig fließen, wird danach noch häufig erwähnt. Es ist eine besondere Verheißung des Wohlergehens, da ja schon kostbare Lebensmittel wie Honig im Überfluss vorhanden sein werden. Tatsächlich wurde viel Honig aus Israel nach Ägypten exportiert. Es wurde bei Jericho eine ca. 3000 Jahre alte Imkerei von Archäologen entdeckt. Die Israeliten hatten eine anatolische Biene angesiedelt, die friedliebender war als die heimische Biene [167]. Milch und Honig haben auch eine ernährungsphysiologische Bedeutung. 1936 machte *Professor M. H. Haydak* einen Eigenversuch, in dem er sich drei Monate nur mit Kuhmilch und Honig ernährte. Er war körperlich unauffällig. Es wurde allerdings erforderlich Vitamin C in Form von Orangensaft hinzuzufügen. 1944 wiederholte er das Experiment für 4 Wochen mit 5 Erwachsenen im Alter von 22 bis 44 Jahren. Der Milch-Honig-Diät wurden die Vitamine B und C und das Mineral Jod hinzugefügt. Die Vitamin C Dosis musste zwischenzeitlich bei sonst unauffälligen Probanden erhöht werden. Er schließt mit der Erkenntnis, dass Milch und Honig unter Zusatz von Vitaminen bei Erwachsenen für einige Monate als Basisernährung ausreicht [35].

In der **antiken Krankheitslehre** gab es die vier Grundelemente mit den zugehörigen vier Elementarqualitäten: Feuer (warm/heiß), Wasser (feucht), Luft (trocken) und Erde (kalt). Waren nun die Qualitäten gleichmäßig gemischt, war man gesund. Ungleichgewichte führten zur Krankheit [50]. Zur Heilung war das jeweils Entgegengesetzte nötig: contraria contrariis [164]. Die Qualität von Honig galt als trocken und warm. Honig wirkte austrocknend. Daher wurde er bei schmierig belegten Geschwüren und nässenden Ausschlägen verwendet [4]. Anders ausgedrückt kann der heiße und trockene Honig eine kalte und feuchte Wunde heilen. Nach dieser Vorstellung wären heiße entzündete Wunden, abtrocknende Wunden oder auch frische blutende Wunden, die warm und feucht sind, für eine Behandlung mit Honig nicht geeignet.

Hippokrates von Kos lebte von 460 bis ca. 375 v. Chr. Das aus mehr als 60 Einzelschriften bestehende Sammelwerk „Corpus Hippocraticum“ entstand zwischen 400 v. Chr. und 100 n. Chr. Originalschriften von ihm sind wahrscheinlich beim Brand der berühmten Bibliothek in Alexandria 48 v. Chr. zerstört worden [50]. Er bevorzugte eine trockene Wundbehandlung. Eine Anfeuchtung war nur mit Wein oder Weinessig bei frischen Wunden zur Verhinderung einer Eiterung vorgesehen. Feuchtigkeit war eher dem Kranken und Trockenheit eher dem Gesunden zugeordnet. Dies entsprach der Vorstellung der antiken Krankheitslehre.

Honig als einzelne Wundauflage war nicht in Gebrauch. Hippokrates verwendete Honig in verschiedensten Mischungen von trocknenden Wundauflagen mit pflanzlichen und metallischen Bestandteilen, die oft lange gekocht wurden. Honigbestandteile wurden dabei denaturiert [113].

Es gab auch einige Mischungen, in denen der Honig nicht gekocht wurde:

- Wein, Honig und ein wenig kretisches Wacholderöl wurde mit Kupferblüten, Myrrhe und getrockneten Granatapfelschalen vermischt.
- Honig wurde mit oder ohne Wein mit trockenem Aronstab und in Feigensaft zerstoßener grüner Feigenbaumrinde auf die Wunde aufgetragen. Es ist nicht klar, ob die Zutaten erst vermischt wurden oder erst die Wunde mit Aronstab und Feigenbaumrinde bestreut und anschließend mit Honig bestrichen wurde.

- In einem anderen Rezept wurde gekochter Aronstab nach dem Trocknen zerrieben und dann mit Honig vermischt.
- Bei chronischen Wunden, besonders am Schienbein, wurde zerriebener Steinklee mit Honig verrührt und als Wundauflage benutzt.

Zum Vergleich und zur Einordnung wird der heutige Gebrauch der Mischungszutaten erklärt [176]:

- Aronstab wird heute auf Grund seiner Giftigkeit nicht mehr verwendet.
- Ätherisches Wacholderöl wird als Zutat vieler Rheumaeinreibungen benutzt.
- Von der Myrrhenpflanze wird das getrocknete Gummiharz als Tinktur besonders im Bereich von Entzündungen im Mund oder am Zahnfleisch eingesetzt.
- Granatapfel wurde früher gerne als Bandwurmmittel verwendet, ist jedoch heute praktisch nicht mehr in Gebrauch.
- Steinklee wird in der Monographie innerlich bei chronisch venöser Insuffizienz, Thrombophlebitis, postthrombotischem Syndrom, Hämorrhoiden und Lymphstau, äußerlich bei Prellungen, Verstauchungen und Hämatomen empfohlen.
- Die Kupferblüte ist wahrscheinlich das hellrote, faserig-nadelige Aggregat des Cuprits, Cu_2O [23]. Kupfer unterstützt die Immunabwehr, kann aber auch überdosiert werden [5].

Tempelärzte in Griechenland benutzten Honig zur Wundbehandlung mit Verbänden aus zerzupftem Baumwoll- oder Leinenstoff, die Scharpie [79].

Plinius der Ältere, Caius Plinius Secundus, (23/24 bis 79 n. Chr.) war römischer Staatsmann und Gelehrter. In seinem sehr umfassenden Werk „Naturgeschichte“ (77/78), über Geographie, Zoologie, Botanik, Medizin und Pharmakologie beschreibt er unter anderem Bienen, Honig und dessen vielfältige Anwendungen. Honig wird meistens in Verbindung mit anderen Zutaten eingesetzt, zum Teil auch in sehr befremdlichen Kombinationen [160]. Beispielsweise werden die Bisse von Tausendfüßlern mit Honig geheilt. Schlangenbisse und Geschwüre hinter den Ohren behandelt man mit der Asche von Kohlwurzeln, die mit Honig aufgelegt wird. Auf Hundebisse werden Schwämme aufgelegt, die mit Essig, kaltem Wasser oder Honig getränkt sind. Geschwüre im Gesicht werden mit Nitrum (Soda), Honig und Kuhmilch geheilt. Andere Geschwüre werden mit trockenem Ziegenkäse, Essig und Honig gereinigt. Gegen krebsartige Wunden und faule Geschwüre helfen verbrannte Hennablüten alleine oder mit Honig vermengt. Das Aufschwellen von Wunden wird mit Kalbfleisch, Kuhmist und Honig verhindert. Ebenfalls soll mit Wein versetzter Bockshornklee Krebsgeschwüre reinigen, die bei Zugabe von Honig abheilen. Das Nitrum im Altertum ist ein häufig mit Erden und Salzen verunreinigtes Natriumcarbonat Na_2CO_3 [160].

Honig verhindert nach *Plinius* das Faulen von Körpern und schmeckt milde und angenehm. Allerdings empfiehlt er aufgeschäumten, also gekochten Honig zu bevorzugen [160].

Pedanius Dioskurides aus Anazerba war ein griechischer weit gereister Militärarzt und ein bedeutender Pharmakologe im 1. Jh. n. Chr. Sein fünfbändiges Werk, die „Materia Medica" um 70 n. Chr. [164] beschreibt ca. 1000 Medikamente pflanzlichen, tierischen und mineralischen Ursprungs [50]. Er schreibt, *„Honig habe die Kraft, zu säubern und fordert die Feuchtigkeit* heraus" und empfiehlt den Honig bei faulen Geschwüren und bei Wunden. Fleischwunden werden zusammengezogen. Weiter befürwortet er den Honig am Penis nach der Beschneidung und nach Schlangenbissen [43].

Dioskurides verwendet Honig auch in Zusammenhang mit Pflanzen. So empfiehlt er, ausgepresste saure Granatapfelkerne mit Honig zu vermischen und bei Geschwüren im Mund, am After und Genitalien, bei entzündeten Fingernägeln, fressenden Geschwüren und Wucherungen einzusetzen [164].

Da der Verzehr rohen Honigs Blähungen und Husten auslösen solle, rät er den Honig zu kochen und aufzuschäumen [43]. Unter einem fressenden Geschwür wurde Wundbrand oder entzündete Gangrän verstanden [164]. Wahrscheinlich verwendet er auch in der Wundbehandlung erhitzten Honig. Ihm war offensichtlich die abschwellende, wundreinigende und heilungsfördernde Wirkung des Honigs bekannt.

Claudius Galenus wurde wahrscheinlich 129 in Pergamon geboren und starb 199 in Rom [23]. Er arbeitete als Gladiatorenarzt und später als Leibarzt der Kaiser *Aurelius* und *Versus* in Rom. Weiter war er medizinisch schriftstellerisch tätig [50]. Er soll viel mit Honig gearbeitet haben [78].

2.2 Mittelalter

Der Arzt und Evangelist **Lukas** beschrieb bereits 60-63 n. Chr. [216] ein wohl verbreitetes Verfahren der Wundbehandlung durch Reinigung mit Öl und Wein. Diese Behandlung war auch im Mittelalter noch gebräuchlich.

Lukas 10, 30+33-34:

> „Darauf antwortete ihm Jesus: Ein Mann ging von Jerusalem nach Jericho hinab und wurde von Räubern überfallen. Sie plünderten ihn aus und schlugen ihn nieder; dann gingen sie weg und ließen ihn halb tot liegen. ... Dann kam ein Mann aus Samarien, der auf der Reise war. Als er ihn sah, hatte er Mitleid, ging zu ihm hin, goss Öl und Wein auf seine Wunden und verband sie. Dann hob er ihn auf sein Reittier und brachte ihn zu einer Herberge und sorgte für ihn." (Einheitsübersetzung)

Manche Wunden wurden nur mit Öl gespült und verbunden oder mit Glüheisen zur Blutstillung und Reinigung ausgebrannt [50, 164]. Zusätzlich zu dieser allgemeinen Art der Wundbehandlung gab es wie im Folgenden beschrieben speziellere Methoden, in denen Honig eingesetzt wurde. Die Versorgung mit Honig und Wachs erfolgte durch die in Zünften organisierten Honigsammler, die sogenannten Zeidler. Schon zur Zeit *Karls des Großen* (747-814) [23] lassen sich ihre Zünfte nachweisen [133]. Sie hatten sogar eine eigene Gerichtsbarkeit und das Recht, Waffen zu tragen. Die Bedeutung von *zeideln* ist *schneiden*, also waren Zeidler Wabenschneider. Sie sammelten Honig und andere Bienenprodukte von wilden Bienenvölkern. Sowohl Könige wie auch Kirchen waren sehr bemüht, das Zeidelwesen auszubauen, um genügend Wachs und Honig zur Verfügung zu haben [167].
Honig wurde im Byzantinischen Reich, in arabischen Ländern und in Osteuropa deutlich mehr verbraucht als in Nord- und Mitteleuropa. Dabei war der Gebrauch des Honigs bei Infektionen und Wunden so effektiv, dass er letztendlich bei fast allen Krankheiten innerlich und äußerlich eingesetzt wurde. Selbst erkranktes Vieh wurde mit Honig therapiert [138]. Neben der stärkenden und entzündungshemmenden Wirkung im Erkrankungsfall, wurde Honig auch zur Konservierung von Fleisch und Obst verwendet [41].
Am Übergang vom Altertum zum Mittelalter entstanden auch die ersten Hospitäler, sogenannte Xenodochien bzw. Nosokomien [50], die von Mönchen entlang der Pilgerwege und Handelsrouten gegründet wurden. Vermutlich entstanden die ersten 395 in der Hafenstadt Ostia bei Rom und 399 in Rom selbst [164].

Die Versorgung der Kranken wurde mehr und mehr eine kirchliche Aufgabe. So entwickelte *Benedict von Nursia* (ca. 480-547) [50] eine Ordensregel, die Regula Benedicti (RB), die von Papst *Gregor I., dem Großen* (ca. 540-604) [23] für die römische Kirche als verbindlich erklärt wurde [153]:

„Die Sorge für die Kranken muß vor und über allem stehen: man soll ihnen so dienen, als wären sie wirklich Christus; hat er doch gesagt: „Ich war krank, und ihr habt mich besucht", und: „Was ihr einem dieser Geringsten getan habt, das habt ihr mir getan." (RB 36,1-3; Grün, 2004, S. 29)

Jedes Kloster sollte einen Raum zur Pflege der Kranken besitzen [50]. Dies waren die Anfänge der Klostermedizin.

Das älteste erhaltene Werk der deutschen Klostermedizin ist das **Lorscher Arzneibuch** [153]. Es entstand etwa 788 in der Reichsabtei Lorsch bei Worms zur Zeit Karls des Großen und gehört seit 2013 zum Weltdokumentenerbe der UNESCO. Im Abschnitt zur Behandlung von Wunden aller Art wird Honig vermischt mit geriebenen Brombeerblättern aufgelegt. In einem anderen Rezept wird Honig mit zerstoßenem Odermennig und jungen Brombeertrieben auf ein Leinentuch gestrichen und auf die Wunde aufgebracht [144]. Auch heute noch wird Brombeerblättertee bei entzündeten Schleimhäuten verwendet. Odermennig wird in der Monographie der Kommission E, der Sachverständigenkommission für pflanzliche Arzneimittel des Bundesgesundheitsamtes, innerlich bei Entzündungen der Mund- und Rachenschleimhaut und äußerlich bei oberflächlich leicht entzündeter Haut empfohlen [176].

Ein im Mittelalter weit verbreitetes und anerkanntes klostermedizinisches Standardwerk der Kräuterheilkunde ist der **Macer floridus**. Er ist ein Lehrgedicht in Hexametern über die medizinische Wirkung von Pflanzen. Seine Entstehung wird zwischen 840 und 1100 datiert. Zur Wundbehandlung werden zahlreiche Pflanzen mit Honig vermischt und direkt aufgelegt. Die Pflanzen sind in der Reihenfolge des Macer aufgelistet, die zu heilenden Wunden aufgezeigt und mit heutiger Anwendung ergänzt [153, 176]:

- Wermut gestampft mit Honig hilft bei Mundgeschwüren und bei eitrigen Ohrentzündungen. Der Wermutschnaps, Absinth, führt auf Grund des giftigen Thujon zu Geistesstörungen.
- Knoblauch mit Honig wird bei Hundebissen aufgelegt.
- Breitwegerich vermischt mit Honig trocknet nässende Wunden und reinigt eiternde Wunden. Heute wird eher der Spitzwegerich bei entzündlichen Hautveränderungen nach Kommission E eingesetzt.
- Eibischwurzel wird gekocht und zusammen mit Honig gestampft. Es werden klaffende Wunden und verhärtete Geschwülste geheilt.

- Sabina, der Sadebaum, ist ein Wacholderbaumgewächs. Zusammen mit Honig soll er bei Wunden, Eiter und fressenden Geschwüren helfen. Die Pflanze ist sehr giftig und wird heute nicht mehr verwendet.
- Lauch (Porree) in Honig eingestampft, hilft bei fressenden Geschwüren und Schlangenbissen.
- Poleiminze mit Honig heilt Hundebisse.
- Lilienknolle, mit Honig zerstampft, heilt Schnittwunden. Hingegen werden bei schlecht heilenden Hiebwunden zwei Teile Honig, zwei Teile Essig und fünf Teile Blätterpresssaft gekocht und aufgelegt. Heute werden Lilien noch in der Kosmetik verwendet.
- Zwiebel (Küchenzwiebel) wird mit Honig und Essig gestampft und bei Hundebissen erfolgreich aufgelegt. Zwiebel wird auch heute bei Insektenstichen verwendet und ist Bestandteil der Narbensalbe Contractubex® [192].
- Veilchenblätter (Viola odorata L.) werden zerstoßen, mit Honig vermischt und bringen fressende Kopfgeschwüre zur Abheilung. Auch heute wird Veilchenkraut bei verschiedenen Krankheiten gebraucht. Besonders bei Kleinkindern wird jedoch bei Milchschorf und Ekzemen Stiefmütterchen (Viola tricolor L.) bevorzugt.
- Osterluzei mit Honigseim reinigt Wunden. Sie wird heute auf Grund ihrer Kanzerogenität nicht mehr benutzt.
- Andorn, verquickt mit Honig, reinigt eiternde Wunden und fressende Geschwüre.
- Iriswurzelpulver, gemischt mit Honig, trocknet nässende Wunden und Fisteln. Selbst bei offenen Frakturen soll es helfen.
- Zypergras als Pulver mit Honig vermischt, reinigt wunderbar eiternde Wunden, fressende Geschwüre und Mundgeschwüre.
- Aronstab zusammen mit Zaunrübe und Honig gestampft, reinigen fressende, krebsartige Geschwüre, eiternde Wunden und Fisteln. Sowohl der Aronstab als auch die Zaunrübe sind stark giftig.
- Färberwaidblätter, zerstampft mit Honig, reinigen eiternde Wunden. Das aus dem Färberwaid gewonnene Indigo wird auch heute in der Naturkosmetik, z. B. in Pflanzenhaarfarben eingesetzt.
- Gamander, mit Honig vermischt, reinigt eiternde chronische Wunden. Gamander kann die Leber schädigen.

- Weihrauchharz, vermengt mit Honig, heilt eitrige Entzündungen an Fingernägeln und Fußnägeln.

Der weit bekannte arabische Arzt **Rhazes** (Abu Bakr Muhammad ibn Zakariya ar-Razi) lebte von 865 bis 925 und verfasste sein Hauptwerk das „Umfassende Buch über die Medizin“ [164]. *Rhazes* entwickelte wahrscheinlich aus der ägyptischen Tradition die **Ägyptische Salbe** (Unguentum aegyptiacum). Sie bestand aus Honig, Essig und Kupferacetat und war dann für die nächsten tausend Jahre in Gebrauch.

Allerdings wurden Salben meist durch Erhitzen hergestellt [164], wodurch zahlreiche Inhaltsstoffe ihre Wirksamkeit verlieren.

Die Ägyptische Salbe ist in einigen Lehrbüchern zur Behandlung „unreiner Schäden“ erwähnt, z. B.:

- in der „Cirurgia“ (1497) [50] von *Hieronymus Brunschwig* (ca. 1430-1512) [26];
- im „wundärztlichen Manual“ (zwischen 1482 und 1518 entstanden) [117] des *Meisters Hans Seyff* (ca. 1440-1518) [73];
- im „Feldbuch der Wundarznei“ (1515/17) [50] von *Hans von Gersdorff* (1450/60-1529) [64];
- im „Dispensatorium Pharmacorum“ (1546) [23] von *Valerius Cordus* (1515-1544) [23, 34].

Lorenz Heister (1683-1758), der zunächst als Feldarzt arbeitete und später Professor für Anatomie, Botanik und Medizin wurde, beschreibt diese Salbe als das nötigste Medikament, welches ein Chirurg immer bei sich haben sollte [164].

Auch in der von *J.G. Krünitz* begründeten umfassenden Oekonomischen Encyklopädie, die von 1773 bis 1858 mit 242 Bänden im gesamten deutschen Sprachraum erschien, ist diese Salbe ausführlich beschrieben:

> „Unguentum Aegyptiacum“ besteht aus dem vierten Teil eines großen Glases Weinessig und einem Pfund Honig. Dies wird solange gekocht bis es rötlich wird und eindickt. Dann werden je drei Unzen pulverisierter Grünspan, also Kupfer, und Aloegummi, welches ähnlich wie Leber aussieht, hinzugefügt und weiter gekocht. Sollte diese rote oder Ägyptische Salbe mehr eine austrocknende oder beizende Kraft bekommen, werden zusätzlich andere Metalle und Galläpfel

> hinzugefügt. Diese Salbe wird gerne von Hufschmieden verwendet [172]".

Eine Unze Apothekergewicht entspricht 1/12 Medizinalpfund, etwa 30 g. Der Medizinalpfund entspricht einem ¾ Handelspfund [23]. Ein Loth ist eine halbe Unze, also etwa 15 g [172].

Manchmal wurden für die Ägyptische Salbe auch andere Namen verwendet. In der preußischen Pharmakopoe (1799) hieß sie „Oxymel aeruginis", im bayrischen Arzneibuch (1822) war sie bekannt als „Oximel oxiduli cupri" und Anfang des 20. Jahrhunderts noch als „Jipp Japp" [164].

Der persische Arzt **Avicenna** (Abu Ali al-Husain ibn Abdallah Ibn Sina) lebte 980 bis 1037 n. Chr. Er war Philosoph und Universalgelehrter und galt als Fürst der Ärzte. Sein bedeutendstes Werk, die fünf Bücher des „Kanons der Medizin", wurde ca. 1167 in Toledo von *Gerhard von Cremona* ins Lateinische übersetzt. Daraus wurde bis ins 17. Jahrhundert an den Medizinschulen gelehrt [50, 164]. *Avicenna* benutzte Zucker und Honig gleichwertig zur Behandlung tiefer verschmutzter Wunden und Ulcerationen. Er empfiehlt Honig zusammen mit Granatapfelkernen bei Nagelbettentzündungen und bösartigen Geschwüren [164].

In dem historischen Roman „Der Medicus" wird Honig von *Ibn Sina (Avicenna)* zur Wundbehandlung nach der Geburt empfohlen:

> „Er [Ibn Sina] riet auch, die Scham der jungen Mutter vorsichtig mit Olivenöl zu behandeln und mit einem Gemisch aus Honig und Gerstenschleim einzureiben. Die Behandlung hatte ausgezeichneten Erfolg." (Gordon, 1987, S. 509)

In diesem Roman sind keine weiteren Behandlungen mit Honig beschrieben. Die Wunden in England wurden zu dieser Zeit mit Met behandelt. Die desinfizierende Wirkung geht eher auf den Alkoholgehalt von mindestens 11 % [175] zurück. Dies wird bestätigt durch den späteren Einsatz von Wein in Persien.

Der arabische Arzt **Avenzoar** (Abu Marwan Abdalmalik ibn Abi l-Ala Zuhr) lebte von 1091/94 bis 1162 und wirkte in Sevilla in Spanien. Er verwendete Honig sogar zur Wundbehandlung nach Tierversuchen:

> „Früher während meiner Ausbildung, als ich von diesen [verschiedenen] Meinungen las, schnitt ich die Luftröhre einer Ziege ein, nachdem ich die Haut und das bedeckende Hüllgewebe durchtrennt hatte. Dann entfernte ich die Substanz der Röhre komplett auf einer Flä-

che von der Größe etwas kleiner als ein tirmisah (Lupinensamen). Ich wusch die Wunde mit Wasser und Honig, bis sie verheilte, und es [das Tier] erholte sich und lebte noch für lange Zeit." (Müller, 2013, S. 37)

Außer Honig wurden für Wundspülungen auch Essig, Rosenöl, Salzwasser oder Wein verwendet [164].

Mit der Erfindung des Buchdruckes durch **Johannes Gutenberg** (1397/1400-1468), eigentlich *Johannes Gensfleisch zur Laden*, konnte sich das bereits vorhandene Wissen noch schneller verbreiten. Das erste sichere Datum eines Druckwerkes aus Mainz ist der Ablassbrief vom 22.10.1454. Das hervorragendste Werk war die 1456 fertiggestellte Gutenberg-Bibel [23].

Der Arzt **Johannes von Cuba** (1430-1503) gab bei dem Buchdrucker *Peter Schöffer* [23] in Mainz 1485 den „Gart der Gesundheit" heraus. Dies ist das erste in deutscher Sprache gedruckte und illustrierte Buch über Kräuter und Heilmittel. Es war ein umfassendes Arzneibuch, welches immer wieder bearbeitet, nachgedruckt und übersetzt wurde [45, 92]. In dem Kapitel „Mel Honig" ordnet *von Cuba* zunächst Honig als heiß und trocken ein. Er ist der Meinung: „Honig ist auswendig und inwendig gut für viele Sachen." Es werden weiße und rote Honige beschrieben mit Bezug auf *Meister Galenus* und *Meister Avicenna*. Das Kapitel schließt mit der Feststellung, Honig weiche Geschwüre auf [36]. *Von Cuba* beruft sich bei seiner Empfehlung, Granatapfelkerne mit Honig vermischt bei entzündlichen Hautausschlägen zu verwenden, auf *Avicenna* [164]. Auch wenn *von Cuba* sehr allgemein über Honig schreibt, nimmt er Bezug auf die Wundheilung.

Hieronymus Brunschwig (ca. 1430-1512) wirkte als Wundarzt in Stuttgart. In seinem 1497 herausgegebenem Buch „der Cirurgia, Handwerk und der Wundarzny" [50] beschreibt er Honig als heiß und trocken. Zur Wundheilung empfiehlt er Rosenhonig und die Ägyptische Salbe. Weiter gibt er ein sehr interessantes Rezept für klaffende Wunden an: „Nimm Mastix, Tragakant, Drachenblut und Gummi arabicum je einen Pott, Mumie zwei Pott, Rosenhonig zwölf Lot, Gerstenmehl sechs Lot, dies mische zusammen und lege es auf die Wunde [26]".
Mastix, Honig und Tragakant entsprechen den biblischen Salbenzutaten aus 1. Mose 43, 11. Drachenblut ist das rote Harz des Drachenblutbaumes. Gummi arabicum heißt auch Akaziengummi und wird hauptsächlich aus Acacia senegal L. gewonnen [164]. Mumie ist wahrscheinlich Wachs von italienisch „mummia", arabisch „mumiya" und persisch „mum" [23].

Rosenhonig war auch bekannt als Mel rosatum bestehend aus 0,05 Teilen Rosenöl, 900 Teilen gereinigtem Honig und 100 Teilen Glyzerin [187].
Um 1 kg Rosenöl durch Wasserdampfdestillation zu gewinnen, werden 5000 kg frische Rosenblütenblätter benötigt. Das Rosenöl hat selber eine entzündungshemmende, krampflösende und wundheilende Wirkung. Rosenwasser, welches ebenfalls bei der Wasserdampfdestillation entsteht, wird z. B. in der Marzipanherstellung verwendet. Rosenöl ist sehr mild und im Vergleich zu anderen ätherischen Ölen am wenigsten reizend. Seine Inhaltstoffe sind Aldehyde, Citronellal, mit 34-55 %, Eugenol, Farnesol, Geraniol, Linalool, Nerol, Phenyläthylaklohol, Rhodinol, unterschiedliche Säuren und Stearopten. Es lässt sich auch Rosenhonig durch Vermischung von zwei Teelöffeln Honig mit einem Tropfen Rosenöl selbst herstellen [58].

Hans von Gersdorff (1450/60-1529), der viel Erfahrung in Kriegsmedizin hatte, führt in seinem „Feldtbuch der Wundartzney“ (1515/7) [50] ein bei Wunden reinigendes und abtrocknendes Honigrezept auf:

> „Nimm Weizenmehl, Eidotter und ein wenig Honig, vermische es und lege es in den Schaden (Wunde) [64]“.

2.3 Neuzeit

Walther Hermann Ryff (um 1500 bis 1562) war wahrscheinlich Pharmazeut und gab 1544 in Frankfurt am Main ein Buch über die Hausapotheke (Confect Büchlin vnd Hausz Apoteck) heraus. Er galt im 16. Jh. als sehr erfolgreicher Wissensvermittler vorwiegend im medizinischen Bereich, aber auch in Architektur und Mathematik [116].
Er ordnete Honig entsprechend der antiken Vorstellung als warm und trocken ein. Honig reinigt sowohl frische Wunden, als auch alte faule Wunden. Er empfahl Honig direkt oder in Mischungen.

Weiter empfahl er Rosenhonig bei Mundgeschwüren, bei bösen und giftigen Wunden und bei faulen Wunden. Dieser Honig bestand aus einem Pfund Honig und acht Loth zerhackten Rosen.
Ein Loth entsprach in der alten deutschen Maßeinheit 1/32 Pfund, also ca. 15 g [23]. In diesem Rezept wurden also den 500 g Honig etwa 120 g zerkleinerte Rosenblüten hinzugefügt. Anschließend wurde das Gemisch in die Sonne gestellt, wahrscheinlich damit die ätherischen Rosenöle und andere Inhaltsstoffe im Honig leichter gelöst wurden.

Ryff beschreibt alternativ die Hinzufügung von Presssaft aus Rosenblütenblättern zum Honig oder kocht den Honig mit Rosensirup [196].

Adam Lonitzer (1528-1586) stammt aus Marburg und war nach seinem Studium zunächst Professor für Mathematik und seit 1554 Stadtphysikus in Frankfurt am Main. Sein Hauptwerk war das medizinische Buch „Naturalis historiae opus novum“, welches 1557 auf Deutsch als „Kreuterbuch“ veröffentlicht wurde [164].

Darin ordnet Lonitzer den Honig als warm und trocken ein und beschreibt ihn als „Geschwüre erweichend, Wunden reinigend und heilend“. Dabei bevorzugt er Rosenhonig. Weiter schreibt er:

> „Zu allerley Wunden, Schrunden und Flecken mag man Honig gebrauchen, denn es säubert, reinigt und heftet das abgeschälte Fleisch zusammen. Und ist in Summa ein sehr nützlich Ding bey vielen Gebrechen.“ (Lonitzer, 1783, S. 638)

Allerdings empfahl er, man solle ihn zuvor erhitzen, da roher Honig zu Blähungen führt und Husten auslöst [143]. Dies entspricht der Einschätzung von *Dioskurides*. Auch wenn sich die ablehnende Haltung der Verwendung des rohen Honigs auf den Verzehr bezieht, ist dennoch anzunehmen, es handele sich bei *Lonitzer* um einen allgemeinen Rat, keinen rohen Honig zu benutzen, also auch bei Wunden nicht.

Der Arzt und Enzyklopädist **Johann Georg Krünitz** (1728-1796) [93, 233] beschreibt in seiner Enzyklopädie (1773-1858) die balsamische Wirkung des Honigs zur inneren und äußeren Anwendung. Er empfiehlt den Honig bei allen Arten von Wunden, egal ob geschnitten, gehauen, gestochen oder gequetscht, sowohl mit als auch ohne Hämatom. Ein gefaltetes Leinwandläppchen wird mit Honig bestrichen und direkt auf die frische, noch blutende Wunde gelegt und verbunden. Bei großen und tiefen Wunden kann der Verband nach vier bis fünf Stunden erneuert werden [172].

1777 wurde in den ökonomischen Nachrichten der **schlesischen patriotischen Gesellschaft** Honig als Wundauflage empfohlen [79, 172]. Der Honig war Hausmittel bei frischen Verletzungen zum Stoppen der Blutung und Verhinderung von Entzündungen und Schwellungen [164].

Sebastian Kneipp (1821 bis 1897) wirkte als Geistlicher und Naturheilkundiger. Er empfahl in „Das große Kneippbuch“ (herausgegeben nach seinem Tod von *Bonifaz Reile*) bei Geschwüren eine wirksame Honigsalbe. Diese besteht zur Hälfte aus Honig und zur anderen Hälfte aus weißem Mehl. Mit wenig Wasser wurde eine feste Salbe daraus [119]. Weiter empfahl er in „Mein Testament für Gesunde und Kranke“ (1894) [63] bei Augenentzündungen eine Behandlung mit Augensalbe aus Honig mit grünen Kräutern und zur Spülung ein Augenwasser aus 1 TL Honig gelöst in einem viertel Liter Wasser [118].

Im **ersten Weltkrieg** wurden die Wunden russischer Soldaten mit Honig behandelt [38]. Auch im **zweiten Weltkrieg** wurden in den Lazaretten schwere Wunden mit Honig verbunden [155].

Der Hamburger Arzt **Hans Lücke** reichte 1935 eine medizinische Dissertation über „Wundbehandlung mit Honig und Lebertran“ ein [146]. Darin nimmt er zunächst Bezug auf Arbeiten von *Gundel* und *Blattner*, die auf ältere Schriften des Altertums und Mittelalters verweisen, in denen Honig zur Wundbehandlung allein oder in Kombination mit anderen Mitteln angeraten wird. Durch deren Forschungen inspiriert, begann *Lücke* in der chirurgischen Abteilung des Hamburger Vereinshospitals mit eigenen Untersuchungen. Es bestanden Vorerfahrungen mit der Lebertransalbe *Desitin*, die zur Wundheilung benutzt wurde. Er stellte fest, dass Honig besonders gut bei verschmutzen Wunden eine Reinigung erzielt, während die Lebertransalbe mehr die Heilung an sich fördert. Daraufhin wurde von dem pharmazeutischen Desitin-Werk Carl Klinke in Hamburg eine *Desitin-Honigsalbe*, also eine Mischsalbe aus Honig und Lebertran, auf den Markt gebracht. Damit konnten dann bei sonst schlecht heilenden Wunden einschließlich Ulcera cruris gute Erfolge belegt werden.

Lücke dokumentiert Heilungserfolge bei Patienten mit offener Unterschenkelfraktur, Nackenkarbunkel, rezidivierender Sakralfistel, Exartikulation des linken Daumens nach Panaritium ossale, Phlegmone und Lymphangitis und als letzten Fall Heilung einer spontanen Nekrose am Daumenballen rechts bei Zustand nach Radiusträmmerfraktur rechts. Er empfahl einen täglichen Verbandwechsel auf Grund der stark sezernierenden Wunden.
Es handelt sich hier um Fallberichte ohne direkte Kontrolle. Die Kontrolle ist nur die nicht beschriebene Erfahrung des Arztes. Auch wenn dies alles recht gravierende Fälle eines breiten chirurgischen Spektrums sind, hat *Lücke* insgesamt nur fünf Patienten beschrieben. Für eine Therapieempfehlung reicht die Anzahl der Patienten sicherlich nicht aus.
Die Desitin-Honigsalbe verschwand recht schnell wieder vom deutschen Markt [164].

Gonzenbach und **Hoffmann** beschrieben 1936 bei Wunden mit Honigverbänden einen Flüssigkeitsausstrom aus dem Gewebe, wodurch die Keime mit ausgeschwemmt werden [14].

1937 beobachtete **Müller** bei mit Honig verbundenen Wunden ein Zurückdrängen von Sekundärinfektionen, eine Verkürzung der Heildauer und eine verminderte Narbenbildung [14].

Honig war so gut verträglich, dass sogar noch in den fünfziger Jahren Honiginjektionen oder Honiginfusionen als roborierende Maßnahmen durchgeführt wurden [90].

Um 1970 war im **Tiroler Zillertal** ein Pflaster aus Harzen und Honig zur Behandlung eitriger Wunden und Geschwüre bekannt [164].

Noch 1988 gab es **Wund- und Heilsalben**, die eine Mischung aus Honig, Lebertran und Xeroform enthielten. Das Mischungsverhältnis war 4 Teile Honig und 1 Teil Lebertran, wobei in 100 g Salbe 3 g Xeroform als zusätzliches Antiseptikum enthalten war [49].

Im Bereich der **internationalen Basisgesundheitsversorgung** wird Honig als Mittel zur Wundheilung empfohlen. So ist z. B. das renommierte Standardwerk „Where There Is No Doctor“ in der Entwicklungszusammenarbeit weltweit verbreitet und in viele Sprachen übersetzt. Auch wenn sich das daraus stammende Zitat auf Brandwunden bezieht, kann die Anregung auch auf andere Wunden übertragen werden:

> „Covering the burn with honey helps prevent and control infection and speed healing. Gently wash off the old honey and put on new at least twice a day.“ (Werner, 1993, S. 96)

Übersetzung durch die Autorin:

> „Die Bedeckung der Brandwunde mit Honig hilft, Infektionen vorzubeugen und zu kontrollieren und beschleunigt die Heilung. Wasche vorsichtig den alten Honig ab und trage neuen mindestens zweimal am Tag auf.“

Diabetiker benutzen in Saudi Arabien bei Wunden an diabetischen Füßen Mischungen aus einem Drittel Myrrhe oder Schwarzkümmel und zwei Drittel Honig.
In Ägypten werden sehr erfolgreich infizierte Fußwunden bei Diabetikern durch tägliches Reinigen und Auffüllen der Defekte mit einer Salbe aus Honig, Myrrhe und Propolis behandelt [164].

Viele der modernen pharmakologischen Produkte benutzen zwar Honig als Grundstoff, bearbeiten ihn aber so stark, dass er nach der Honigverordnung [95] nicht mehr als Honig bezeichnet werden kann.

In Tabelle 3 wird die historische Anwendung von Honig in der Wundbehandlung bis ca. 1900 grafisch dargestellt:

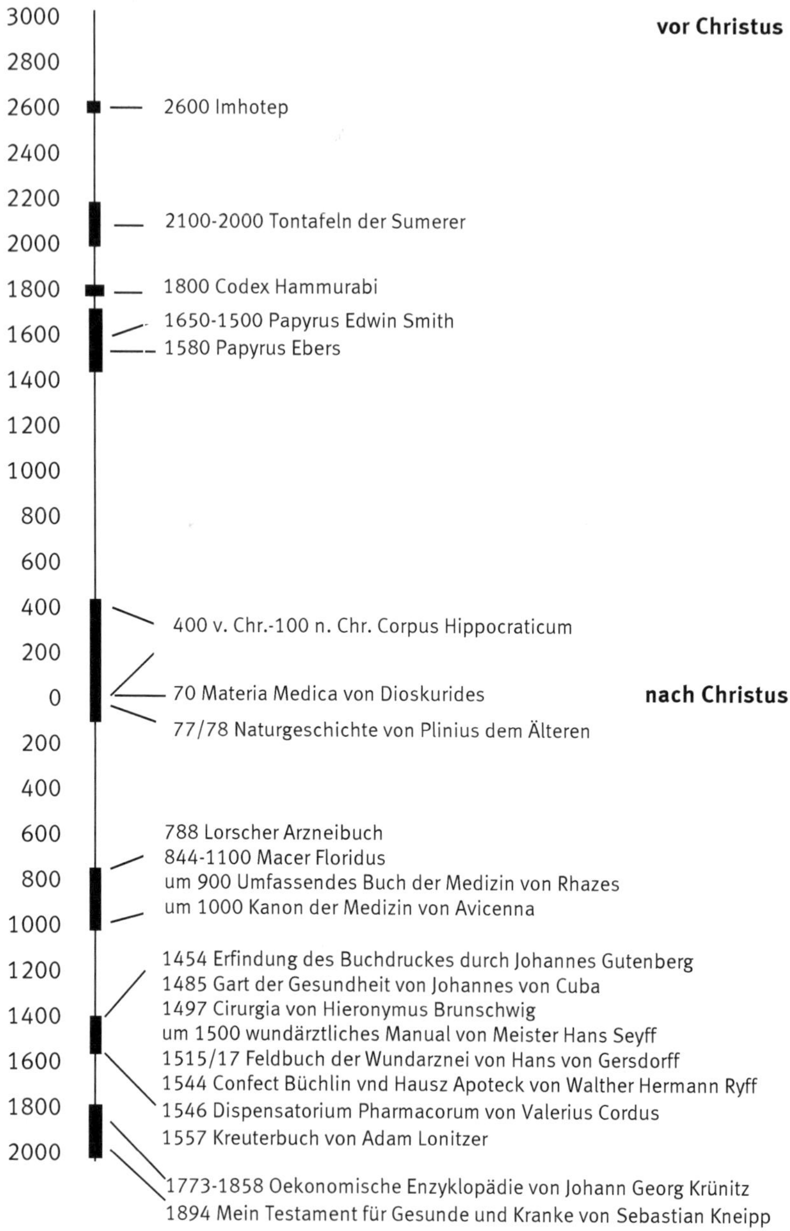

Tabelle 3: Historische Honiganwendung

2.4 Zusammenfassung

In dieser geschichtlichen Zusammenstellung lässt sich entsprechend der Forschungsfrage nachweisen, dass Honig seit dem Altertum durchgehend bis heute seit mehr als 4000 Jahren in der Wundbehandlung verwendet wurde. Eine noch längere Anwendung ist anzunehmen, aber auf Grund der fehlenden schriftlichen Aufzeichnungen nicht belegbar. Eine entzündungshemmende, antimikrobielle, abschwellende, Ödem reduzierende, heilungsfördernde und blutstillende Wirkung des Honigs war bekannt. Dabei wurde Honig oft in Kombination mit pflanzlichen, tierischen oder mineralischen Stoffen eingesetzt. Den Aufzeichnungen zu Folge wurde im Altertum bis zu den Beschreibungen in den Papyri Honig im rohen Zustand verwendet, während bei *Hippokrates* Honig überwiegend gekocht wurde. Die Vorstellung, roher Honig sei nicht bekömmlich, war zum medizinischen Verständnis hinzugekommen.

Während des Kochvorganges denaturieren Eiweiße, Enzyme verlieren ihre Wirkung und Vitamine werden zerstört. Hingegen werden die mineralischen Bestandteile nicht verändert. Allerdings kann durch die Erhitzung eine Keim- und Sporenreduktion erreicht werden. Zusätzlich verringert sich der Wassergehalt des Honigs. Dadurch wird ein Überleben von Mikroorganismen weiter eingeschränkt und die antimikrobielle Wirkung nimmt zu. Die Bedeutung des Gesamtwassergehaltes und des freien Wassers im Honig auf das Bakterienwachstum ist im Kapitel „Haltbarmachung" (Seite 105) ausführlich beschrieben. Ähnlich wie bei der Verdunstung des Wassers beim Kochen des Honigs, führt auch eine Vermischung des Honigs mit Mehl zu einer Abnahme des freien Wassers im Honig.

Über das Mittelalter bis in die Neuzeit wird der Honig bei Wunden sowohl in gekochtem, verarbeiteten, als auch in rohem, unverarbeitetem Zustand verwendet. Wie der Honig dann im Einzelnen benutzt wurde, war am ehesten abhängig von der Erfahrung und den Vorlieben des Behandlers. Ob vergleichende Untersuchungen zwischen gekochtem und rohem Honig oder unterschiedlichen Honigsorten gemacht wurden, geht aus den vorliegenden Quellen nicht hervor. Selbst stark infizierte oder schlecht heilende diabetische Wunden, scheinen erfolgreich behandelbar zu sein. Der Nachweis der sehr langen Anwendung des Honigs bei allen Wundarten weist auf eine heilende Wirkung hin.

Diese Arbeit bezieht sich im Weiteren auf den naturbelassenen unveränderten Imkerhonig.

3 Honig

3.1 Honigverordnung

Die Honigverordnung vom 13. Dezember 1976 definiert Honig wie folgt:

> „[Honig ist] ein flüssiges, dickflüssiges oder kristallines Lebensmittel, das von Bienen erzeugt wird, indem sie Blütennektar, andere Sekrete von lebenden Pflanzenteilen oder auf lebenden Pflanzenteilen befindliche Sekrete von Insekten aufnehmen, durch körpereigene Sekrete bereichern und verändern, in Waben speichern und dort reifen lassen.“ (Horn, 2006, S. 29)

Ähnlich ist die Definition der Honigverordnung vom 16. Januar 2004:

> „Honig ist der natursüße Stoff, der von Honigbienen erzeugt wird, indem die Bienen Nektar von Pflanzen oder Sekrete lebender Pflanzenteile oder sich auf den lebenden Pflanzenteilen befindende Exkrete von an Pflanzen saugenden Insekten aufnehmen, durch Kombination mit eigenen spezifischen Stoffen umwandeln, einlagern, dehydratisieren und in den Waben des Bienenstocks speichern und reifen lassen.“ (Honigverordnung Anlage 1, Abschnitt I)

In der gleichen Honigverordnung von 2004 steht in Anlage 2, Abschnitt I, dass dem Honig keine anderen Stoffe hinzugefügt werden und keine honigeigenen Stoffe entzogen werden dürfen. Genau diesen naturbelassenen unveränderten Honig untersucht die vorliegende Arbeit. Schon 1952 forderte *Pauls* [178] einen gesetzlichen Schutz des Begriffes Honig für echten unverfälschten Imkerhonig in Abgrenzung zu Fälschungen oder „Kunsthonig“. Dieser Begriffsschutz für Honig ist bisher nicht umgesetzt. Es sind einige Produkte auf dem Markt, die als „Honig“ verkauft werden, aber der Definition der Honigverordnung nicht standhalten können.

3.2 Honigbienen

Die Honigbiene gehört mit den Hummeln zur Familie der Echten Bienen, den *Apidae*. Innerhalb der staatenbildenden Gattung *Apis* gibt es weltweit nur neun Arten. Davon leben acht Arten in Asien und unsere heimische Art, *Apis mellifica*, in Europa und Afrika. Diese eine Art wurde dann durch den Menschen weltweit verbreitet [225].

Sehr interessant ist dabei die Namensänderung unserer Honigbiene. Der schwedische Arzt und Naturforscher *Carl von Linné* (1707 bis 1778) schaffte eine wichtige, meist noch heute gültige Klassifikation von Pflanzen, Tieren und Mineralien. Zunächst nannte er 1758 die echte heutige Honigbiene *Apis mellifera*, was *Honigträgerin* bedeutet. Drei Jahre später, 1761, nannte er sie in *Apis mellifica* um. Dies heißt *Honigbereiterin*. Er erkannte also, dass Bienen nicht einfach Honig sammeln, sondern ihn zubereiten [49, 137]. Es sind beide Namen in Gebrauch.

Im europäischen Raum sind die wirtschaftlich wichtigsten Rassen [100, 133]:

- Apis mellifica mellifica: Die Deutsche, Dunkle oder Nordische Biene hat eine starke Schwarmneigung und ist sehr stechlustig. Sie verträgt längere kalte Winter.
- Apis mellifica ligustica: Die Italiener oder Italienische Biene schwärmt und sticht selten, neigt aber zu Räuberei und zum Verfliegen. Dafür vermehrt sie sich nach der Winterruhe rasant und bringt gute Erträge ein, Schlechtwetterphasen mag sie nicht.
- Apis mellifica carnica: Die Kärntner oder Krainer Biene schwärmt gerne, ist jedoch besonders sanftmütig. Sie ist recht anpassungsfähig an wechselnde Wetterperioden.
- Die Buckfast-Kreuzungsbiene ist sehr brutfreudig, sanft und schwarmträge.

Es gibt auch andere Apis mellifica Rassen, z. B. Apis mellifica adami (die kretische), Apis mellifica anatoliaca (die türkische), Apis mellifica caucasica (die kaukasische), Apis mellifica cecropia (die griechische), Apis mellifica cypria (die zyprische), Apis mellifica iberica (die spanische), Apis mellifica intermissa (die marokkanische), Apis mellifica macedonia (die balkanische) [100].

Indianer in Mittel- und Südamerika kannten lange bevor europäische Siedler die Honigbiene, Apis mellifica, mitgebracht hatten, den Honig staatenbildender stachelloser Bienen, den Meliponini. Einige Spezies von ihnen sammeln nicht nur Nektar, Honigtau und Pollen, sondern auch unhygienische Säfte, wie Flüssigkeiten von toten Tieren, Exkremente, Urin und Schweiß [35]. Dieser Honig ist also bei Unklarheit der Herkunft zur Wundbehandlung ungeeignet.

3.3 Entstehung und Herkunft des Honigs

Bienen sammeln Nektar, Honigtau, Pollen, Wasser und Harze. Selten gehen sie auch an süße Säfte von Früchten oder an Säfte verletzter Pflanzen.

Jede höhere Pflanze besitzt eine Art Gefäßsystem, das Leitgewebe, zum Transport von Flüssigkeiten. Dies ist notwendig, da ein Stofftransport durch Diffusion nur wenige Millimeter weit reicht.

Bei den meisten Pflanzen ist das Leitgewebe zu einem Leitbündel vereinigt. Dieses besteht aus dem Holzteil, dem Xylem, und dem Siebteil, dem Phloem. Meist liegt das Xylem innen und das Phloem in Stängeln außen und in den Blättern unten. An Blättern fallen die Leitbündel als Blattadern auf.
In Abbildung 3 ist im Leitbündel das Xylem blau und das Phloem rot dargestellt. Das dazwischen liegende Kambium ist teilungsfähiges Gewebe.

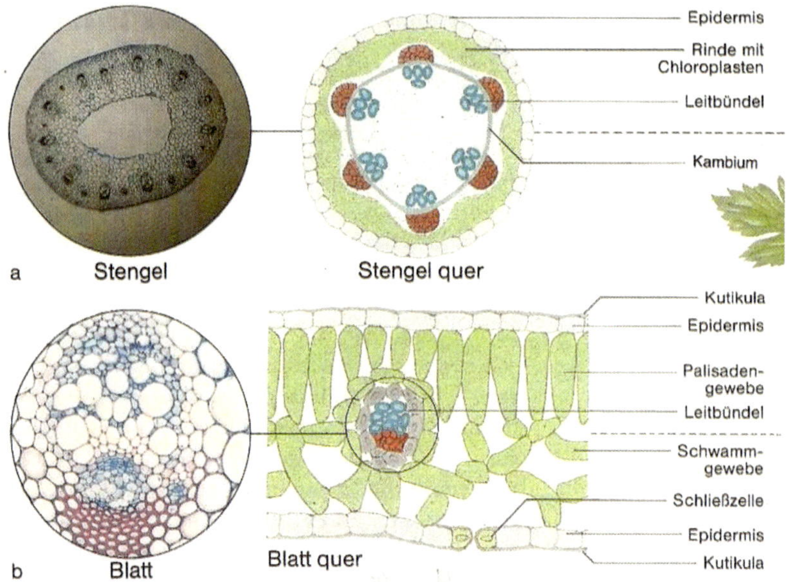

Abbildung 3: Leitbündel (Linder, 1983, S. 134)

Im **Xylem** werden Wasser und darin gelöste Mineralien von den Wurzeln bis zu den Blättern und Blüten transportiert. Dies geschieht passiv durch eine Sogwirkung des verdunstenden Wassers an den Blättern und den Kohäsionskräften des Wassers. Landpflanzen müssen mit dem zur Verfügung stehenden Wasser haushalten. Damit sie nicht austrocknen, verfügen sie entweder über eine Korkschicht an der Rinde oder der Schale – z. B. Kartoffelschale – oder sind auf der Epidermis mit einer wasserdichten Schutzschicht, der Cuticula, überzogen. Der Gasaustausch der Pflanze mit der Luft geschieht über Spaltöffnungen in den Blättern, im Singular Stoma, im Plural

Stomata genannt. Der Spalt wird von zwei Schließzellen umgeben. Die Schließzellen öffnen aktiv bei Turgorerhöhung und schließen passiv bei Turgorerniedrigung. Es entsteht ein Gleichgewicht der CO_2-Aufnahme, O_2-Abgabe und Wasserdampfabgabe in Abhängigkeit von Licht, Wärme, Wind und Luftfeuchte. Durch die Wasserdampfabgabe an den Blättern, der Transpiration, entsteht ein Transpirationssog, der bis in die Wurzel reicht und auch bei über 100 m hohen Bäumen funktioniert. Es entsteht also ein Wasserstrom von den Wurzeln zu den Blättern mit Antrieb in den Blättern.

Als Gefäße im Holzteil werden Tracheiden und Tracheen unterschieden. Tracheiden sind einzelne lange Zellen mit schrägen Wänden, die durch Poren, den Tüpfeln, verbunden sind. Tracheen dagegen sind weitlumige oft kurze zu Längsreihen verschmolzene Zellen, deren Zellenden teilweise oder ganz aufgelöst sind. Durch die Auflösung der Querwände entstehen je nach Pflanze unterschiedlich lange Röhren. Meist sind sie um 10 cm lang, können aber bei Eichen bis ca. 1 m, bei Lianen sogar bis zu 10 m lang werden [212].
Oft finden sich im Leitbündel Tracheiden und Tracheen nebeneinander. Die meisten Nacktsamer und Farngewächse jedoch haben nur Tracheiden. Diese beiden Zellarten sterben ab und verholzen, um dem durch den Transpirationssog entstehenden Unterdruck standzuhalten. Beide Zellarten haben ring-, schrauben- oder netzförmige Wandverdickungen und tragen damit zur Festigung des Gewebes bei.

In den Blättern der Pflanze werden die Kohlenhydrate, dem mengenmäßig wichtigsten Stoff des Honigs, durch Photosynthese, der Kohlenstoffassimilation, aufgebaut. Dies geschieht unter Ausnutzung der Energie des Sonnenlichts in den Chloroplasten unter Verbrauch von Kohlendioxid und Wasser. Gleichzeitig wird Sauerstoff freigesetzt.

Die Grundgleichung ist:

$$6\ CO_2 + 12\ H_2O \rightarrow C_6H_{12}O_6 + 6\ H_2O + 6\ O_2$$

Die in den Blättern entstandenen organischen Verbindungen werden im **Phloem** zum Ort des Bedarfs und zu den Speicherorten in Früchten und Wurzeln transportiert. Der Phloemsaft wird auch als Siebröhrensaft bezeichnet. Die Zellen des Phloems sind unverholzt und lebend, jedoch verlieren sie ihren Zellkern. Es werden Siebzellen und Siebröhren unterschieden.
Siebzellen sind langgestreckt und beidseitig zugespitzt. Sie sind verbunden über Siebfelder. Sie finden sich meist bei Farnen und Nacktsamern.

Siebröhren kommen hauptsächlich bei Bedecktsamern vor. Sie sind ebenfalls langgestreckt aber weitlumiger und haben schräg stehende Querwände, die durch teilweise Auflösung der Zellwände siebartige Poren aufweisen, den Siebplatten. Ihr Bau ist wesentlich komplizierter als der der Siebzellen. Sie werden von Geleitzellen begleitet.

Siebröhrensaft enthält neben Wasser in erster Linie Kohlenhydrate, besonders Saccharose. In geringeren Mengen sind auch Aminosäuren, Fette, Mineralien und Vitamine gelöst Der pH-Wert liegt zwischen 7,3 und 8,7 [97]. Die genaue Zusammensetzung ist abhängig von vielen Faktoren, zum Beispiel Bodenbeschaffenheit, Temperatur, Sonnenstrahlung, Wind und Jahreszeit. Das alles hat natürlich auch Auswirkungen auf den späteren Honig.

Zusammenfassend ist grundsätzlich der Transspirationsstrom ein aufwärtsgerichteter Strom im Xylem und der Assimilationsstrom ein abwärtsgerichteter Strom im Phloem. Gelegentlich können je nach Bedarf Richtungsänderungen vorkommen. Auch werden im Frühjahr Assimilate bei laubabwerfenden Bäumen im Xylem aufwärts transportiert. Die Transportgeschwindigkeit im Phloem liegt zwischen 0,5 bis 1,5 m pro h. Im Xylem können bei Lianen Transportspitzengeschwindigkeiten bis zu 150 m pro h erreicht werden [212].

Jeder Honig ist ein Blütenhonig, ein Honigtauhonig oder eine Mischung daraus. Blütenhonig entsteht aus gesammeltem Blütennektar.

Nektar, ein zuckerhaltiger Saft, wird in Pflanzendrüsen, den Nektarien gebildet und von diesen ausgeschieden. Nektarien haben Kontakt zum Phloem, aber teilweise auch zum Xylem. Es gibt diese Drüsen innerhalb von Blüten, florale Nektarien, und außerhalb von Blüten, extraflorale Nektarien, zum Beispiel an Blättern. Die extrafloralen Nektarien sind für die Bienen eher unwichtig. Diese werden hingegen häufig von Ameisen besucht, die die Pflanzen beschützen. Bienen bevorzugen nicht nur die süßesten Nektarquellen, sondern auch Nektar mit Zuckermischungen.

Um Insekten zur Bestäubung anzulocken, nutzen Pflanzen Farbe, Geruch und Nektar der Blüten.
Es gibt sogar Pflanzen, die angewärmten Nektar anbieten. Hummeln und wahrscheinlich auch Bienen bevorzugen Blüten mit wärmerem Nektar. So nehmen sie nicht nur Energie durch Kohlenhydrate auf, sondern auch direkte Wärmeenergie. Bienen werden unter 10 °C bewegungsunfähig und benötigen eine Flugaußentemperatur von 12 °C, während Hummeln schon bei 7 °C fliegen können [225]. Daraus ist zu schließen, dass Hummeln noch

mehr auf warmen Nektar zum Energieerhalt angewiesen sind als Bienen. Bei höheren Außentemperaturen verliert wahrscheinlich die Temperatur des Nektars an Bedeutung.

Zu den bestäubenden Insekten gehören neben Honigbienen, auch nicht staatenbildende Bienen, Hummeln, Schmetterlinge, Fliegen, Käfer, Wespen und Ameisen. Neben Insekten werden auch andere Tiere, wie Fledermäuse und Vögel, wie Kolibris, vom süßen Nektar angelockt [139]. Weltweit werden ca. 170 000 Pflanzenarten von Bienen bestäubt. Davon sind etwa 40 000 Arten vollständig auf die Bienenbestäubung angewiesen, um überleben zu können [225]. Der Ertrag in der Landwirtschaft steigt durch vermehrte Kreuzbestäubung noch weiter, wenn die Hausbienen zusammen mit Wildbienen bestäuben [9].
Eine einzelne Sammelbiene (Abbildung 4) kann pro Tag maximal bis zu 3000 Blüten besuchen. Sie macht täglich zwischen drei und zehn Ausflügen. Ein solcher Ausflug hat meist einen Radius von zwei km, manchmal auch bis zu vier km Entfernung vom Stock. Insgesamt kann eine Biene im Honigmagen bis zu 70 mg Nektar transportieren [133, 141]. Eine Biene wiegt 90 mg, kann also weit mehr als die Hälfte ihres Körpergewichts tragen.

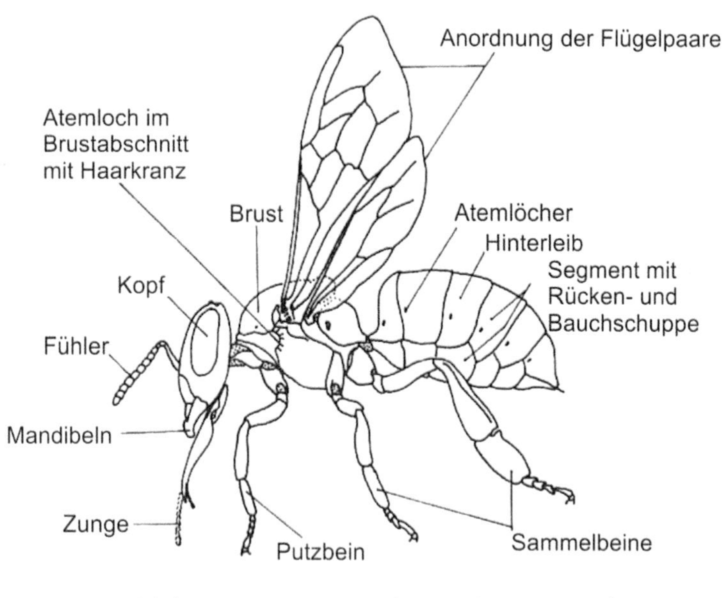

Abbildung 4: Arbeitsbiene (Lampeitl, 1988, S. 23)

Nun ist nicht jede Biene gleich, je nach Persönlichkeit gibt es faule und sehr fleißige, aggressive und friedliebende Bienen. Manche mögen es eher warm, andere tolerieren auch kühlere Temperaturen. Solche Unterschiede hat man durch Forschung an mit Mikrochip versehenen Bienen entdeckt [225].

Das Sammelleben ist sehr anstrengend und kraftraubend. Sammelbienen benötigen mehr Schlaf als Jungbienen. Meistens schlafen sie in Gruppen im Stock, selten außerhalb. Schlafende Bienen sind am fehlenden Muskeltonus mit herabhängenden Antennen und eingeknickten Beinen zu erkennen. Sammelbienen sterben nach 10 bis 20 Tagen.

Da Blüten zur sicheren Bestäubung häufiger aufgesucht werden wollen, sezernieren sie jeweils nur kleine Nektarmengen auf einmal. Eine Pflanze sezerniert mehr Nektar, wenn viele Bienen und andere Insekten den Nektar absaugen. Dabei kann z. B. eine einzelne Kirschblüte bis zu 30 mg Nektar pro Tag erzeugen, eine Apfelblüte hingegen nur 2 mg pro Tag [225]. Besonders viel Nektar liefert Buchweizen [139]. Zusätzlich gibt es tageszeitliche Schwankungen der Nektarsekretion [215]. Beispielsweise ist die Nektarabsonderung bei Sonnenblumen vormittags und bei Linden nachmittags am Höchsten [137]. Auch die Zuckerkonzentration im Nektar ist tageszeitlichen Rhythmen unterworfen [35].

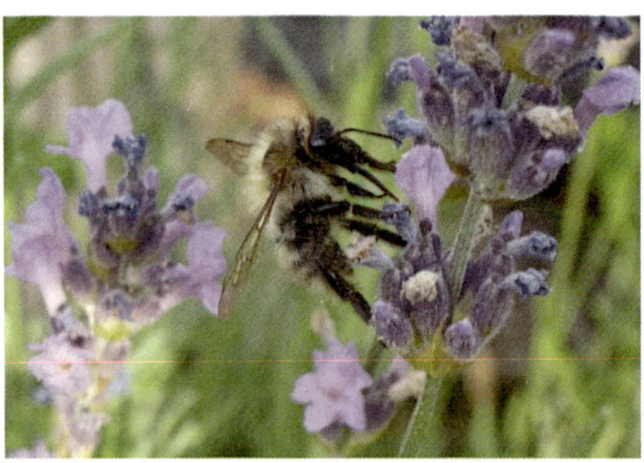

Abbildung 5: Biene auf Lavendelblüte (Foto: Tina Wesselmecking)

Sammelbienen sind blütenkonstant. Das bedeutet, sie bevorzugen Nektar von Blüten, mit denen sie ihren Arbeitstag begonnen haben. Für Pflanzen hat dies den Vorteil, dass die Pollen überwiegend auf die richtigen Narben gelangen. Es spart also Pollen. Diese Blütenkonstanz bezieht sich auf die Einzelbiene. Es kann sich die Nachbarbiene desselben Stockes für den Tag eine andere Blüte aussuchen. Andere Insekten sind in ihrer Blütenauswahl dagegen recht wahllos. Sobald eine Biene den Nektar einer Blüte (Abbildung 5) aufgesogen hat, markiert sie die Blüte chemisch als „geleert“.

Dadurch fliegen andere Bienen diese Blüte nicht unnütz an. Diese Markierung verfliegt, sobald Nektar nachgebildet ist.

Solche und andere Gerüche nehmen die Bienen mit den Geruchsrezeptoren an den Fühlern auf. Die Antennen sind auch mit Sinneszellen zum Tasten, Temperatur und Luftfeuchte bestückt.

Phloemsaft, Nektar und Honig unterscheiden sich in ihrer Zusammensetzung deutlich. Zusätzlich variieren die Inhaltsstoffe je nach Pflanzenart. Zum leichteren Vergleich sind die Werte hier gegenübergestellt.

Schematisch nach *Herold* enthält der **Phloemsaft** 5 bis 20 % Zucker und entsprechend 80 bis 95 % Wasser. Der pH-Wert ist leicht alkalisch zwischen 7,3 und 8,7 [97]. Es handelt sich überwiegend um Saccharose.

Der **Nektar** enthält je nach Pflanze 10 bis 60 % Zucker und 40 bis 90 % Wasser. Hier liegt der pH-Wert meist im sauren Bereich von 2,7 bis 6,4, nur selten wird er basisch bis 9,1 [141]. Im Nektar sind Saccharose, Fructose und Glucose die wichtigsten Zucker.

Nektar enthält neben Zucker und Wasser auch Aminosäuren, Mineralien, Säuren, Vitamine, Farbstoffe, Aromastoffe und Fette [141].

Der **Honig** hingegen enthält ca. 80 % Zucker und ca. 20 % Wasser. Er ist immer sauer mit einem pH von 3,5 bis 5,5 [97].

In Abbildung 6 sind beispielhaft der Gesamtzuckergehalt und Wassergehalt im Nektar dargestellt: Pflaume (12,9 % Zucker, 87,1 % Wasser), Linde (29,5 % Zucker, 70,5 % Wasser), Raps (45,1 % Zucker, 54,9 % Wasser) und

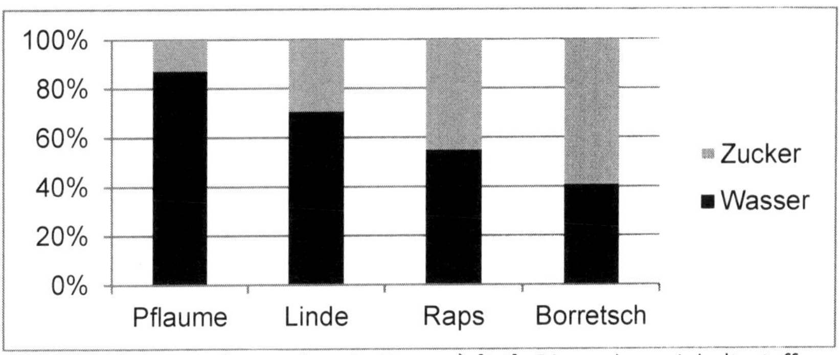

Borretsch (59 % Zucker und 41 % Wasser) [90]. Die anderen Inhaltsstoffe sind in diesem Schema nicht berücksichtigt.

Abbildung 6: Zucker- und Wassergehalt der Nektare verschiedener Pflanzen (nach Herold, 1991, S. 37)

Honigtauhonig reift aus gesammeltem **Honigtau**. Auch wenn Honigtau ebenfalls durch Pilze, Bakterien oder direkten Ausscheidungen der Pflanzen wie Wasserspalten entsteht, wird hier der ausgeschiedene Honigtau der Insekten der Ordnung Schnabelkerfe (Rhynchota) betrachtet. Zu dieser Gruppe gehören Rindenläuse, Schildläuse, Zierläuse, Blattläuse, Blattflöhe und Zikaden.

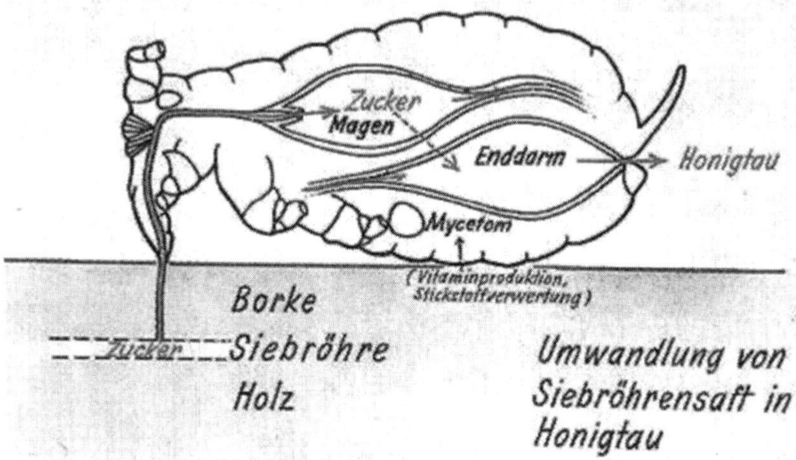

Abbildung 7: Blattlaus schematisch (Horn, 2006, S. 41)

Diese Läuse stechen die Siebröhren an und ernähren sich vom Phloemsaft (Abbildung 7). Stoffe wie Wasser oder Zucker werden über den kurzen Weg direkt in den Enddarm weitergeleitet, Stoffe in geringer Konzentration wie Stickstoffverbindungen werden über den langen Weg des Mitteldarms verdaut. Was die Läuse nicht verdauen wird ausgeschieden und findet sich als klebrig-süßer Tropfen an Blättern, Nadeln und Stängeln. Diese Tropfen werden von Insekten besonders Bienen und Ameisen gesammelt.
Frischer Honigtau enthält 80 bis 95 % Wasser. Er trocknet sehr schnell bis auf einen Wassergehalt von weniger als 30 %. Der pH-Wert liegt zwischen 5,1 und 7,9 [97].

In Abbildung 8 sieht man wie eine Larve der großen Getreideblattlaus der Gattung Sitobion avenae mit ihrem Hinterbein einen Honigtautropfen von sich stößt.

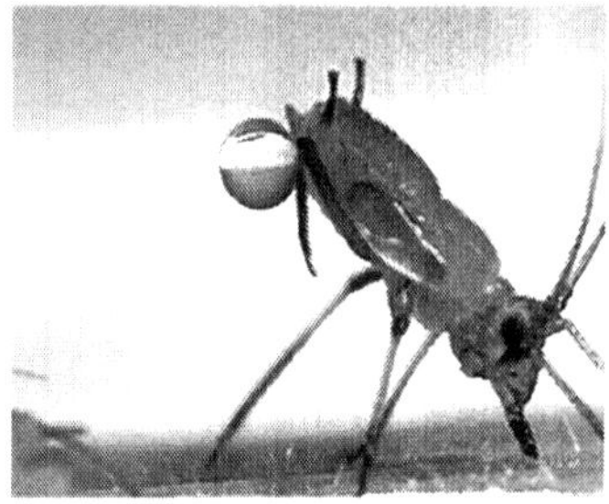

Abbildung 8: Blattlauslarve mit Honigtautropfen (mit freundlicher Genehmigung von Prof. Urs Wyss, Kiel)

Honigtau unterscheidet sich deutlich vom Phloemsaft. Er besteht aus Wasser, Kohlenhydraten, Stickstoffverbindungen, organischen Säuren, Enzymen, Vitaminen und Mineralien. Die Enzyme im Honigtau kommen aus den Sekreten der Speicheldrüsen und Verdauungsdrüsen der Pflanzensauger [35]. Es finden sich Diastase, Invertase, Peptidase und Proteinase [141]. Das Spektrum der Aminosäuren und Kohlenhydrate hat sich bei der Darmpassage verändert [35]. Honigtau ist im Gegensatz zum Nektar mineralstoffreicher besonders an Kalium und Magnesium [141].

Über ihren Rüssel saugen die Bienen den Nektar bzw. Honigtau auf. Dieser wird mit Speichelsekret vermengt und in der Honigblase gespeichert. Die Honigblase selbst gehört noch zur Speiseröhre. Der Speichel führt zunächst zu einer Verdünnung des Nektars.
Durch die schnelle Trocknung des Honigtaus benötigen die Bienen mehr Speichel zum Aufsaugen. Durch den vermehrten Speichel gelangen auch mehr Enzyme in den Honigtauhonig. So ist Honigtauhonig in der Regel enzymreicher als Nektarhonig [141].

Alle Drüsen (Abbildung 9) sind paarig angelegt:

- Futtersaftdrüsen: bestehend aus Schlund-, Pharynx- und Hypopharynxdrüsen. Neben dem Futtersaft sondern sie ein Sekret mit den Enzymen Diastase (Amylase), Glucoseoxidase, Invertase (Saccharase) und Phosphatase ab.
- Kopf- und Brustspeicheldrüsen: sondern ein wahrscheinlich enzymfreies Sekret ab, um die Lösung und Aufnahme der Nährstoffe zu erleichtern.
- Oberkieferdrüsen: sind an der Produktion des Futtersaftes beteiligt, sollen aber auch die Honigreifung unterstützen.

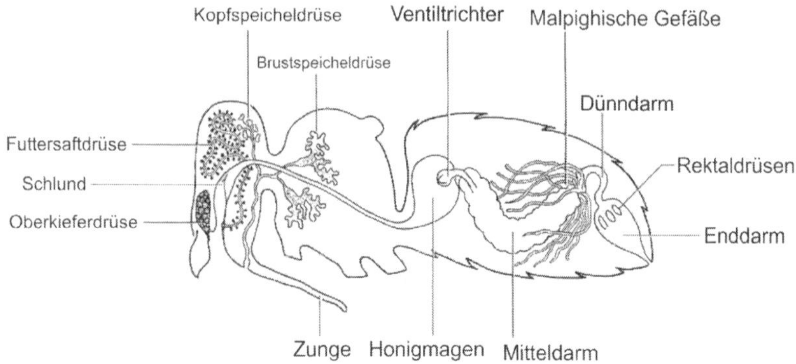

Abbildung 9: Verdauungsapparat der Biene (Lipp, 1994, S. 48)

Ein kleiner Teil des Nektars wird in den Verdauungstrakt zum Eigenbedarf weitergeleitet. Der überwiegende Teil verbleibt in der Honigblase. Durch einen Ventiltrichter zwischen Honigblase und Mitteldarm wird ein Rücktritt von Darminhalt in die Honigblase verhindert.

Dieser Ventiltrichter hat noch eine zusätzliche Filterfunktion, es werden feste Bestandteile wie Pollen, Sporen und Pilze aus dem Nektar in den Mitteldarm weitergeleitet. So hat sich der Pollengehalt des Nektars schon nach 15 Minuten auf ca. ein Drittel verringert [141].

Die Biene kann jederzeit den Inhalt der Honigblase wieder hochpumpen. Die Sammelbiene fliegt mit gefüllter Honigblase zum Bienenstock zurück, pumpt ihren Inhalt aus der Blase hinauf und übergibt die Flüssigkeit an eine Stockbiene.

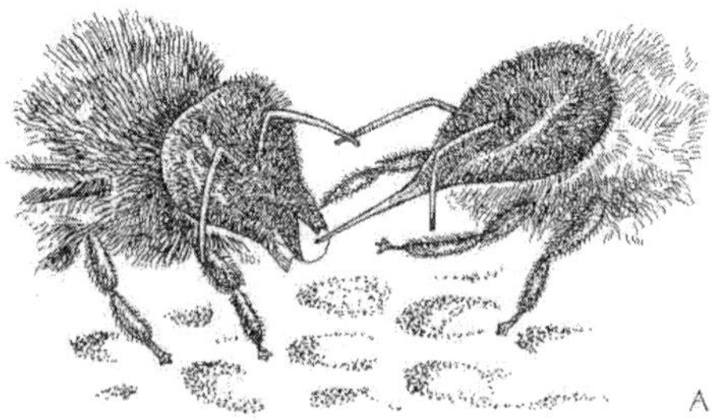

Abbildung 10: Futterübergabe (Lipp, 1994, S. 50)

Diese nimmt den Nektar mit ihrem ausgestreckten Rüssel aus der Rinne zwischen den Kiefern bei zurückgeklapptem Rüssel der anderen Biene auf, saugt ihn ein, vermischt ihn mit eigenen Speichelsekreten und speichert ihn in der Honigblase (Abbildung 10). Innerhalb des Stocks wird der Nektar ein paar Mal weitergegeben, eine Futterkette entsteht. Auch Drohnen werden in die Futterkette integriert [35, 97].

Es kann zwischen Massentracht und Läppertracht unterscheiden werden. Ist das Blütenangebot sehr hoch, spricht man von Massentracht. Dies bedeutet, die Bienen haben weniger Zeit und die Futterkette wird verkürzt. Also geben nur wenige Bienen dem halbreifen Honig Enzyme hinzu bevor er in Wabenzellen gelagert wird. Der spätere Honig ist enzymarm. Hingegen ist Honig einer Läppertracht mit geringerem Blütenangebot durch eine längere Futterkette enzymreich. Das gleiche gilt auch für Honigtauhonig. Zusätzlich zu der Menge der angeflogenen Blüten hat der Nektarfluss der Einzelblüte Einfluss auf den Enzymgehalt des Honigs. Ein ausgeprägter Nektarfluss führt zu einem enzymarmen Honig, ein geringer Nektarfluss zu einem enzymreicheren Honig [35].

Die Bienen beginnen schon während der Nektarweitergabe mit der Trocknung. Sonst würde die Nektarmenge durch die Speichelzugabe auch immer mehr werden. Dazu pumpt die Biene einen Teil des Inhaltes der Honigblase hoch, bildet ein Tröpfchen am Rüssel und saugt es wieder ein. Das tut sie in hoher Frequenz ca. 15 bis 20 min lang. Dabei verdunstet im 35 °C warmen Stock Wasser. Der Inhalt der Honigblase wird gelüftet. Der so entstandene Rohhonig enthält noch 30-40 % Wasser. Er wird in offenen Wabenzellen zwischengelagert und durch Windfächelung weiter getrocknet. Zunächst werden kleine Tröpfchen an die Wabenwände gehängt oder in dünnen Schichten am Wabenboden ausgelegt. Dann werden die Zellen zu einem Viertel bis zu einem Drittel gefüllt [141, 215]. Der eingelagerte Nektar wird durch die Oberflächenspannung und durch die Schrägneigung der Waben am Ausfließen gehindert. Auch an der Windtrocknung sind Drohnen beteiligt [21]. Wenn der Honig reif geworden ist und nur noch 15-17 % Wasser enthält, wird er ein letztes Mal umgetragen, die Wabenzellen ganz gefüllt und mit einem luftundurchlässigen Wachsdeckel versehen. Der Wachsdeckel verhindert eine erneute Wasseraufnahme des hygroskopischen Honigs und schützt vor einer Kontamination mit Mikroorganismen oder Staub. Er bietet auch einen Schutz gegen fremde Gerüche oder Aromaverlust. Im Gegensatz dazu ist der Wachsdeckel der Puppen luftdurchlässig. Das Wachs wird luftundurchlässig, indem die Bienen eine zusätzliche dünne Schicht Propolis auftragen [Seminar: Einführung in die Imkerei, Melenk, Witten, 20.6.2015]. Dies ist der Honig, den man isst oder zu medizinischen Zwecken verwendet. Verdeckeln die Bienen einen Honig mit mehr als 20 % Wasser, beginnt er bald zu gären.

Während der Honigreifung ändern sich durch enzymatische Wirkungen die Zuckerkonzentrationen bis ein recht stabiler Zustand erreicht ist. Saccharose wird vermindert, Fructose und Glucose nehmen stark zu, Erlose und Maltose entstehen.
Interessant ist, dass Bienen eingelagerten Pollen mit einer Schicht Honig überziehen und den Pollen dadurch haltbar machen.

Honig wurde auch von den Menschen zur Konservierung verwendet. Laut *Potschinkova* fanden Archäologen in den Pyramiden von Gise eine mit Honig konservierte erhaltene Kinderleiche [183]. Bereits *Herodot*, der griechische Geschichtsschreiber (ca. 490–425 v. Chr.) [23], schrieb über die Konservierung von Leichen vornehmer Toter der Assyrer in Honig. Es soll auch der Leib *Alexander des Großen* (356-323 v. Chr.) [23] in Honig aufbewahrt worden sein [167]. Honig war in der gesamten Antike als antiseptisches Konservierungsmittel beim Einbalsamieren von Leichen bekannt [79].

Der Stock mit seinen Waben bildet den Lebensmittelpunkt der Biene.
Zum besonderen Schutz arbeiten die Bienen antibakteriellen und antimykotischen Propolis in den Wachs ein und lagern ihn auf den Wabenwänden ab. Dadurch verändern sich zusätzlich die Wachseigenschaften. So kommt auch Propolis in den Honig. Jede Wabe kann je nach Bedarf zur Eiablage, Pollen- oder Honigeinlagerung verwendet werden. In der Regel werden die innersten Waben für die Brutaufzucht benutzt, gefolgt von einem Ring Pollen. In den äußeren Waben wird der Honig gelagert. Interessanterweise benutzen Bienen zur Einlagerung von Nektar und Pollen lieber ältere als neu gebaute Waben [225].

3.4 Inhaltsstoffe

Schon während der Schulzeit lernte die Autorin, wenn man die Haare mit schwefelhaltigem Shampoo gegen Schuppen wäscht, konnte man den Schwefel kurze Zeit später im Urin nachweisen. Mit anderen Worten wurde Schwefel durch die gesunde Haut resorbiert und später mit dem Urin ausgeschieden.
Zahlreiche Medikamente werden durch die gesunde Haut resorbiert. Wenn aber schon gesunde Haut Stoffe aufnimmt, wie viel mehr Stoffe werden dann über eine geschädigte Oberfläche mit zerstörter Barrierefunktion, also eine Wunde, resorbiert? Deshalb ist bei Honig, als essbarer Wundauflage, mit einem geringen Nebenwirkungsprofil zu rechnen.
Weiter ist anzunehmen, dass die Einzelinhaltsstoffe Wirkungen auf die Zellen am Wundgrund haben. Auch wenn hier einzelne Wirkstoffe des Ho-

nigs betrachtet werden, ist doch die Gesamtwirkung des Wundverbandes entscheidend.

Da Honig ein Naturprodukt ist, schwanken die Mengen der einzelnen Inhaltsstoffe nach Sorte, Jahr, Jahreszeit, Boden und Sonnenstrahlung.
Genau hier liegt ein Problem. Honig ist nicht wie ein chemisches Arzneimittel standardisierbar. Daher ist die Forderung von *Münstedt* [167] berechtigt, dass die Verwendung von Bienenprodukten in der Medizin nur dann sinnvoll ist, wenn die heilungsfördernden Eigenschaften nicht abhängig sind von den veränderlichen Konzentrationen der Inhaltsstoffe.

Der „Echte Deutsche Honig" mit der Banderole des Deutschen Imkerbundes erfüllt noch höhere Anforderungen als die aus der Honigverordnung. Aber auch importierter Honig wird bis zu siebenmal kontrolliert und hat dadurch eine hohe Produktsicherheit [97]. Die Qualität des Honigs ist nicht von den Bienen abhängig, sondern kann durch die Gewinnung, Verarbeitung und Lagerung vermindert werden. Allerdings ist es nicht unerheblich, wo die Bienen Nektar oder Honigtau gesammelt haben. Es gab z. B. vom 31.1.2002 bis 31.8.2004 einen Importstopp von chinesischem Honig auf Grund mangelnder Hygiene, hohen Rückständen an Arzneimitteln und Pestiziden, zu hohem Wassergehalt und Verfälschungen [97, 213].

Es geht bei den Inhaltsstoffen um durchschnittliche Honige. In der Regel ist Honigtauhonig reicher an Mineralien als Blütenhonig. Blütenhonige hingegen enthalten mehr Pollen als Honigtauhonige.

Die Anforderungen an die Honigqualität sind je nach Verordnung unterschiedlich. Die Richtlinien des Deutschen Imkerbundes verlangen, der Wassergehalt bei einheimischem Honig darf 18 %, bei Heidehonig 20,4 % nicht übersteigen. Dahingegen erlaubt die Honigverordnung noch einen Wassergehalt von 20 % und bei Heidehonig noch bis 23 % [97].

Zur besseren Übersichtlichkeit werden die Inhaltsstoffe des Honigs grafisch dargestellt (Abbildung 11):

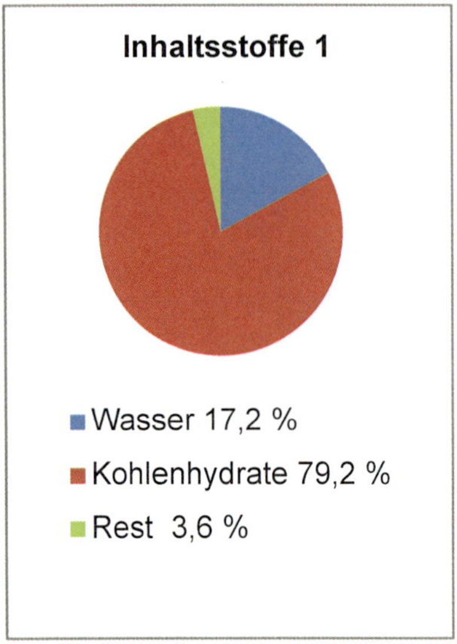

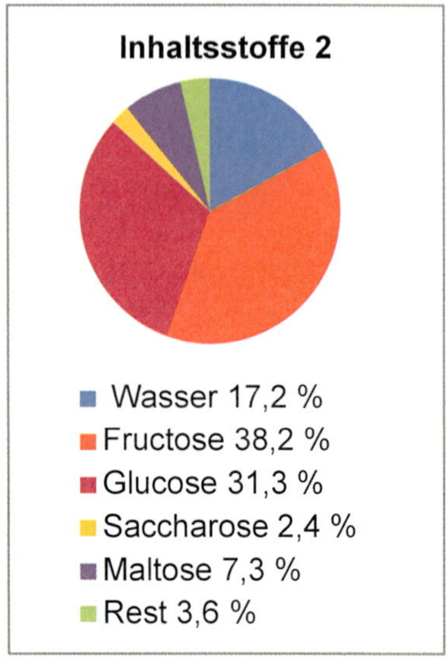

Abbildung 11: Inhaltsstoffe des Honigs nach Georg Schwedt, 2010, S. 21

So wird deutlich, die verschiedenen Kohlenhydrate stellen mengenmäßig den größten Bestandteil des Honigs dar und dürften eine entscheidende Rolle in der Wundheilung spielen.
Es ist anzunehmen, dass die Eigenschaften und die restlichen Inhaltsstoffe des Honigs wie Mineralien, Aminosäuren, Vitamine, Enzyme, Säuren, Defensine und Aromastoffe, einen unterstützenden und synergistischen Effekt zur Wirkung der Kohlenhydrate in Bezug auf die Wundheilung haben.

Die Zusammenwirkung der verschiedenen Inhaltsstoffe trägt wesentlich zur Gesamtwirkung bei, da die Menge der Einzelinhaltsstoffe alleine nicht für eine heilungsfördernde Wirkung ausreichen würde [141].

Der Energiebedarf der an der Wundheilung beteiligten Zellen ist deutlich gesteigert [128]. Die Wirkstoffe, die Zellen zur Energiegewinnung und Wachstum benötigen, gelangen aus dem Blut über den Zwischenzellraum durch Diffusion zur Zelle. Dabei ist es für die Granulationszelle am Wundgrund egal, ob die Wirkstoffe im Blut transportiert werden oder von außen auf die Wunde aufgetragen werden. Honig kann mit seinen Inhaltsstoffen die Energiebereitstellung unterstützen. Es ist anzunehmen, dass Honig einen lokalen Mangel an Aminosäuren, Mineralien und Vitaminen ausgleichen kann und damit direkten Einfluss auf die Wundheilung hat.

Die Inhaltsstoffe im Blut unterscheiden sich je nachdem aus welchem Kompartiment sie gemessen werden:

- Vollblut
- Blutplasma ist der extrazelluläre Anteil des Blutes. Es besteht zu 90 % aus Wasser, worin alle Eiweiße, Mineralien und sonstigen Bestandteile gelöst sind.
- Blutserum entspricht dem Plasma nach der Gerinnung. Es fehlt also Fibrinogen und andere Gerinnungsfaktoren.

3.4.1 Kohlenhydrate

Unter Kohlenhydraten versteht man Verbindungen mit der häufigen Summenformel $C_nH_{2n}O_n$. In Tabelle 4 werden zunächst die im Honig am häufigsten vorkommenden Kohlenhydrate dargestellt. In Tabelle 5 wird dann gegenübergestellt, wie viele Kohlenhydrate sich im Serum des Menschen und im Honig befinden.

Kohlenhydrate	Schwankungsbreite (%)	Mittelwert (%)
Glucose	22,03 bis 40,75	31,28
Fructose	27,25 bis 44,26	38,19
Saccharose	0,00 bis 2,90	1,31
Maltose	5,70 bis 18,70	7,31
Oligosaccharide	2,20 bis 15,20	7,40
Sonstige	0,00 bis 10,80	3,90

Tabelle 4: Kohlenhydrate im Honig (Quelle: Heitkamp, 1986, S. 280)

Kohlenhydrate	im Serum (mg/l)	im Honig (mg/l)
Glucose	749	445 740
Fructose	8,7	544 208
Saccharose	0,6	18 668

Tabelle 5: Kohlenhydrate im Serum bei Männern und im Honig in mg/l (Quelle: Geigy, 1979, S. 109-110; adaptiert nach Heitkamp, 1986, S. 280)

Die Umrechnung erfolgt über die durchschnittliche Dichte des Honigs [97, 141].

1 Liter Honig wiegt etwa 1,425 kg, entsprechend wiegen ca. 700 ml Honig 1 kg.

Umrechnung am Beispiel von Glucose:

$$\frac{312{,}8\ g\ Glucose}{1\ kg\ Honig} * 1{,}425\frac{\mathrm{kg}}{l} = 445{,}74\frac{\mathrm{g\ Glucose}}{l\ Honig} = 445740\frac{mg\ Glucose}{l\ Honig}$$

Monosaccharide:

D-Glucose (Abbildung 12) ist eine Aldose mit einer Aldehydgruppe:

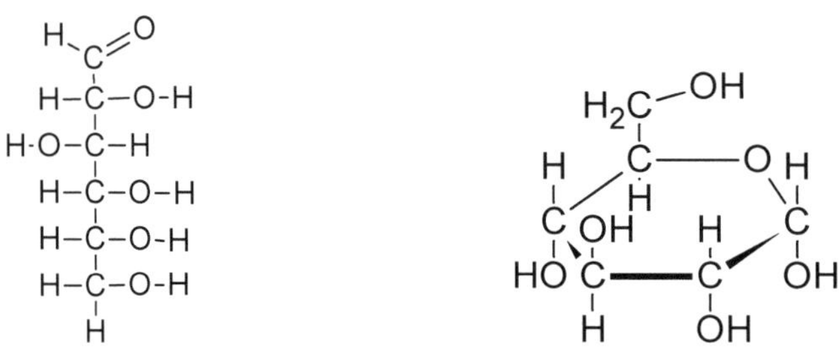

Abbildung 12: D-Glucose in Fischer-Projektion und in Haworth-Projektion (α-D-Glucopyranose)

D-Fructose (Abbildung 13) ist eine Ketose mit einer Ketogruppe:

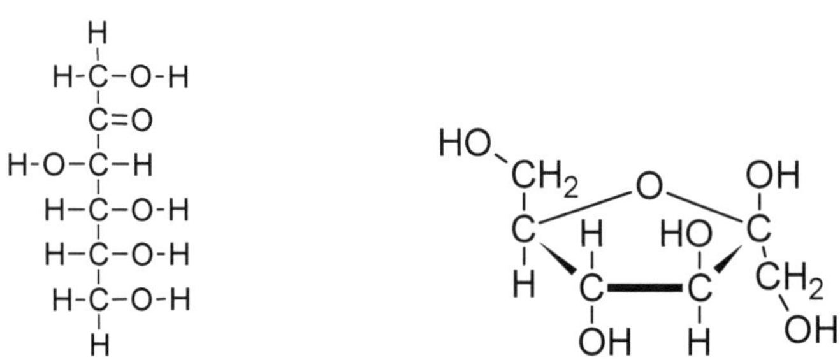

Abbildung 13: D-Fructose in Fischer-Projektion und in Haworth-Projektion (β-D-Fructofuranose)

In Spuren kann noch *Galactose* im Honig vorkommen [141].
Glucose ist für alle Zellen eine sehr wichtige Energiequelle und Baustein vieler Verbindungen. Durch den hohen Glucosegehalt im Honig sollen möglicherweise die Fibroblasten vermehrt Hyaluronsäure synthetisieren und dadurch die Wundheilung verbessern [227].
Fructose kann in den Zellen bei Glucosemangel in Fructose-6-phosphat überführt werden und dann in der Atmungskette weiter zur Energiegewinnung verstoffwechselt werden.
Die Körperzellen können nur freie Monosaccharide aufnehmen. Alle größeren Kohlenhydrate müssen zuvor enzymatisch gespalten werden [184].

Disaccharide:

Saccharose (Abbildung 14), der Rohrzucker, besteht aus einem Molekül Glucose und einem Molekül Fructose. Die genaue chemische Bezeichnung ist α-D-Glucopyranosyl-β-D-Fructofuranosid:

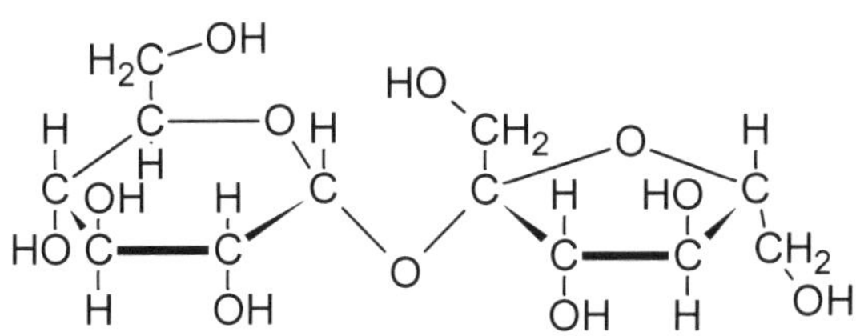

Abbildung 14: Saccharose

Maltose (Abbildung 15), der Malzzucker, besteht aus zwei Molekülen Glucose. Seine genaue chemische Bezeichnung ist O-α-D-Glucopyranosyl-(1,4)-D-Glucopyranose:

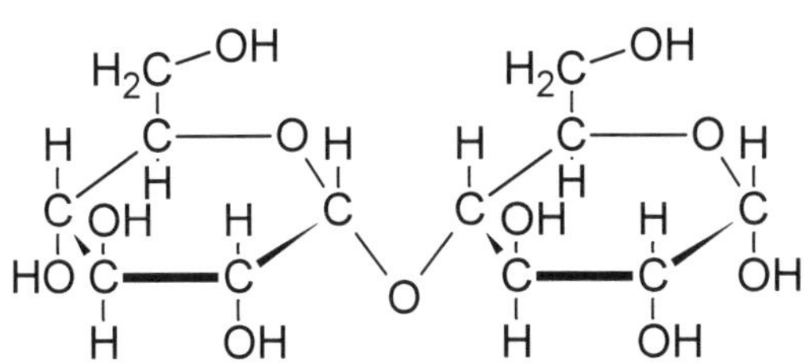

Abbildung 15: Maltose

An weiteren Disacchariden finden sich Kojibiose, Turanose, Isomaltose, Maltulose, α-β-Trehalose, Gentiobiose, Laminaribiose und Nigerose [97].
Kojibiose, Turanose, Trehalose und Nigerose entstehen durch Verstoffwechselung im Honig vorhandener Mikroorganismen wie Hefen [141, 213].
Trehalose gehört zum Blutzucker der Biene [141].

Trisaccharide: Melezitose, Erlose, Theanderose, Centose, Panose, Isopanose, Maltotriose, Isomaltotriose, 1-Kestose, 3-α-Isomaltosylglucose [97].
Trisaccharide werden überwiegend von den Enzymen der Blattläuse gebildet und sind daher in Honigtauhonigen in vielfältigeren Mischungen vorhanden als in Nektarhonigen [141].
Honigtauhonige mit einem Anteil an Melezitose von mehr als 10 % können bereits in der Wabe auskristallisieren [141].

Höhere Saccharide: 3-α-Isomaltosylsucrose, 3-α-Maltosylsucrose, Isomaltotetraose, Isomaltopentaose [141].

Polysaccharide: mit etwa 22-23 Zuckerbausteinen (Monosacchariden) kommen in 0,2–1 % der Honige vor [141].

Aminozucker: 2-Amino-2desoxy-D-glucose [97], Glucosamin und Fructosamin [141].

HMF: 5-Hydroxymethyl-Furfural oder 5-Hydroxymethyl-2-Furaldehyd (Abbildung 16):

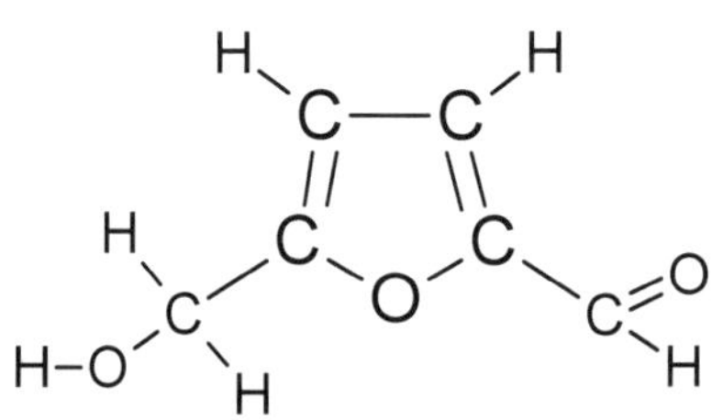

Abbildung 16: HMF

Im schwach sauren Honig sind die Monosaccharide recht stabil [6].

Das wasserlösliche HMF entsteht unter Wärmezufuhr. Hexosen, also Zucker mit 6 C-Atomen, werden unter Abspaltung von 3 Molekülen H_2O irreversibel dehydriert. Ein hoher HMF-Gehalt im Honig deutet auf eine Wärmeschädigung hin [6]. Die kritische Temperatur der Erwärmung liegt bei 40 °C. Darüber werden die Honigenzyme zerstört, das Aroma ändert sich und es entsteht vermehrt HMF besonders aus Fructose [210]. Aus Fructose bildet sich schneller HMF als aus Glucose [141].
HMF oxidiert schnell bei Luft- und Lichteinwirkung [97].
Während der Lagerung bildet sich HMF im Laufe der Zeit. Frisch geschleuderter Honig enthält kaum HMF. Das heißt, je älter der Honig, desto höher ist der HMF-Wert.
Bei einer Lagerung zwischen 12 und 14 °C bilden sich jährlich im Honigtauhonig 3 ppm (mg/kg) und im Blütenhonig 5-6 ppm HMF [97].
Die Grenzwerte für den Honigverkauf liegen laut Honigverordnung bei höchstens 40 mg/kg und beim Deutschen Imkerbund bei maximal 15 mg/kg [97].

Maillard-Reaktion: Die im Honig enthaltenen reduzierenden Zucker reagieren bei saurem pH-Wert und erhöhter Temperatur rein chemisch ohne Enzymeinwirkung mit aminogruppenhaltigen Verbindungen, besonders mit Aminosäuren. Dabei entstehen gelbe bis braune Farbstoffe, den Melanoidinen, und Aromastoffe. Die Temperatur von 30 bis 35 °C im Bienenstock reicht, um die Maillard-Reaktion anzustoßen. Die Fructose reagiert schneller als Glucose, da in dem Gleichgewichtsgemisch offenkettiger und ringkettiger Formen die offenkettige Form der Fructose häufiger vorkommt [39].

Honig und andere Lebensmittel dunkeln durch diese Maillard-Reaktion mit der Zeit und/oder durch Wärmeeinwirkung nach [141]. Durch Erhitzung von Lebensmitteln können auch Fehlaromen entstehen [6]. Die Maillard-Reaktion wird auch als nicht enzymatische Bräunung beschrieben und gehört zu den sehr komplexen Reaktionen im Bereich der Lebensmittelchemie [210].

Die entstehenden Melanoidine selber wirken antioxidativ und bakterizid. Dies liegt wahrscheinlich an enthaltenen Stickstoffradikalen. Beispielsweise werden braune Brotkrusten meist vor Schimmelbefall geschützt [6, 161]. Dies gilt nur solange die Brotkruste nicht feucht wird. Daraus folgt für den Honig eine zusätzliche antimikrobielle Wirkung in der Wundbehandlung.

Melanoidine gehören also zu den Stoffen, die die Überlegenheit des Honigs gegenüber einer reinen Zuckerbehandlung mit erklären.

Melanoidine können auch mit H_2O_2 reagieren und damit deren Konzentration senken [25].

In wieweit die reduzierenden Zucker auch mit körpereigenen Eiweißen reagieren, sollte noch weiter untersucht werden. Die Beobachtungen der Autorin zeigen bei Honigverbänden einen schnellen Abbau der Fibrinbeläge am Wundgrund.

3.4.2 Eiweiße

Eiweiße sind Moleküle, die aus Aminosäuren bestehen. Die kürzeren Verbindungen heißen Peptide, die größeren Verbindungen mit mehr als 100 Aminosäurebausteinen werden Proteine genannt [27].
Aminosäuren sind Carbonsäuren mit einer Carboxylgruppe (-COOH) und mit einer oder mehreren Aminogruppen ($-NH_2$). Für den Menschen entscheidend sind 20 Aminosäuren, die für den Aufbau der Peptide und Proteine benötigt werden. Es sind noch mehr als 60 andere natürlich vorkommende zum Teil sehr seltene Aminosäuren bekannt [23].
Der durchschnittliche Gesamtanteil der Aminosäuren am Honig beträgt 0,1 %, ca. 980 mg/kg [167].

Die Aminosäuren kommen trachtabhängig über Nektar, Honigtau und Pollen in den Honig. Am Aminosäuremuster lässt sich die Länderherkunft bestimmen. Dennoch kann die Bestimmung der Aminosäuren nicht die Pollenanalyse ersetzen [141].

Im Honig kommen alle 20 Aminosäuren vor. Tabelle 6 und Tabelle 7 beschränken sich auf diese 20 Aminosäuren. Diese werden in Tabelle 8 und Tabelle 9 dem menschlichen Serum bzw. Plasma gegenübergestellt. An weiteren Aminosäuren wurden in europäischen Honigen Aminobuttersäure, Carnosin, Citrullin, Cystin, Hydroxyprolin, Methyl-Histidin, Ornithin und Sarcosin nachgewiesen [97].

Die acht essentiellen Aminosäuren, die der Körper nicht selber synthetisieren kann, sind in den nachfolgenden Tabellen unterstrichen: Threonin, Valin, Methionin, Tryptophan, Phenylalanin, Isoleucin, Leucin und Lysin.
Kursiv geschrieben sind Histidin, als für Säuglinge essentielle Aminosäure und Arginin als semiessentielle Aminosäure. Semiessentiell bedeutet, es kann unter bestimmten Bedingungen nicht ausreichend vom Körper gebildet werden.

Der Gesamtgehalt an Aminosäuren in den verschiedenen Honigen kann zwischen 290 und 2000 mg pro kg schwanken [39].
Mengenmäßig in allen Honigsorten hervorstechend ist Prolin als typischer Bestandteil des Bienenspeichels [213]. Prolin ist für die Kollagensynthese während der Wundheilung sehr wichtig.
Phenylalanin ist im Lavendelhonig mit 1152,8 mg/kg stark erhöht. Einen noch höheren Phenylalaningehalt hat Salbeihonig mit 1600 bis 2300 mg/kg [97]. Auch französischer Heidehonig enthält vermehrt Phenylalanin mit bis zu 250 mg/kg [141]. Dies bedeutet, Patienten mit Phenylketonurie, einer Abbaustörung des Phenylalanins zu Tyrosin, sollten Lavendelhonig, Salbeihonig oder französischen Heidehonig weder essen noch in der Wundbehandlung verwenden.
Neben freien Aminosäuren finden sich im Honig auch kolloidale Proteine.

Honig / Aminosäure	Kastanie	Lavendel	Linde	Raps	Robinie	Sonnenblume	Tanne
Alanin	24,8	16,7	8,9	6,0	7,6	21,7	13,0
Arginin	10,1	7,6	7,9	11,2	8,0	14,0	5,7
Asparagin	9,0	5,5	7,9	5,4	15,8	12,8	5,9
Asparaginsäure	15,9	8,5	13,8	14,1	17,3	42,1	8,8
Cystein	3,3	8,3	9,6	4,9	3,3	9,2	9,7
Glutamin	11,8	7,4	7,6	15,5	11,4	30,5	15,5
Glutamisäure	24,1	12,7	19,9	10,7	8,3	69,6	16,6
Glycin	2,4	4,6	2,7	3,2	2,3	6,3	3,2
Histidin	0,2	8,5	2,6	10,6	6,5	10,7	0,9
Isoleucin	1,5	5,3	2,5	3,8	2,7	8,8	2,0
Leucin	0,7	3,5	1,6	3,2	0,9	4,7	0,9
Lysin	2,8	11,5	9,8	16,9	11,7	11,2	7,2
Methionin	2,6	0,7	0,6	1,3	0,9	3,5	0,0
Phenylalanin	14,8	1152,8	8,8	10,2	14,9	20,8	5,5
Prolin	592,3	223,1	351,3	208,7	273,0	40,2	456,2
Serin	7,3	9,1	6,0	5,4	5,8	20,3	5,8
Threonin	2,1	4,8	2,9	3,8	3,0	11,3	2,3
Tryptophan	1,0	2,2	1,9	1,8	1,3	2,4	0,9
Valin	3,1	8,8	4,3	5,3	5,6	13,4	3,3

Tabelle 6: Gehalt freier Aminosäuren verschiedener Honigsorten in mg/kg (Quelle: Smanalieva, 2007, S. 11)

Honig / Aminosäure	Heide	Kastanie	Klee	Raps
Tyrosin	12,9	25,4	14,1	8,0

Tabelle 7: Gehalt an freiem Tyrosin in deutschen Sortenhonigen in mg/kg (Quelle: Lipp, 1994, S. 101)

Serum, Honig / Aminosäure	Relative Molekülmasse	im Serum (µmol/l)	im Serum (mg/l)	Kastanie (mg/l)	Raps (mg/l)
Alanin	89,09	404	36	35	9
Arginin	174,2	92	16	14	16
Asparaginsäure	133,1	21	3	23	20
Glutamisäure	147,13	226	33	34	15
Glycin	75,07	242	18	3	5
Histidin	155,16	77	12	0,3	15
Isoleucin	131,17	81	11	2	5
Leucin	131,17	157	21	1	5
Lysin	146,19	222	32	4	24
Methionin	149,21	26	4	4	2
Phenylalanin	165,19	57	9	21	15
Prolin	115,13	274	32	844	297
Serin	105,09	137	14	10	8
Threonin	119,12	207	25	3	5
Tyrosin	181,19	72	13	36	11
Valin	117,15	274	32	4	8

Tabelle 8: Aminosäuren im Serum bei Männern und im Honig in mg/l (Quellen: Geigy, 1979, S. 63-65+92; adaptiert nach Lipp, 1994, S. 101 und Smanalieva, 2007, S. 11)

Plasma, Honig / Aminosäure	Relative Molekülmasse	im Plasma (µmol/l)	im Plasma (mg/l)	Kastanie (mg/l)	Raps (mg/l)
Asparagin	132,12	49	6	13	8
Cystein	121,15	33	4	5	7
Glutamin	146,15	645	94	17	22
Tryptophan	204,23	60	12	1	3

Tabelle 9: Aminosäuren im Plasma bei Männern und im Honig in mg/l (Quellen: Geigy, 1979, S. 63-65+92-93; adaptiert nach Smanalieva, 2007, S. 11)

Die Umrechnung von µmol/l in mg/l erfolgt am Beispiel von Alanin, anschließend Rundung auf ganze Zahlen:

1 mol/l Alanin entspricht 89,09 g/l

1 µmol/l Alanin entspricht 89,09 µg/l oder 0,08909 mg/l

404 µmol/l Alanin im Serum entspricht 35,99236 mg/l, also 36 mg/l

Die Umrechnung geschieht mit Hilfe der Dichte des Honigs am Beispiel von Alanin im Rapshonig. Die Zahlen werden gerundet:

$$\frac{6\,mg\ Alanin\ (Raps)}{1\,kg\ Rapshonig} * 1{,}425\frac{kg}{l} = 8{,}6\frac{mg\ Alanin}{l\ Rapshonig}$$

Phagozytierende Zellen vermögen Proteine aufzunehmen, hingegen benötigen Körperzellen, also auch die Zellen am Wundgrund, für ihre Funktion freie Aminosäuren [203].

Enzyme sind große Proteine, die bis zu 2 % am Honiggewicht ausmachen [167]. Die wichtigsten im Honig vorkommenden Enzyme sind Biokatalysatoren aus den Speicheldrüsen der Bienen, um die pflanzlichen Rohstoffe in verwertbare Zucker zu spalten. Ihre Aktivität ist abhängig von dem Wassergehalt. Bei abnehmendem Wassergehalt im Rahmen der Honigreifung nimmt ihre Aktivität ab bis sie weitgehend inaktiv sind. Bei zunehmendem Wassergehalt z. B. durch Wundwasser nimmt die Enzymaktivität wieder zu [39, 141]. Für die Wundheilung ist dies von Bedeutung, da auch die Glucoseoxidaseaktivität ansteigt. Allerdings nimmt die Enzymaktivität bei langer Lagerung ab [39].

Amylase (Diastase): ist ein stärkespaltendes Enzym. Stärke befindet sich hauptsächlich im Pollen. Stärke wird zu Maltose und Glucose abgebaut.

Amylase wird bei Temperaturen von 60 bis 100 °C inaktiviert. Die optimale Aktivität liegt bei einem pH-Wert um 5 [97]. Das Molekulargewicht liegt bei 24 000 bis 25 000 [141]. Zum einheitslosen Molekulargewicht siehe Kapitel „Gefilterter Honig“ (Seite 122).

Glucoseoxidase: ist ein Enzym aus den Hypopharynxdrüsen der Bienen. Es katalysiert den Abbau von Glucose über Gluconolacton zu Gluconsäure und Wasserstoffperoxid.
Die Gluconsäure senkt den pH-Wert des Honigs.

Wasserstoffperoxid hat eine antiseptische Wirkung. Die H_2O_2-Konzentration beträgt etwa 50 mg pro kg Honig [39, 141]. Dies entspricht einer H_2O_2-Konzentration von 0,005%. Hingegen ist laut Davies die Konzentration an Wasserstoffperoxid nur ca. 1 mmol/l, entsprechend einer 0,001%igen Lösung. Durch diese niedrige Konzentration, werden die Fibroblasten in ihrer Aktivität nicht beeinflusst, dennoch aber das Bakterienwachstum gehemmt [38].

Zum Vergleich der Konzentrationen an H_2O_2 sind in Tabelle 10 gebräuchliche Mittel aufgeführt, die Wasserstoffperoxid enthalten oder daraus freigesetzt werden.

Mittel mit Wasserstoffperoxid (darin enthalten oder daraus freigesetzt)	**Erlaubte Konzentrationen an H_2O_2**
Haarbehandlungsmittel	12 %
Hautpflegemittel	4 %
Gemische zur Nagelhärtung	2 %
Mundpflegemittel (einschließlich Mundspülungen, Zahnpasta, Zahnaufheller und Zahnbleichmittel)	$\leq$ 0,1 %
Zahnaufheller und Zahnbleichmittel (nur über Zahnärzte erhältlich)	> 0,1 % bis $\leq$ 6 %
Honig	**0,001 % - 0,005 %**

Tabelle 10: Gebräuchliche Mittel, die Wasserstoffperoxid enthalten (Quelle: Kosmetikverordnung, 2013)

Selbst zur Entkeimung von Milch wurde früher Wasserstoffperoxid bis zu einer Konzentration von 0,04 % eingesetzt. Dies geschieht in tropischen Ländern teilweise heute noch [6].

Die Gehalte an Glucoseoxidase sind in den Honigen unterschiedlich. In der Regel ist die Produktion von H_2O_2 in enzymreicheren Honigtauhonigen deutlich höher als in Blütenhonigen [96]. Wenn die Wirkung auf die Wunde nur von der Menge H_2O_2 abhängen würde, wäre Honigtauhonig besser geeignet als Blütenhonig.
Glucoseoxidase ist sehr empfindlich auf Wärme und Licht. Das pH-Optimum liegt bei 6 [97].
Auch die Gluconsäure selbst hat einen antibakteriellen Effekt [97].

H_2O_2 kommt nicht nur über Glucoseoxidase in den Honig, sondern zu einem geringen Anteil auch über im Bienenmagen lebende Milchsäurebakterien, die H_2O_2 bilden [30]. Zusätzlich lockt Wasserstoffperoxid Leukozyten an. Die Infektion wird bekämpft [167].

Katalase: sorgt für den Abbau von Wasserstoffperoxid in Wasser und Sauerstoff. Wahrscheinlich gelangt Katalase über Pollen in den Honig [97]. Möglich ist auch ein Eintrag katalasebildender Bakterien mit dem Nektar oder Honigtau. Besonders reich an solchen Bakterien sind Nektare von Heide, Heidelbeere, Alpenrose, Kernobst und Steinobst [141]. Honige mit einem hohen Katalasegehalt und damit wenig Wasserstoffperoxid sind für die Behandlung infizierter Wunden weniger geeignet. Da Glucoseoxidase und Katalase gleichzeitig im Honig vorhanden sind, gibt es ein Gleichgewichtsverhältnis von H_2O_2-Bildung und -Abbau.

Auch im menschlichen Körper kann Wasserstoffperoxid als Stoffwechselprodukt anfallen. Zum sofortigen Abbau stehen die im Blut und allen Geweben vorkommenden Enzyme Katalase und Peroxidase zur Verfügung [220].

$$H_2O_2 + H_2O_2 \xrightarrow{\text{Katalase}} 2H_2O + O_2$$

Das Wasserstoffperoxid, welches mit dem Honig auf die Wunde kommt, wird von den körpereigenen Enzymen sofort abgebaut und kann die Granulationszellen nicht schädigen. Die Hemmung des Bakterienwachstums durch H_2O_2 geschieht also nur bei Mikroorganismen, die noch nicht in die Nähe der körpereigenen Enzyme gekommen sind und nicht selber Katalase bilden.

Horn zeigte dies in einem Versuch [96]: Agaroseplatten wurden mit E. coli (Gram-negativ) Bakterien oder Bacillus subtilis (Gram-positiv) beimpft. Dann wurden mit Honigtauhonig getränkte Blättchen unterschiedlicher Honigkonzentration (60 %, 30 %, 15 %, 10 %, 7,5 %, 3,25 %, 0 %) aufgelegt. Es zeigen sich in der Petrischale mit Zugabe von Peroxidase (baut H_2O_2 ab) deutlich kleinere Hemmhöfe als ohne Peroxidase. Diese Beobachtung spricht dafür, dass H_2O_2 nicht völlig unterdrückt wird, zumal es von der Glucoseoxidase im Honig nachgebildet wird und es noch andere Hemmfaktoren gibt. Weiter wurde kein Unterschied in der Wachstumshemmung zwischen den Gram-positiven Bacillus subtilis und den Gram-negativen E. coli Bakterien festgestellt. Deutlich wurde auch, je geringer die Honigkonzentration, desto geringer die Hemmwirkung auf die Bakterien.

In der Wundbehandlung wird zunächst reiner Honig, also 100 %, aufgetragen. Mit der Zeit verdünnt dieser durch das aufgenommene Wundwasser. Dadurch nimmt die Hemmwirkung auf die Bakterien ab. Um diese zu erhalten, wird nach den allgemeinen Empfehlungen der Wundverband täglich erneuert.

Saccharase (Invertase): spaltet Saccharose in Glucose und Fructose. Die dabei entstehende Mischung von Glucose und Fructose heißt Invertzucker.

Saccharase ist sehr wärmeempfindlich. Das pH-Optimum liegt um 6 [97]. Das Molekulargewicht liegt bei 57 300 [141].

Die wichtigsten im Honig vorkommenden Enzymwirkungen der Saccharase sind hier schematisch aufgelistet:

$$\text{Saccharose} \xrightarrow{\text{Saccharase}} \text{Glucose + Fructose}$$

$$\text{Saccharose + Glucose} \xrightarrow{\text{Saccharase}} \text{Maltose + Fructose}$$

$$\text{Glucose + Glucose} \xrightarrow{\text{Saccharase}} \text{Maltose}$$

$$\text{Saccharose + Glucose} \xrightarrow{\text{Saccharase}} \text{Erlose}$$

Saure Phosphatasen: lösen Monophosphat aus organischen Alkoholresten. Die Bienen brauchen die Monophosphate, um für ihre eigene Energiebereitstellung ATP, das Adenosintriphosphat, aufzubauen.

Das Molekülgewicht der sauren Phosphatasen aus den Futtersaftdrüsen der Bienen liegt bei 35 000, aus den Pollen bei 65 000 [141]. Der ideale pH-Wert liegt bei 4,4 bis 4,8 [141].

$$\text{Rest-O-P} \xrightarrow{\text{Phosphatase}} \text{Rest-OH} + \text{P}$$

Zu nennen sind noch die Enzyme im Honigtauhonig, die von den Sekreten der Pflanzensauger stammen [141]:

Peptidasen oder **Proteinasen (Proteasen):** sind Enzyme, die bei Peptiden oder Proteinen die Peptidbindung spalten. Es entstehen freie Aminosäuren. Wahrscheinlich sind diese Enzyme an der enzymatischen Wundreinigung beteiligt.

3.4.3 Pollen

Jeder Honig enthält Pollen, den männlichen Keimzellen der Pflanzen. In 10 g der meisten Honige sind etwa 20 000 bis 100 000 Pollenkörner enthalten. Dies entspricht maximal 0,05 % des Honigfrischgewichtes [141]. Ihre Form und Farbe ist sehr unterschiedlich, ihre Größe liegt im Bereich von 2,5 bis 250 µm [23]. Die Größe des Pollens ist auch abhängig vom Wassergehalt des Pollens. Ein trockener Pollen ist kleiner als der aufgequollene Pollen im Honig [35].

Beispielhaft sind in Abbildung 17 und Abbildung 18 rasterelektronische Bilder der Pollen von Sonnenblume (Helianthus annuus) und Raps (Brassica napus) dargestellt.

Es wird unterschieden zwischen Leitpollen mit einem Anteil von mehr als 45 %, Begleitpollen mit 16 bis 45 % und Einzelpollen mit unter 16 % [97]. Die mikroskopische Analyse der Pollen ist recht wichtig zur Bestimmung von Sortenhonigen, Herkunft von Honigen und Aufdeckung von Fälschungen.

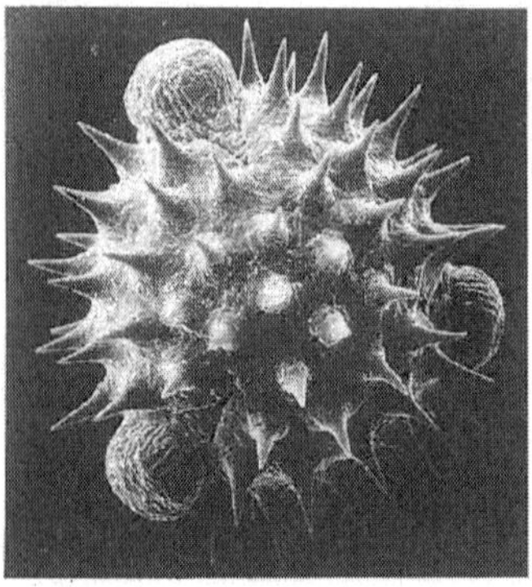

Abbildung 17: Sonnenblumenpollen, 1100fache Vergrößerung (Horn, 2006, S. 131)

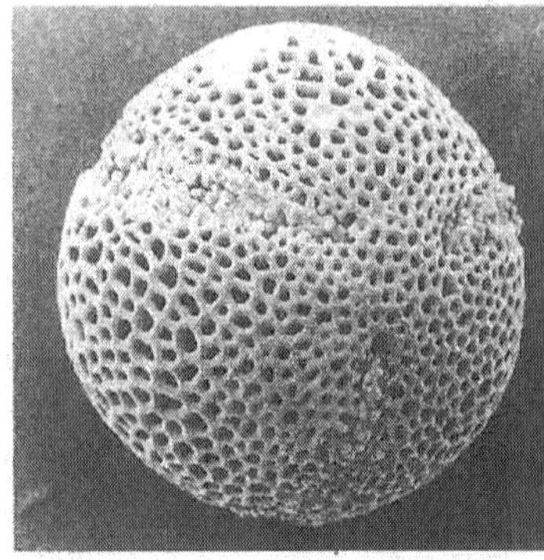

Abbildung 18: Rapspollen, 1500fache Vergrößerung (Horn, 2006, S. 130)

Pollen kommen über drei wesentliche Mechanismen in den Honig:

- Primäre Einstäubung: bedeutet der Pollen wird mit dem Nektar zusammen aufgenommen und ist primär im Honig. Auch Pollen, der durch den Wind im Honigtau hängen bleibt, wird primär aufgenommen.
- Sekundäre Einstäubung: bezieht sich auf Pollen, der über das Haarkleid von Bienen oder die Nahrungsverteilung im Stock vor der Verdeckelung in den Honig gelangt. Zu den sekundär eingestäubten Pollen gehören auch die direkt gesammelten Pollen. So gelangen auch Pollen nektarloser Pflanzen in den Honig, z. B. Gräser, Mais, Holunder [141].
- Tertiäre Einstäubung: geschieht erst bei der Honiggewinnung durch die Entdeckelung und Mitschleuderung von eingelagertem Pollen, dem Bienenbrot. Presshonig enthält den höchsten Anteil an tertiär eingestäubten Pollen. Auch Heidehonig enthält viele Pollen, weil die Waben vor dem Schleudern zunächst gestippt werden müssen, wodurch Bienenbrot frei wird.

Hauptsächlich enthalten Pollen Eiweiße und Kohlenhydrate, es kommen aber in unterschiedlichen Anteilen auch Vitamine, Fette, Mineralien, Säuren, Steroide, Carotinoide und Flavonoide vor. Insbesondere die wasserlöslichen Bestandteile können über den Pollen in den Honig gelöst werden [141].

Bei möglichen Allergien ist zu beachten, Honigtauhonig enthält insgesamt weniger Pollen als Blütenhonig. Presshonig und Heidehonig enthält viel

Pollen. Honig aus Monokulturen wie z. B. Rapshonig enthält überwiegend Rapspollen und wenig unterschiedliche Begleitpollen. Besonders reich an unterschiedlichen Pollen sind Gebirgsblütenhonige. Das Pollenspektrum nimmt auch durch Mischungen zu. Ein Honig von zwei Bienenvölkern hat mehr verschiedene Pollen als von einem Volk. Bei Honigmischungen aus Gebieten, Ländern oder gar Kontinenten steigt die Vielfalt des Pollenspektrums weiter an.

3.4.4 Mineralien

Die Mineralien im Honig stammen aus dem gesammelten Nektar und Honigtau. Grundsätzlich enthält Blütenhonig mit ca. 100 mg/kg weniger Mineralien als Honigtauhonig mit ca. 400 bis 1000 mg/kg [97]. Dies ist bedingt durch die Rückresorption der Mineralien in den Nektarien. Während pflanzensaugende Insekten direkt den mineralreichen Phloemsaft anstechen und kaum verändert als Honigtau ausscheiden.

Unterschieden werden müssen Mengenelemente und Spurenelemente, manchmal auch Ultraspurenelemente:

Bei **Mengenelementen** ist die Konzentration beim Menschen mit mehr als 50 mg pro kg Körpergewicht definiert. Dazu gehören einerseits die *Metalle* Natrium, Kalium, Calcium und Magnesium, andererseits die *Nichtmetalle* Chlor, Schwefel und Phosphor [6].

Hingegen finden sich **Spurenelemente** in Konzentrationen bis zu 50 mg pro kg Körpergewicht. Obwohl Eisen in Konzentrationen über 60 mg pro kg Körpergewicht vorkommt, zählt es funktionsbedingt zu den Spurenelementen. Essentielle Spurenelemente sind Eisen, Iod, Fluor, Selen, Zink, Kupfer, Chrom, Cobalt, Molybdän und Mangan [6].

Je nach Einteilung werden noch **Ultraspurenelemente** genannt. Sie kommen mit weniger als 1 µg pro kg Körpergewicht des Menschen vor. In Tierversuchen konnten über mehrere Generationen Mangelerscheinungen ausgelöst werden, dennoch ist die Funktion nicht bekannt. Bei Bekanntwerden der Funktion, wären es dann Spurenelemente. Die Definition ist also fließend. Zu den Ultraspurenelementen gehören: Aluminium, Antimon, Arsen, Barium, Blei, Bor, Brom, Cadmium, Cäsium, Germanium, Lithium, Quecksilber, Rubidium, Samarium, Silicium Strontium, Thallium, Titan, Vanadium, Wismut und Wolfram [135, 188].

Strontium kommt über den Fallout nach Kernwaffenexplosionen über die Pflanzen in den Honig [191].

In Tabelle 11 bis Tabelle 15 sind die Mineralien im Honig aufgeführt und werden mit den Mineralien im Serum, Plasma oder Blut des Menschen zum Vergleich nebeneinandergestellt. Danach werden die Mineralien in Bezug zur Wundheilung gesetzt.

Mineralien	**Menge (mg/kg)**
Kalium	106 - 5500
Natrium	22 - 500
Calcium	31 - 313
Magnesium	10 - 120
Phosphor	50 - 130

Tabelle11: Mineralien im Honig, Mengenelemente in mg/kg (Quelle: Lipp, 1994, S. 109)

Mineralien	**im Plasma (mg/l)**	**im Honig (mg/l)**
Kalium	160	151 - 7838
Natrium	3220	31 - 713
Calcium	97,8	44 - 446
Magnesium	19	14 - 171
Phosphor	112	71 - 185

Tabelle 12: Mineralien im Blutplasma bei Erwachsenen und im Honig in mg/l (Quelle: Geigy, 1979, S. 79-85; adaptiert nach Lipp, 1994, S. 109)

Umrechnungen mit Hilfe der Dichte des Honigs am Beispiel von Kalium, die Zahlen werden gerundet:

$$\frac{106\,mg\ Kalium}{1kg\ Honig} * 1{,}425\frac{\mathrm{kg}}{l} = 151\frac{\mathrm{mg\ Kalium}}{l\ Honig}$$

Mineralien	Menge (mg/kg)
Aluminium	3,2 - 18
Bor	1,3 - 120
Cadmium	0,1 - 0,3
Chrom	0,8 - 2,7
Cobalt	0,4 - 0,8
Kupfer	0,7 - 1,5
Eisen	5,8 - 190
Blei	0,03 - 3,2
Mangan	0,5 - 21
Nickel	0,3 - 1,3
Zink	2,0 - 140
Strontium	0,0 - 0,7

Tabelle 13: Mineralien im Honig, Spurenelemente in mg/kg (Quelle: Lipp, 1994, S. 109)

Mineralien	im Serum (mg/l)	im Honig (mg/l)
Cadmium	0,0033	0,14 – 0,42
Chrom	0,0006	1,14 – 3,85
Cobalt	0,000108	0,57 – 1,14
Kupfer	1,17	1,00 – 2,14
Eisen	1,01	8,27 – 271
Blei	16	0,04 – 4,56
Mangan	0,000570	0,71 – 30
Nickel	0,0029	0,43 – 1,85
Zink	1,09	2,85 – 200
Strontium	0,0322	0,00 – 1

Tabelle 14: Spurenelemente im Serum bei Erwachsenen und im Honig in mg/l Quelle: Geigy, 1979, S. 85+87; adaptiert nach Lipp, 1994, S. 109

Mineralien	im Blut (mg/l)	im Honig (mg/l)
Aluminium	0,02	4,56 – 25,65
Borat (als Bor)	0,25	---
Bor	---	1,85 – 171

Tabelle 15: Spurenelemente im Blut beim Menschen und im Honig in mg/l (Quelle: Geigy, 1979, S. 81+87; adaptiert nach Lipp, 1994, S. 109)

Aluminium gehört zusammen mit seinen Verbindungen mit 8 % zu den häufigsten Metallen der Erdkruste. Es wird bei niedrigem pH-Wert freigesetzt. Es steht im Verdacht, bei neurologischen Erkrankungen wie Alzheimer Demenz, amyotropher Lateralsklerose und Parkinson beteiligt zu sein [20].

Bor hat eine bakteriostatische Wirkung, die zur Haltbarkeit des Honigs beiträgt [141]. Im Körper ist es an der Bildung von Vitamin D und den Hormonen Östrogen und Testosteron beteiligt [55].

Calcium ist an der Blutgerinnung beteiligt. Calcium wird von den Gerinnungsfaktoren V, VII, VIII, IX, X, XI und XIII benötigt [226, 236]. Krünitz empfahl die Honigverbände noch auf die frische blutende Wunde zu legen. Offensichtlich hatte er eine blutstillende Wirkung des Honigs beobachtet bzw. sie war bekannt [172]. Calcium stabilisiert die Zellmembranen und ist an der intrazellulären Signalübertragung beteiligt [188].

Chrom ist am Kohlenhydratstoffwechsel beteiligt. Die genaue Wirkung ist bisher unklar. Ein Mangel führt zu einem gestörten Glucosestoffwechsel und zur Neuropathie [188, 226].

Cobalt ist ein Bestandteil von Vitamin B_{12} (Hydroxycobalamin) und aktiviert unspezifisch verschiedene Enzyme [188]. Ein Mangel führt zu Blutbildungsstörungen und zu neurologischen Beeinträchtigungen [20].

Eisen ist ein lebenswichtiges Element und ist Bestandteil von Hämoglobin, Myoglobin und Enzymen wie Cytochromen, Katalasen und Peroxidasen [184].

Kalium ist mitverantwortlich für die Erregbarkeit von Muskel- und Nervenzellen. Das Membranpotential wird zusammen mit Natrium aufrechterhalten. Kalium ist mit beteiligt am Eiweißaufbau und dem Kohlenhydratstoffwechsel [184, 226]. Es ist also für die sich neu bildenden Granulationszellen im Wundgebiet sehr wichtig.

Kupfer ist in der Atmungskette der Mitochondrien besonders in der Cytochrom-Oxidase, die O_2 zu H_2O oxidiert, lebenswichtig [114]. Ein Kupfermangel führt zu Störungen in der Kollagen- und Elastinsynthese. Die Pigmentation von Haut und Haaren wird vermindert [188].

Magnesium ist in den Zellen an vielen enzymatischen Reaktionen besonders des Energiestoffwechsels beteiligt. Zusätzlich ist es für die Synthese der Nukleinsäuren erforderlich [188, 226].

Mangan ist überwiegend im Knochenstoffwechsel und -wachstum beteiligt, aktiviert aber viele andere Enzyme [188]. Ein Mangel führt unter anderem zu einer Verlängerung der Prothrombinzeit, also zu einer Gerinnungsstörung [20].

Natrium ist sehr wichtig in allen Zellen zur Aufrechterhaltung des Membranpotentials. Innerhalb der Zelle finden sich wenig Natrium und viel Kalium. Die Na^+/K^+-Pumpe transportiert aktiv und energieverbrauchend 3 Na^+-Ionen aus der Zelle heraus und 2 K^+-Ionen in die Zelle hinein. Hingegen transportieren die Carrier passiv mit Hilfe des Natriumgradienten 3 Na^+-Ionen in die Zelle und 1 Ca^{2+} aus der Zelle (Antiporter) und zusammen 1 Molekül Glucose mit 1 Na^+ in die Zelle (Symporter) [226].

Nickel führt bei einem Mangel zu einem verminderten Wachstum, einer Anämie und einer eingeschränkten Glucosetoleranz. Eine Überversorgung kann zu einer Dermatitis und zu einer Leberschädigung beitragen [32].

Phosphor wird in Form von Phosphorsäuren und Phosphaten gebunden. Phosphorsäuren sind Bestandteile der Nukleinsäuren. Phosphate werden im Energiestoffwechsel, im Eiweißaufbau und in der Signalübermittlung benötigt [184, 226].

Strontium ist ein Erdalkalimetall. Physiologisch sind insbesondere Radioisotope relevant. Es verhält sich ähnlich wie Calcium und lagert sich bevorzugt in Knochen ein. Die physikalische Halbwertszeit von Strontium-90 (^{90}Sr) liegt bei 28,5 Jahren, von Strontium-89 (^{89}Sr) bei 51 Tagen. Es wird β-Strahlung, also Elektronen, emittiert. Die Strontium-90-Aufnahme nach Kernwaffenversuchen war 1964 am Höchsten. Die Strahlenbelastung lag pro Person täglich bei 1,1 Becquerel (1 Zerfall pro Sekunde) [6].

Zu den **toxischen Spurenelementen** gehören Blei und Cadmium [226].

Bleivergiftung führt zu einer hypochromen Anämie durch Störung der Hämsynthese [226].

Cadmium fällt bei der Gewinnung von Zink als Nebenprodukt an. Erst eine tägliche Aufnahme von 80 µg/Tag über 50 Jahre führt zu einer Tubulusfunktionsstörung der Nieren. 1955 wurde in Japan eine chronische Massenvergiftung auf Grund von Verseuchung von Gemüse-, Reis- und Getreidefeldern durch Bergwerksabwässer bekannt. Es starben 100 Menschen. Diese Cadmiumvergiftung wird Itai-Itai-Krankheit genannt und führt zu Anämie, Enteropathie, Osteomalazie, Nieren- und Leberschäden [20, 184].

Zink gehört zu den essentiellen Spurenelementen. Zink ist Bestandteil vieler Enzyme oder regt diese an. Es sind Enzyme im Stoffwechsel der Kohlenhydrate, Fette, Eiweiße und Nukleinsäuren. Auch Rezeptoren, Hormone und das Immunsystem benötigen Zink. Ein Zinkmangel führt zu einer verzögerten Wundheilung [188].

Zink ist antioxidativ wirksam und wird z. B. in Zinkleimverbänden bei infizierten Beinulzera verwendet [72].

3.4.5 Vitamine

Vitamine sind organische Verbindungen, die nicht in genügender Menge synthetisiert werden können. Sie müssen selbst oder in Vorstufen von Menschen und Tieren zugeführt werden, um Mangelerkrankungen vorzubeugen. Die Synthesefähigkeit der Vitamine ist unterschiedlich. So können z. B. die meisten Tiere im Gegensatz zum Menschen Vitamin C selbst aufbauen. Bei den Vitaminen handelt es sich in der Regel um Gruppen, so gibt es z. B. bei Vitamin E, das α-, β-, γ- und δ-Tocopherol.

Der ursprüngliche Begriff kommt von *Vita* für Leben und *Amin* für stickstoffhaltige Verbindungen.

Die Entdeckung neuer Vitamine und die Strukturaufklärung zeigen eine sehr variable Stoffgruppe. Sie müssen keine Aminogruppe (-NH_2) haben [6].

Im deutschen Sprachraum werden 13 Vitamine allgemein anerkannt [6]:

- Fettlösliche Vitamine sind: A (Retinol), D (Calciferol), E (Tocopherol) und K (Phyllochinon).
- Wasserlösliche Vitamine sind: B_1 (Thiamin), B_2 (Riboflavin), B_3 (Niacin), B_5 (Pantothensäure), B_6 (Pyridoxin), B_9 (Folsäure), B_{12} (Cobalamin), C (Ascorbinsäure) und H (Biotin). Niacin ist eine Sammelbezeichnung mehrerer Verbindungen, zu denen unter anderem Nicotinsäure und Nicotinsäureamid gehören.

Vitamine kommen überwiegend durch Pollen in den Honig. Da Blütenhonig in der Regel mehr Pollen enthält als Honigtauhonig, müsste auch der Vitamingehalt höher sein. Danach hat Presshonig und Heidehonig den höchsten Vitamingehalt.

In Tabelle 16 bis Tabelle 18 sind die Vitamine im Honig aufgeführt und werden dann mit den Vitaminen im Serum bzw. Blut des Menschen verglichen:

Vitamine	**Menge (mg/kg)**
Thiamin (B_1)	0,04 – 0,2
Riboflavin (B_2)	0,10 – 0,6
Nicotinsäure (B_3)	1,10 – 9,8
Pantothensäure (B_5)	0,20 – 1,1
Pyridoxin (B_6)	0,08 – 3,2
Ascorbinsäure (C)	16,00 – 34

Tabelle 16: Vitamine im Honig in mg/kg (Quelle: Lipp, 1994, S. 110)

Vitamine	**im Serum (mg/l)**	**im Honig (mg/l)**
Thiamin (B1)	0,021	0,06 – 0,29
Riboflavin (B2)	0,1	0,14 – 0,86
Pyridoxin (B6)	0,044	0,11 – 4,56

Tabelle 17: Vitamine im Serum und Honig in mg/l (Quelle: Geigy, 1979, S. 180; adaptiert nach Lipp, 1994, S. 110)

Vitamine	**im Blut (mg/l)**	**im Honig (mg/l)**
Nicotinsäure (B3)	6,3	1,57 – 14
Pantothensäure (B5)	0,56	0,29 – 1,57
Ascorbinsäure (C)	8,2	23,00 – 48

Tabelle 18: Vitamine im Blut und im Honig in mg/l (Quelle: Geigy, 1979, S. 182+185; adaptiert nach Lipp, 1994, S. 110)

Die Umrechnungen erfolgt mit Hilfe der Dichte des Honigs am Beispiel von Vitamin C, die Zahlen werden gerundet:

$$\frac{16\,mg\,Vitamin\,C}{1\,kg\,Honig} * 1{,}425\frac{kg}{l} = 23\frac{mg\,Vitamin\,C}{l\,Honig}$$

In Spuren finden sich im Honig auch die Vitamine Retinol (A), Calciferol (D), Tocopherol (E), Biotin (H), Phyllochinon (K) und Folat (B9) [167].

Die Funktion der im Folgenden im Honig vorkommenden Vitamine bezieht sich primär auf die Wundheilung. Andere Aufgaben der Vitamine werden nicht oder nur am Rande erwähnt:

Vitamin A (Retinol) regt die Angiogenese, die Kollagensynthese und die Epithelisierung an [72]. Es ist für das Wachstum von Haut und Schleimhäuten essentiell [188].

Vitamin B1 (Thiamin) wird in den Zellen zu Thiaminpyrophosphat phosphoryliert und ist dann als Koenzym im Kohlenhydratstoffwechsel erforderlich. Ein Mangel führt in Kombination mit anderen B-Vitaminen zur Krankheit Beriberi mit Polyneuritis, Parästhesien, Paresen, Konzentrationsstörungen, Müdigkeit, Muskelschwund und eventuell zu Ödemen [6, 226].

Vitamin B2 (Riboflavin) ist ein Coenzym im Stoffwechsel bei Kohlenhydraten und Lipiden. Ein Mangel führt zu Gesichtsdermatiden mit Mundwinkelrhagaden und Ekzemen. Nach Operationen und Traumen steigt der Bedarf an [6, 188, 226]. Ein positiver Einfluss auf die Wundheilung ist anzunehmen.

Vitamin B3 (Niacin, Nicotinsäure) kann der Mensch aus Tryptophan selber bilden. Niacin ist am Aufbau und Abbau von Aminosäuren, Fettsäuren und Kohlenhydraten und am Energiestoffwechsel beteiligt. Ein Niacinmangel mit gleichzeitigem Tryptophanmangel bei einseitiger Ernährung mit Mais und Sorghumhirse und bei chronischem Durchfall, Leberzirrhose und Alkoholikern führt zur Pellagra, einer Erkrankung mit Dermatitis, Durchfall und Demenz [6, 188, 226]. Da Niacin für die Energiebereitstellung notwendig ist, wird es den Granulationszellen im Wachstum helfen.
Eine Nicotinsäureaufnahme von mehr als 10 mg/Tag kann zu Gefäßerweiterungen, Hitzegefühl, Magenschleimhautentzündung und Leberzellschäden führen [188]. Es müssten also täglich ca. 1,5 kg Honig für die Wundversorgung verbraucht werden, um diese Grenzbereiche zu erreichen. Und auch

nur dann, wenn der Honig vollständig resorbiert würde. Da dies nicht der Fall ist, ist eine Gefährdung ausgeschlossen.

Vitamin B5 (Pantothensäure) ist Bestandteil des Coenzyms A und aktiviert Fettsäuren. Aminosäuren, Fette und Kohlenhydrate werden abgebaut. Pantothensäure fördert direkt die Wundheilung durch Neubildung von Granulationsgewebe [188, 226].

Vitamin B6 (Pyridoxin) ist im Aminosäurenstoffwechsel unentbehrlich. Ein Mangel führt unter anderem zu einer seborrhoischen Dermatitis im Gesicht [188, 226].

Vitamin B9 (Folat) ist ein wichtiger Baustein der Desoxyribonukleinsäure und damit an der Zellteilung und Zellneubildung beteiligt. Ein Mangel zeigt sich besonders an Zellen mit hoher Teilungsrate, wie dem blutbildenden System. Eine megaloblastäre Anämie entsteht [188, 226]. Da sich während der Wundheilung Zellen schnell teilen, haben auch diese einen erhöhten Folsäurebedarf.

Vitamin C kann vom Menschen nicht selber gebildet werden. Es wurde nachgewiesen, dass bei geringer oraler Vitamin C Aufnahme Wunden deutlich schlechter heilen als bei hoher Vitamin C Aufnahme [177]. Wunden bei Patienten mit Skorbut heilen schlecht oder gar nicht. Die verheilten Wunden sind schwach und brechen leicht wieder auf. Das Narbengewebe ist stabiler bei höherer Vitamin C Aufnahme. Je größer die Wunde, desto mehr Vitamin C wird benötigt [22].
Ascorbinsäure ist ein Cofaktor eines Enzymes für die Kollagensynthese. Vitamin C ist ein Elektronendonator, also ein Reduktionsmittel, und damit ein wirksames Antioxidans. Es reduziert z. B. Superoxide. Es ist im Eisenstoffwechsel und in der Regenerierung des Vitamins E notwendig [188].

Weiter werden Kapillaren als Antihyaluronidase-Effekt abgedichtet und Thrombin zur Gerinnungsförderung aktiviert [226].
Die empfohlene Vitamin C Zufuhr pro Tag beträgt bei Erwachsenen 100 mg und bei Stillenden und Rauchern 150 mg [188].

Vitamin D (Calciferol) wird in Leber und Niere zu der eigentlichen Wirkform Calcitriol, dem Vitamin D-Hormon, metabolisiert. Primär ist Calcitriol für den Knochenstoffwechsel notwendig, es beeinflusst aber auch die Differenzierung der Epithelzellen der Haut [188, 226]. Vitamin D hat also keine direkte Wirkung auf die Wundzellen.

Vitamin E (Tocopherol) wird in die Zellmembranen integriert und hat dort eine Schutzwirkung als Radikalfänger. Es verhindert die Peroxidbildung mehrfach ungesättigter Fettsäuren innerhalb der Membranen [188, 226].

Vitamin H (Biotin) ist erforderlich bei der Gluconeogenese, der Fettsäurebiosynthese und dem Abbau der vier essentiellen Aminosäuren Methionin, Isoleucin, Threonin und Valin. Ein Mangel führt unter anderem zur Dermatitis [6, 188].

Vitamin K (Phyllochinon) wird in der Leber zur Synthese der Blutgerinnungsfaktoren II, VII, IX, X und der Proteine C, S und Z benötigt [188, 226]. Ein direkter Einfluss auf die Wundheilung besteht also nicht.

3.4.6 Aromastoffe und Farbstoffe

Aromastoffe verleihen dem Honig den sortentypischen Geschmack und Geruch. Es gibt eine große Vielzahl an Kohlenwasserstoffen, Alkoholen, Carbonylverbindungen, Säuren und Ester, die an der Geschmacks- und Geruchsbildung beteiligt sind [97]. Die wichtigste geschmacksvermittelnde Säure ist mit 75 % aller Säuren die Gluconsäure [213].

Die meisten Farbstoffe im Honig sind phenolische Verbindungen. Dazu gehören die Flavonoide, die auch manchmal Flavone genannt werden [97]. Die übergeordnete Einordnung der Aroma- und Farbstoffe sind die Gruppe der sekundären Pflanzenstoffe. Diese heißen sekundär, weil sie zunächst im primären Stoffwechsel der Pflanzen keine Funktion zu haben schienen. Immer mehr Aufgaben dieser Stoffe, z. B. im Bereich der Signalübermittlung oder Abwehr, werden erkannt.

Da gibt es einmal die Gruppe der **phenolischen Verbindungen** mit mehr als 20 000 Substanzen [139]. Ein wichtiger Stoffwechselweg ist die aus Phenylalanin entstehende Zimtsäure, die in fast allen Pflanzen vorkommt. Aus dieser wiederum bilden sich einfache Phenolcarbonsäuren mit den wichtigen Vertretern Salicylsäure, Flavonoid, Cumarin und Lignin, dem Holzstoff. Der Begriff Flavone leitet sich von dem lateinischen Begriff *flavus* für gelb ab. Das Grundgerüst ist das Flavon. Neben dem Gelbfarbstoff gibt es auch blassrosa, tiefblaue oder violette Flavonoide. Flavonoide, aromatische Säuren und Polyphenole sollen für eine antiinflammatorische Wirkung des Honigs sorgen [98, 180]. Phenole haben eine keimtötende Wirkung [82]. Das wichtigste Flavonoid im Honig ist mit bis zu 3,35 mg/kg das Pinocembrin. Es gelangt über Propolis in den Honig. Seine Wirkung ist neuroprotektiv, antimikrobiell, antioxidativ und entzündungshemmend. Zusätzlich hat es auf das Endothel einen entspannenden Effekt [96]. Zu den Flavonoiden gehören auch die antioxidativ wirkenden Procyanidine, die u. a. in Tee und Kakao vorkommen [139]. Das Flavonoid Chrysin soll sogar in vitro antikanzerogen sein [175]. Dunkle Honigsorten sind reich an Flavonoiden und hemmen die Histaminfreisetzung [60].

Als weitere große Gruppe der sekundären Pflanzenstoffe gelten die über 20 000 **Terpenoide** [139]. Im Honig wurde z. B. Geraniol und Menthol nachgewiesen [97]. Bei Terpenen ist eine wachstumshemmende Wirkung auf alle Mikroorganismen bekannt [82].

Es besteht sicher noch ein großer Forschungsbedarf, die verschiedenen Honigsorten auf ihren Gehalt an sekundären Pflanzenstoffen zu untersuchen. Weiter sollte die Wirkung der Einzelstoffe auf die Wundheilung untersucht werden.

Bei den teils flüchtigen Aromastoffen Benzylalkohol, Camphen, Eicosan, Eukalyptol, Farnesol, Limonen, Linalool und Pinen sind wachstumshemmende Eigenschaften auf gramnegative Bakterien und den Pilz Candida albicans beschrieben [96, 141].

3.4.7 Sonstige Inhaltsstoffe

Wasserunlösliche Stoffe werden als Honigsediment beschrieben. Darunter fallen als Bestandteile des Honigtaus Pilzsporen, Algen und Wachswolle von Honigtauerzeugern. Es können auch kleine Bienenteile im Honig sein, andere feinkörnige oder feinkristalline Massen oder Verunreinigungen. Laut Honigverordnung dürfen im Blütenhonig bis 0,1 % und im Honigtauhonig bis 0,5 % Sediment enthalten sein [97].
Deutlich mehr Wachs und Pollen enthalten Presshonige als Schleuderhonige [97].
Ein besonders häufiger Honigtauanzeiger ist der Rußtaupilz mit verschiedensten Arten [141]. Manchmal befallen Rostpilze verschiedene Pflanzen. Die Bienen sammeln gezielt die Rostpilzporen [141].

Eine weitere Gruppe von Peptiden sind die **Defensine**, die aus 12-100 Aminosäuren bestehen. Bienen und viele andere Lebewesen einschließlich Bakterien, Pflanzen, Wirbellose und Wirbeltiere bilden diese als Teil der ersten unspezifischen Abwehr. Sie wirken zerstörend auf Bakterien-, Pilz- oder Virenmembranen. Teilweise wirken sie auch antiparasitär. Sie stimulieren die Phagozytose, regen die Gefäßneubildung an und induzieren die Wundheilung.

Ein Defensin der Bienen ist das aus 26 Aminosäuren bestehende *Melittin*, welches mit 50-70 % ein wichtiger Bestandteil der Trockenmasse des Bienengiftes ist. Es ist auch im Honig nachweisbar. Melittin hat einen starken Wirkungsnachweis gegen Herpesviren. Es unterdrückt auch die zellgebundene Genexpression des HIV-Virus und behindert dadurch die Virusvermehrung. Versuche mit Candida albicans zeigten eine antifungale Wirkung.
Defensine verstärken also die antimikrobielle Wirkung des Honigs [104, 167]. Das Melittin wirkt in einem entzündeten Gewebe antiinflammatorisch und regt die Cortisolproduktion an. In nicht entzündetem Gewebe nach einem Bienenstich, wird hingegen eine Entzündung angeregt [167]. Das Melittin im Honig müsste also bei einer Wunde antientzündlich wirken.

Ein weiteres Defensin ist das *Bee Defensin-1*, auch genannt *Royalisin*. Es wird in den Hypopharynxdrüsen der Biene gebildet und ist in manchen Honigen nachweisbar [131].

Hefen: Im Honig leben osmophile Hefen, die tolerant sind gegen die hohe Zuckerkonzentration. Hefen gelangen entweder über den Nektar in den Honig, z. B. die Kreuzhefe, oder über den Wind mit ubiquitär vorkommenden Hefearten. Manchmal wird auch Trockenhefe als Pollenersatz verfüttert. Einige bekannte Hefen im Honig sind [97, 141]:

- Candida blankii,
- Candida glabrata,
- Candida magnoliae,
- Candida parapsilosis,
- Debaromyces hansenii,
- Dekkera intermedia,
- Metchnikovia reukauffii (Kreuzhefe),
- Nematospora ashbya gossypii,
- Picchia guilliermondii,
- Saccharomyces bisporus,
- Saccharomyces torulosus,
- Schizosaccharomyces octosporus,
- Schwanniomyces occidentalis,
- Torula mellis,

- Torulaspora delbrueckii,
- Torulopsis spec.,
- Zygosaccharomyces barberi,
- Zygosaccharomyces japonicus,
- Zygosaccharomyces mellis,
- Zygosaccharomyces mellis acidi,
- Zygosaccharomyces nussbaumeri,
- Zygosaccharomyces priorianus,
- Zygosaccharomyces richteri und
- Zygosaccharomyces rouxii.

Ein zu feuchter Honig kann gären. In jedem Honig lebt eine Vielzahl von osmophilen Hefen. Sie bauen Zucker zu Alkohol ab. Alkohol wird weiter zu Essigsäure und CO_2 abgebaut. Beginnt Honig zu gären, ist das Aroma zunächst fruchtig, später wird es bierartig [141]. Diese Hefen wachsen am besten bei einer Temperatur von 13 bis 21 °C. Unter 11 °C können sie sich nicht mehr vermehren und über 27 °C tritt selbst bei unreifen Honigen mit hohem Wassergehalt kaum noch Gärung auf [97]. Demnach tritt im Bienenstock bei 35 °C praktisch nie eine Gärung ein.

In Gärung befindlicher Honig ist nur noch als Industrie- oder als Backhonig verkehrsfähig [141].

Die osmophilen Hefen im Honig sind nicht so gut in der Alkoholproduktion wie die Bäckerhefe Saccharomyces cerevisiae, die auch in der Weinherstellung verwendet wird [35]. Die Hefe gärt bis zum Verbrauch des Zuckers oder bis sie bei Überschreitung der Alkoholtoleranzgrenze abstirbt. Die Alkoholtoleranz ist von der Hefeart abhängig [175]. In der Regel entsteht bei der Metherstellung ein Alkoholgehalt von 10-12 %, einzelne Metsorten haben einen Alkoholgehalt bis um die 16 % [35].

Für die Wundheilung bedeutet dies: die Hefen sind bei 37 °C Körperkerntemperatur nicht mehr vermehrungsfähig. Die mittlere Hauttemperatur liegt abhängig von der Umgebungstemperatur mit 33 bis 34 °C niedriger, aber immer noch weit höher als die Gärungsgrenze von 27 °C [226]. Selbst wenn desinfizierender Alkohol entstände, würde der Alkoholgehalt bis maximal 10-12(-16) % ansteigen. Dies würde dann der verbreiteten Wundbehandlung im Altertum und Mittelalter mit Wein entsprechen. Die Hefen im Honig sind auf den Zucker angewiesen und greifen demnach nicht die Körperzellen an. Da die Umgebungstemperatur für die Hefen im Nektar im Frühling und im Frühsommer günstiger ist als im Hochsommer, müsste frisch geschleuderter Frühlingshonig mehr Hefen enthalten als frisch geschleuderter Sommerhonig. Bei längerer Lagerung im Temperaturoptimum der Hefen ändert sich das wieder. Hefen sind am Zuckerstoffwechsel im Honig beteiligt.

Durch den Stoffwechsel der Hefen kommen verschiedene Aromastoffe und Farbstoffe in den Honig [6, 82]. Hefen synthetisieren ihre eigenen Vitamine [35]. Ein Imker erklärte der Autorin, wenn zwei Bienenstöcke unmittelbar nebeneinander stehen und die Bienen in der selben Umgebung sammeln, kann der Honig dennoch anders aussehen, riechen und schmecken. Dies hat wahrscheinlich mit dem Gesamtbiom des Bienenstockes zu tun. Die Zusammensetzung der Hefen und Mikroben im Nachbarstock ist verschieden, wodurch unterschiedliche Aromen und Farbstoffe entstehen.

Inhibine: sind ein Oberbegriff für Stoffe, die das Bakterienwachstum hemmen. Schon vor 1937 war bekannt: die Hemmwirkung von Honig auf Bakterien war effektiver als die Hemmwirkung einer vergleichbaren Zuckerlösung. Da die Ursache noch unbekannt war, nannte man die verantwortlichen Stoffe Inhibine. 1962 veröffentlichte der amerikanische Forscher *White* eine Arbeit, in der er Wasserstoffperoxid, welches durch das licht- und hitzeempfindliche Enzym Glucoseoxidase entstanden war, im Honig nachwies [35].

1967 entdeckten *Buchner* und *Kopp* in Freiburg, dass in geschlossenen Gefäßen erhitzter Honig, in dem die Glucoseoxidase zerstört wurde, immer noch effektiver in der Bakterienhemmung war als Zucker. Man fand später ätherische Öle und organische Säuren mit antimikrobieller Wirkung [90]. Der Begriff „Inhibine" wird auch heute noch verwendet und kann streng genommen nur noch für bisher nicht bekannte antibakterielle Stoffe verwendet werden.

Lipide: haben nur einen Anteil von 0,04 % am Honig. Davon sind 36 % gesättigte und 64 % ungesättigte Fettsäuren. Es finden sich Cholesterin, Linolsäure, Linolensäure, Ölsäure, Palmitinsäure und Stearinsäure [141].

Phytohormone: An pflanzlichen Hormonen findet sich im Honig die Abscisinsäure. Sie gelangt über Nektar, Honigtau und Pollen in den Honig [141]. Abscisinsäure kommt in allen Pflanzen vor.

Ihre Hauptaufgaben bei der Pflanze sind die Regulation des Wasserhaushaltes und die Einleitung und Erhaltung von Ruhezuständen. Sie verhindert z. B. die vorzeitige Auskeimung von Samen [212].

Propolis, der Bienenkitt, als Bestandteil des Honigs hat eine anästhetische Wirkung. Es soll als Lokalanästhetikum eingesetzt werden können. Die schmerzhemmende Wirkung hält 12,5 Minuten an. Es wird in einer 0,25%igen oder 1%igen Lösung angewendet. Die Wirksamkeit der 0,25%igen Lösung ist 3,5-mal stärker als Kokain und 52-mal stärker als Novocain. Die 1%ige Lösung ist 4-mal stärker als Procain [78].
Zusätzlich sind auch antibiotische, antimykotische und antivirale Wirkungen bekannt. Daran mitwirkend sind ätherische Öle, das Flavonoid Pinocembrin und Kaffeesäureester [90]. Propolis soll die Bakterien behindern, sich an Zellen anzuheften. Die antiinflammatorische Wirkung soll dem Kortison vergleichbar sein [167].
Eine Beschleunigung der Wundheilung wird durch eine Hemmung von Prostaglandinen erklärt. Außerdem sollen die Phagozyten angeregt werden [90].

Neurotransmitter: Honig enthält ca. 0,3 – 25 mg/kg Cholin und 0,06 – 5 mg/kg Acetylcholin [97]. Beide Wirkstoffe werden dem Honig von den Bienen selbst zugesetzt [141]. Neben anderen Wirkungen führt Acetylcholin über nikotinische Rezeptoren an neuromuskulären Synapsen zu Muskelkontraktionen. Acetylcholin wird durch das Enzym Acetylcholinesterase sofort zu Cholin und Azetat abgebaut. Das Cholin wird von den Synapsen aktiv wieder aufgenommen.

Experimentell hatten 1950/51 die Forscher *Neumann* und *Habermann* nachgewiesen, dass Honig an isolierten Muskelpräparaten zu Kontraktionen führt [35]. Damit in der Wundbehandlung Muskelkontraktionen auftreten könnten, müsste der Honig unmittelbaren Kontakt zu freiliegenden Muskelfasern haben.

In Tabelle 19 werden die Neurotransmitter Cholin und Acetylcholin zur besseren Vergleichbarkeit den Plasmawerten des Menschen und den Werten im Honig gegenübergestellt. Mit einer systemischen Wirkung ist eher nicht zu rechnen, da die im Vergleich zum Plasma erhöhte Menge an Acetylcholin durch die Acetylcholinesterase abgebaut wird.

Neurotransmitter	im Plasma (mg/l)	im Honig (mg/l)
Cholin	1,28	0,43 – 36
Acetylcholin	0,0128	0,09 – 7,13

Tabelle 19: Neurotransmitter im Plasma und im Honig in mg/l (Quelle: Geigy, 1979, S. 95; adaptiert nach Horn, 2006, S. 115)

Die Umrechnungen erfolgt mit Hilfe der Dichte des Honigs am Beispiel von Cholin, die Zahlen werden gerundet:

$$\frac{25\,mg\ Cholin}{1\,kg\ Honig} * 1{,}425\frac{kg}{l} = 36\frac{mg\ Cholin}{l\ Honig}$$

Säuren: Die wichtigste Säure im Honig ist mit ca. 75 % aller organischen Säuren die Gluconsäure, die beim Abbau von Glucose im Gleichgewicht mit Gluconolacton entsteht. Weitere Säuren sind Ameisensäure, Apfelsäure, Bernsteinsäure, Buttersäure, Citronensäure, Essigsäure, Malonsäure, Milchsäure, Oxalsäure und Pyrrolidoncarbonsäure [141]. Der Anteil an Säuren im Honig liegt bei 0,6 % [167].

Stickoxid (NO): wurde im Honig identifiziert. Es gelangt mit dem Bienenspeichel in den Honig. NO mit seinen reaktiven Metaboliten NO_2^- und NO_3^- wirkt antimikrobiell und greift DNA und RNA an. Auch die menschlichen Phagozyten enthalten Stickoxide, die besonders für die intrazelluläre Abwehr wichtig sind [2, 77].

Wachswolle: sind sehr dünne Fäden, die manche Honigtauproduzenten ausscheiden. Einige Schildläuse sind wie mit Watte von den Fäden umgeben [141].

3.5 Eigenschaften

Speziell in Bezug auf die Wundheilung gibt es verschiedene sehr nützliche Eigenschaften des Honigs.

Eine **antientzündliche Wirkung** wurde bei Honig entdeckt. Er vermag in der Wundheilung eine überschießende Produktion von freien Radikalen zu puffern und das Komplementsystem zu modulieren. Die Mechanismen dafür müssen weiter erforscht werden. Der New Yorker Buchweizenhonig hat dabei eine besonders starke antiinflammatorische Eigenschaft [12].

Honig senkt die entzündungsbedingten Prostaglandine. Schmerzen und Schwellung werden vermindert [2, 226].

Wahrscheinlich wird durch diese antiinflammatorische Wirkung auch die überschießende Narbenbildung vermindert [171].

Dichte (ρ: rho) ist definiert als Masse pro Volumen [81]:

$$\text{Dichte } \rho = \frac{Masse}{Volumen} = \frac{1\,g}{cm^3} = \frac{1\,kg}{Liter} = \frac{1000\,kg}{m^3}$$

Die Dichte eines durchschnittlichen Honigs bei 4 °C liegt zwischen 1,42 g/cm³ [97] und 1,43 g/cm³ [141]. Die Dichte ist abhängig von der Temperatur und dem Wassergehalt des Honigs (Tabelle 20). Bei abnehmendem Wassergehalt steigt die Dichte und bei zunehmendem Wassergehalt sinkt die Dichte. Bei steigender Temperatur, verringert sich die Dichte.

Wichtig ist dies zur Umrechnung in Volumen, um die Mengen der Inhaltsstoffe mit den Werten im Blut vergleichen zu können.

Also wiegt ein Liter Honig ca. 1,425 kg oder ca. 700 ml Honig 1 kg.

Wassergehalt (%)	**Dichte (g/cm·)**
14,0	1,4404
18,0	1,4174
21,0	1,3550

Tabelle 20: Dichte des Honigs in Abhängigkeit vom Wassergehalt (Quelle: Lipp, 1994, S. 77)

Die **Eigenfeuchte** des Honigs von um die 17 % hilft beim Verbandwechsel. Der Verband klebt nicht an der Wunde fest und neu gebildete Zellen werden nicht abgerissen. Dadurch ist der Verbandswechsel schmerzarm [180].

Honig hat eine **elektrische Leitfähigkeit**. Diese ist abhängig von dem Gehalt der in Ionen vorliegenden Mineralien, organischen Säuren und Aminosäuren. Auf Grund des höheren Mineralgehaltes der Honigtauhonige ist deren elektrische Leitfähigkeit in der Regel besser als die der Blütenhonige [141]. Eine Ausnahme ist der Edelkastanienhonig. Obwohl er ein Blütenhonig ist, ist seine Leitfähigkeit sehr hoch [97].

Die **Farbe** des Honigs reicht von ganz hell, fast weiß über gelb bis dunkelbraun, fast schwarz. Manche werden grünstichig. Allgemein sind Blütenhonige heller als Honigtauhonige. Die Frühjahrshonige haben einen helleren Farbton als Honige des Sommers oder des Herbstes. Honig, der längere Zeit in alten Waben eingelagert ist, wird dunkler. Er dunkelt auch durch die Maillard-Reaktion nach [141]. Während der Kristallisation wird Honig heller [35].

Anregung der Fibroblasten: Der niedrige pH-Wert im Honig erhöht bei in vitro-Versuchen die Menge an aus Blutplättchen freigesetztem PDGF (platelet derived growth factor). Dieses wiederum regt die Fibroblasten an, sich zu teilen [12]. Weiter konnte festgestellt werden, schon eine 1%ige Honiglösung, egal ob Sortenhonig oder Vielblütenhonig, stimuliert Monozyten in vitro, TNF-α (Tumor Nekrose Faktor) freizusetzen. Dadurch werden Fibroblasten angeregt, Kollagen zu synthetisieren. Der Wundheilungsprozess wird angestoßen [12].

Der **Geruch und Geschmack** des Honigs ist abhängig von den Aromen der Pflanzen. So produzieren Bergblumen oder südländische Pflanzen durch die vermehrte Sonnenstrahlung auch mehr Aromen. Der Geschmack von Honigtauhonig ist in der Regel weniger süß als der von Blütenhonig [97]. Der Geruch des Honigs hat wahrscheinlich einen positiven Einfluss auf die Psyche der Patienten. Der Honiggeruch selber ist angenehm, er bindet aber auch Fremdgerüche. Zusätzlich wird der Wundgeruch durch Absterben der Bakterien vermindert.

Der Bakterienstoffwechsel stellt sich von der Nutzung der Eiweiße aus nekrotischem Gewebe auf die Verwendung des Zuckers des Honigs um. Dadurch werden das übel riechende Ammoniak und Schwefelverbindungen nicht mehr gebildet [159, 167].

Die ägyptische Königin *Kleopatra VII, die Große,* (69-30 v. Chr.) [23] soll Honig als Bestandteil eines Salböls in einer Mischung mit Jasminöl und Rosenöl benutzt haben [82].

Honig kann sehr schnell Gerüche aufnehmen. Deshalb sollte der Schleuderraum und der Lagerungsraum frei von Fremdgerüchen, wie z. B. Lösungsmitteln, sein [141]. Auch die Lagerungsbehälter dürfen den Geschmack oder Geruch des Honigs nicht beeinträchtigen [97]. Daher gehören auch keine anderen Lebensmittel wie Senf oder Gurken in Honiggefäße. Sogar eine übermäßige Rauchanwendung zur Beruhigung der Bienen bei der Honigernte verändert den Honiggeschmack [141].

Die osmophilen Hefen haben durch ihren Stoffwechsel einen Einfluss auf den Honiggeruch. Bei Gärung tritt zunächst fruchtiger später bierartiger Geruch auf. Bei langer Lagerung kann ein Feigen- oder Dattelgeschmack auftreten [141].

Sehr alter Honig bekommt einen sirupartigen bzw. rübenkrautartigen Geschmack. Karamellgeschmack kann bei Erhitzung entstehen [141].

Honig wirkt **immunstimulierend**. Leukozyten [167] werden angelockt, darunter neutrophile Granulozyten [128], B- und T-Lymphozyten [171]. Die Antikörperneubildung wird angeregt [2]. Phagozytierende Zellen werden aktiviert. Dies soll sogar noch in sehr niedrigen Honigkonzentrationen von 0,1 % geschehen. Monozyten werden stimuliert Zytokine, TNF, Interleukin 1 und 6 auszuschütten [171].

Durch die Anregung der körpereigenen Phagozytose wird der Wundgrund debridiert und damit für die weitere Wundheilung eine optimale Voraussetzung geschaffen.

Die **Konsistenz** des Honigs ist cremig, feinsteif, kristallin, dünnflüssig oder zähflüssig [213]. Für die Wundheilung ist ja zunächst wichtig, den Honig gut auf die Wunde auftragen zu können. Das gleiche gilt für die **Viskosität**, dem Maß für die innere Reibung, der Zähigkeit des Honigs. Bei Wärmezufuhr nimmt die Bewegung der Moleküle zu, die innere Reibung wird geringer und die Viskosität nimmt ab [213]. Auch bei Wasseraufnahme wird der Honig durch die Verminderung der inneren Reibung fließfähiger. Manche Honige wie z. B. Heidehonig, Buchweizenhonig oder Manukahonig bilden durch ihre Eiweißbestandteile ein Gel, eine geleeartige Konsistenz [141].

Auf Grund der Fließfähigkeit vermag sich der Honig dem unebenen Wundgrund anzupassen und auch Taschen auszufüllen. Es ist darauf zu achten, dass die gesamte Wunde ausgefüllt ist und der Honig auch darin bleibt, also nicht ausfließt. Für die Wundbehandlung sollte der Honig noch fließfähig sein, wobei durch die Körperwärme die Fließfähigkeit zunimmt. Dann dringt der Honig in alle Wundtiefen und -taschen ein. Zusätzlich stellt die Zähflüssigkeit des Honigs eine für viele Bakterien nicht durchdringbare Barriere dar [141]. Eine Neuinfektion von Wunden ist kaum noch möglich.

Jeder Honig **kristallisiert** früher oder später. Rapshonig beispielsweise kristallisiert sehr schnell, Robinienhonig kann auch Jahre flüssig bleiben. Glucose kristallisiert schneller als Fructose. Fructose geht auch schneller wieder in Lösung [210]. Die Zuckermischung im Honig verlangsamt die Kristallisation. Das Trisaccharid Erlose ist auch in kleinen Mengen ein Kristallisationshemmer, während das Trisaccharid Melezitose oft schon in der Wabe kristallisiert [39, 141].

Honig hat **oxidierende** und **reduzierende Wirkungen**. Diese treten passiv und aktiv auf.

Wie der Tabelle 21 und der Tabelle 22 zu entnehmen ist, hat sich das Verständnis von Redox-Reaktionen im Laufe der Zeit geändert:

Oxidation traditionell	**Reduktion traditionell**
Aufnahme von Sauerstoff	Abgabe von Sauerstoff
Abgabe von Wasserstoff	Aufnahme von Wasserstoff
Abgabe von Elektronen	Aufnahme von Elektronen

Tabelle 21: Definition von Oxidation und Reduktion in der traditionellen Chemie (Quelle: Binnewies, 2004, S. 232)

Oxidation modern	**Reduktion modern**
Erhöhung der Oxidationszahl	Erniedrigung der Oxidationszahl

Tabelle 22: Definition von Oxidation und Reduktion in der modernen Chemie (Quelle: Binnewies, 2004, S. 232)

Die im Honig enthaltenen Zucker, Glucose und Fructose, reagieren mit ihrer Umgebung. So kann z. B. die Aldehydgruppe der Glucose zur OH-Gruppe reduziert werden oder aber zur Carboxylgruppe oxidieren (Abbildung 19) [27].

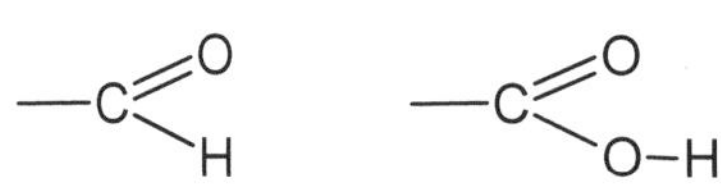

Abbildung 19: Aldehydgruppe und Carboxylgruppe

Zu den reduzierenden Zuckern gehören z. B. Fructose, Glucose und Maltose, zu den nicht reduzierenden Zuckern gehört z. B. Saccharose [141]. In der Wundheilung besteht durch die reduzierende Wirkung von Glucose und Fructose im Gegensatz zu Saccharose ein antibakterieller Vorteil von Honig zu Haushaltszucker.

Durch diese reduzierenden und oxidierenden Vorgänge vergrößert sich das Spektrum der Inhaltsstoffe im Honig. Auch wenn viele der entstehenden Stoffe aromaaktiv sind, ist ihre Bedeutung mengenmäßig gering [141].

Die wesentliche oxidierende Wirkung des Honigs wird durch das entstehende Wasserstoffperoxid verursacht [141]. Dieses ist thermodynamisch instabil, es zerfällt zu Wasser und elementarem Sauerstoff: $H_2O_2 \rightarrow H_2O + O$

Der so entstehende atomare Sauerstoff hat eine Oxidationszahl von 0 [17]. Er ist äußerst reaktiv und versucht zwei Elektronen entweder über Bindungen oder aus der Umgebung an sich zu reißen, um in die stabile Form O^{2-} zu kommen. Sauerstoff ist also ein Oxidationsmittel, welches Elektronen aufnimmt und dabei andere Stoffe oxidiert. Sauerstoff selbst wird dabei reduziert [134].

Das Wasserstoffperoxid gelangt zusammen mit Wasser in die Bakterienzelle. Der kontinuierlich frei werdende atomare Sauerstoff reagiert mit Enzymen, Membranen, Proteinen und DNA im Bakterium bis es stirbt [25, 129]. Bakterien reagieren nicht mehr auf Wachstumsfaktoren, ihre Vermehrung kommt zum Stillstand [25]. Wasserstoffperoxid wirkt somit mikrobizid und viruzid [77].

Im Honig lassen sich auch Hydroxyl-Radikale (·OH) nachweisen [89]. Das OH-Radikal ist kurzlebig, sehr reaktiv und stark oxidierend [17]. Da noch ein Bindungspartner oder ein Elektron fehlt, liegt die Oxidationszahl von ·OH bei -1.

In der Wundbehandlung wird eine 0,5 bis 3%ige Wasserstoffperoxidlösung verwendet [20]. Bei der Berührung mit Gewebe wird Sauerstoff „explosionsartig“ frei gesetzt. Die Lösung schäumt auf. Nachteilig ist eine mögliche Gewebeschädigung [167]. Durch die niedrige Konzentration an H_2O_2 im Honig ist dieser Nachteil nicht vorhanden. Da durch die Glucoseoxidase H_2O_2 beständig nachgebildet wird, behält Honig seine mikrobizide Wirksamkeit.

Es wurde nachgewiesen, dass H_2O_2 Leukozyten anlockt, die die Bakterienabwehr steigern [167]. Zusätzlich werden neutrophile Granulozyten angelockt [128]. Makrophagen produzieren auch selber H_2O_2 [226].

Manche Mikroorganismen sind Katalasebildner, z. B. Candida [20]. Sie bauen also das H_2O_2 selber ab und werden dadurch in ihrer Vermehrung nicht gehemmt. Anaerobier haben keine oder nur wenig Katalase und werden leicht geschädigt [77].

Experimentell konnte nachgewiesen werden, eine Boniglösung wirkt antibakterieller als eine Vergleichslösung mit gleicher H_2O_2 Konzentration. Die mikrobizide Wirkung des Honigs lässt sich also nicht auf ein einziges Wirkprinzip reduzieren [25].

Der **pH-Wert** (potentia hydrogenii) ist definiert als der negative dekadische Logarithmus der Konzentration an Wasserstoffionen in einer Lösung. Ein pH-Wert von 0-7 ist sauer, ein pH-Wert von 7-14 ist basisch oder alkalisch.

Honig ist sauer, sein pH-Wert liegt zwischen 3,5 und 5,5. Dabei sind Blütenhonige in der Regel mit einem pH-Wert von 3,6 bis 4,5 saurer als Honigtauhonige mit einem pH-Wert von 4 bis 5,4 [97]. Ein Grund dafür ist, Nektar ist mit einem pH von 2,7 bis 6,4 saurer als Honigtau mit einem pH von 6 bis 7,9 [141]. Entscheidend in der Wundbehandlung ist die pH-Wert abhängige untere bakterielle Wachstumsgrenze. Diese liegt z. B. für Staphylococcus aureus entsprechend Tabelle 26 bei einem pH-Wert von 4. Danach wäre bei einer Besiedlung mit MRSA-Keimen ein Blütenhonig besser geeignet als ein Honigtauhonig.

Der pH-Wert des Honigs hat einen direkten Einfluss auf die Wundheilung. Das mit Honig entstehende saure Wundmilieu fördert die Kapillarbildung. Durch das nun folgende vermehrte Sauerstoffangebot wird die Granulation beschleunigt und die Epithelisierung gefördert [11, 171].

Da das pH-Optimum der Glucoseoxidase bei 6 liegt [97], muss die Enzymaktivität in einem stärker sauren Honig geringer sein als in einen weniger sauren Honig, wodurch weniger zusätzliche Gluconsäure bzw. Wasserstoffperoxid entsteht.

Die **Wärmeleitfähigkeit** von Honig ist gering und liegt etwa im Bereich der Wärmeleitfähigkeit von Wasser. Kristallisierter Honig hat eine bis zu zehnfach niedrigere Wärmeleitfähigkeit als flüssiger Honig [141].

Durch die geringe Wärmeleitfähigkeit schützt Honig Wunden vor Wärmeverlust. Bei einem warmen Wundmilieu werden Zellen aktiviert, besonders Fibroblasten, Granulozyten und Makrophagen. Dadurch wird die Selbstreinigung der Wunde verbessert und die Kollagenbildung, die Gefäßneubildung und die Granulation gefördert. Für diese Vorgänge sind mindestens 28 °C erforderlich [231].

3.6 Hygroskopie

Honig ist hygroskopisch. Er kann Wasser in Abhängigkeit von der relativen Luftfeuchte aus der Luft aufnehmen oder abgeben [97]. Es wird die absolute Luftfeuchtigkeit als Wasserdampf in g pro m³ Luft von der relativen Luftfeuchtigkeit in Prozent in Abhängigkeit von der Temperatur unterschieden.

$$relative\ Luftfeuchtigkeit\ in\ \% = \frac{absolute\ Feuchtigkeit * 100}{maximale\ Feuchtigkeit\ bei\ aktueller\ Temperatur}$$

An der Grenzfläche zwischen Honig und Luft stellt sich ein Gleichgewicht ein, bei dem bei Raumtemperatur und bei einer relativen Luftfeuchtigkeit von 50 bis 60 % genau so viel Wasser verdampft wie kondensiert (Abbildung 20) [141].

Weitestgehend entspricht Honig diesen Werten, tatsächlich hat aber jeder einzelne Honig auf Grund der unterschiedlichen Zusammensetzungen seine eigene Gleichgewichtsfeuchte [35].

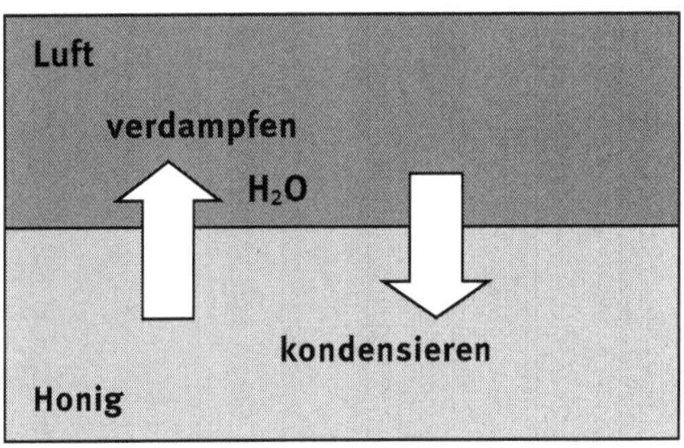

Abbildung 20: Wasser an der Honigoberfläche

Bei einer relativen Luftfeuchtigkeit von mehr als 60 % kondensieren mehr Wassermoleküle als gleichzeitig verdampfen. Der Honig nimmt Wasser auf. Ein wässriger Film bildet sich auf der Honigoberfläche. Die Gärungsgefahr steigt.

Liegt die relative Luftfeuchtigkeit unter 50 %, wird mehr Wasser von der Honigoberfläche abgegeben als gleichzeitig kondensiert. Dennoch kann durch die stärkere „wasserziehende“ Eigenschaft der Honig nie ganz austrocknen [141].

Dass sich dieser Gleichgewichtszustand zwischen 50 und 60 % relativer Luftfeuchte einstellt liegt an den Zuckermolekülen. Sie behindern durch

Verdrängung einzelner Wassermoleküle an der Honigoberfläche das Verdampfen des Wassers. Die Kondensation des Wassers ist jedoch uneingeschränkt [81].

Für diese Vorgänge ist Energie notwendig. Da ist einerseits die Verdampfungswärme, die gebraucht wird, damit ein Wassermolekül die Oberflächenspannung des Honigs überwinden kann und in den gasförmigen Zustand übergeht. Der Honig kühlt ab. Genau so groß ist andererseits die Kondensationswärme, die frei wird, wenn ein Wassermolekül an der Honigoberfläche kondensiert. Der Honig erwärmt sich.

Nun ist die Gleichgewichtsfeuchte noch abhängig von der Umgebungstemperatur und dem Wassergehalt des Honigs. Dies ist Tabelle 23 und Tabelle 24 gut zu entnehmen. Es ist bei höherer Umgebungstemperatur eine höhere relative Luftfeuchte nötig, damit der Honig Wasser aufnimmt. Genauso wird eine höhere relative Luftfeuchte benötigt, je feuchter der Honig ist.

Temperatur (°C)	Relative Luftfeuchte ab
10	54 %
20	60 %
30	70 %
34	75 %
40	55 %

Tabelle 23: Beginnende Wasseraufnahme des Honigs in Abhängigkeit von Temperatur und relativer Luftfeuchte (Quelle: Horn, 2006, S. 86)

Relative Luftfeuchte (%)	Wassergehalt im Kleehonig (%)
50	15,9
55	16,8
60	18,3
65	20,9
70	24,2
75	28,3
80	33,1

Tabelle 24: Gleichgewichtfeuchte am Beispiel eines Kleehonigs in Abhängigkeit von relativer Luftfeuchte und dem honigeigenen Wassergehalt (Quelle: Horn, 2006, S. 86)

Wenn nun mehr Wasser aufgenommen als abgegeben wird, beginnen Zuckermoleküle in Lösung zu gehen. Dazu wird Lösungswärme benötigt. Gleichzeitig bilden Kohlenhydrate eine Hydrathülle, wobei Hydratationswärme frei wird. Bei der benötigten Lösungsenergie und der frei werdenden Hydratationsenergie könnte sogar eine positive Energiebilanz entstehen [112]. Beides sind kinetische, also Bewegungs- oder Wärmeenergien. Bei dem Lösungsvorgang nimmt die Bewegung des Zuckermoleküls zu. Bei der Hydratation, bei der Anlagerung von Wassermolekülen, nimmt sie ab. Bei einem Honig unter Raumtemperaturbedingungen finden diese Prozesse nur ganz oberflächlich im Bereich des sichtbaren Filmes statt.

Bei Wunden ist der Lösungsvorgang verstärkt. Allein durch die Körperwärme beginnt sich kristalliner Zucker zu lösen. Die gesamte kinetische Energie ist höher. Die Molekülbewegung im Kristallgitter nimmt zu. Einzelne Moleküle verlassen das Gitter bis sich das Kristall völlig auflöst. Dieser Vorgang wird zum Beispiel ausgenutzt, um bereits kristallisierten Honig im 40 °C warmen Wasserbad wieder zu verflüssigen [97].

Bei höherem Wundwasserangebot gehen die aus dem Kristallgitter frei gewordenen Zuckermoleküle schneller in Lösung und bilden eine Hydrathülle. Auch die Diffusionsprozesse laufen schneller ab. Es gelangen schneller tiefer gelegene Zuckermoleküle an die Honigoberfläche. Der Honig kann also bei mehr Wärme tatsächlich mehr Wasser aufnehmen. Es handelt sich dabei um passive Vorgänge. Der Honig zieht nicht aktiv Wasser. Wie viel Wasser der Honig tatsächlich aufnehmen kann, lässt sich z. B. in einem Exsikkator untersuchen. Es lässt sich dann anhand des sich verändernden Gewichtes des Honigs bei unterschiedlichen Temperaturen und Luftfeuchtigkeiten messen, wie viel Wasser der Honig in einer bestimmten Zeit aufnimmt oder abgibt.

Crane und *Horn* beschreiben eine Untersuchung von *Martin* (1958): Es wurde Honig bei Raumtemperatur und einer relativen Luftfeuchte von 86 % gelagert. Der ursprüngliche Honig hatte einen Wassergehalt von 22,5 %. Es wurden Honigproben von der Oberfläche und in den Tiefen von 2 und 6 cm untersucht. Nach 7 Tagen betrug der Wassergehalt an der Honigoberfläche 26 %, in 2 cm Tiefe lag er unverändert bei 22,5 %. Nach 24 Tagen hatte sich der Wassergehalt an der Honigoberfläche bereits auf 29,6 %, in 2 cm Tiefe jedoch nur auf 23 % erhöht. Hingegen blieb in 6 cm Tiefe auch nach 95 Tagen der Wassergehalt unverändert bei 22,5 %. Es wird also nur oberflächlich recht wenig Wasser in einem langen Zeitraum aufgenommen. Die langsamen Diffusionsvorgänge im Honig sind bedingt durch die hohe Viskosität [35, 97].

Die Ergebnisse der Untersuchung von *Martin* sind in Tabelle 25 zusammengefasst und in Abbildung 21 grafisch dargestellt.

Auffällig ist der hohe Wassergehalt der Honigprobe zu Beginn der Untersuchung. Es handelt sich entweder um einen Heidehonig oder um einen unreifen Honig.

Tag / Tiefe	0	7	24	95
Oberfläche	22,5	26	29,6	--
2 cm	22,5	22,5	23	--
6 cm	22,5	22,5	22,5	22,5

Tabelle 25: Wassergehalt (%) des Honigs in Abhängigkeit von Zeit und Probentiefe bei einer relativen Luftfeuchtigkeit von 86 % (Quelle: Crane, 1975, S. 233; Horn, 2006, S. 82-83)

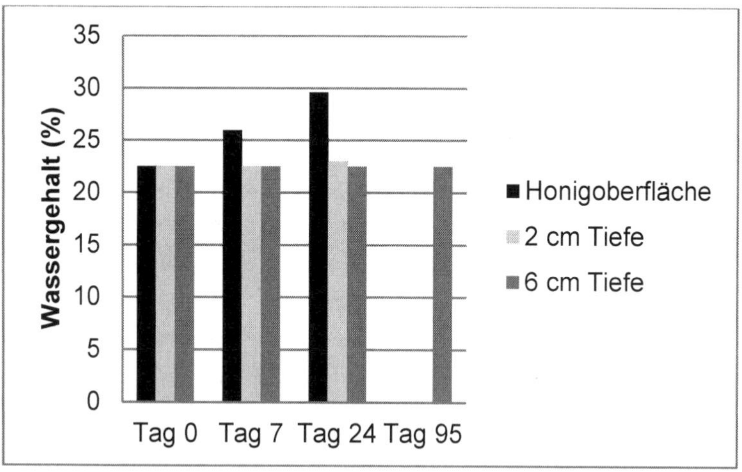

Abbildung 21: Wassergehalt (%) des Honigs in Abhängigkeit von Zeit und Probentiefe bei 86 % relativer Luftfeuchtigkeit (Crane, 1975, S. 233; Horn, 2006, S. 82-83)

Dies ist nicht direkt auf die Wundbehandlung übertragbar, da ja eher eine dünne Schicht Honig von wenigen Millimetern aufgetragen wird und der Honigverband in der Regel täglich gewechselt wird. Zusätzlich ist die Wunde wärmer als Raumtemperatur, mit dadurch beschleunigten Diffusionsvorgängen. Dennoch bildet sich durch diese passive Wasseraufnahme ein „Sog" an der Wundoberfläche. Da nun Wunden häufig ein Ödem bilden, wird durch diese „wasserziehende" Eigenschaft des Honigs das interzelluläre Ödem vermindert. Gleichzeitig werden Bakterien und nekrotisches Material mit ausgeschwemmt, es handelt sich um ein natürliches Debridement der Wunde [98, 180]. Dies ist keine Osmose, da sich keine semipermeable Membran zwischen Wunde und Honig befindet. Auch darf dies nicht mit dem niedrigen a_w-Wert des Honigs verwechselt werden, der im Kapitel *Haltbarmachung* beschrieben ist.

Durch die Hygroskopie des Honigs wird die Wunde je nach Bedarf durch Wasserabgabe feucht gehalten oder durch Wasseraufnahme entlastet. Honig entspricht also einer modernen feuchten Wundbehandlung.

3.7 Gefälschter Honig

Fast überall dort, wo Geschäfte gemacht werden, werden Waren und Produkte gefälscht. So gibt es auch Honigfälschungen. Kunsthonig dagegen ist eine Invertzuckercreme, also ein nachgemachtes honigähnliches Produkt, jedoch keine Fälschung. Allerdings wird echter Honig mit Kunsthonig gestreckt [141]. Um Honig zu strecken, werden Produkte der Zuckerindustrie hinzugefügt. Es findet sich Rohrzucker, Stärkesirup, Hochfructosesirup und Melasse in solchen Honigen. Bei Zuckerfütterungshonig haben die Bienen angebotene Zuckerlösungen oder Zuckerfütterungsteige gesammelt und verarbeitet. Um Waldhonig vorzutäuschen, werden Blütenhonige mit Salzen, Alkali oder Säuren versetzt. Teilweise werden dazu auch helle Honige dunkel gefärbt. Zur Verschleierung von Fälschungen werden den Honigen Enzyme, Pollen, Mineralien, organische Säuren und Aminosäuren zugesetzt [141].

Dass Honig gefälscht wird, wird sehr eindrücklich am Beispiel des sehr teuren Manukahonigs deutlich. Er wird nicht nur gestreckt, sondern auch anderer Honig wird als Manukahonig verkauft. Die Zahlen sprechen für sich: In Neuseeland werden jährlich etwa 1700 Tonnen Manukahonig ausgeführt. Allerdings werden allein in Großbritannien 1800 Tonnen und weltweit 10 000 Tonnen Manukahonig verkauft [8, 163]. Gerade für die Wundheilung ist ein unverfälschter naturbelassener Honig zu bevorzugen.

3.8 Giftiger Honig

Honig kann Schadstoffe, Pestizide, Antibiotika, Schwermetalle und natürliche Gifte enthalten.

Es gibt die Schadstoffbelastung durch Umweltgifte, die direkt über die Umgebungsluft in den Honig gelangen oder von den Bienen eingetragen werden.

Über drei wesentliche Mechanismen kommen Pestizide in Nektar und Pollen [137, 157]:

- Erstens werden die Pestizide direkt in die Blüten gespritzt oder gelangen durch Verwehung beim Ausbringen, der sogenannten Abdrift, hinein.
- Zweitens werden die Samen mit den Pestiziden gebeizt und verteilen sich in der gesamten Pflanze.
- Drittens wird über Abrieb vom gebeizten Saatgut das Pestizid vom Wind in die Blüten gebracht.

Dennoch ist die Schadstoffbelastung im Honig gering, da die Bienen bei zu hoher aufgenommener Giftkonzentration den Bienenstock nicht erreichen. Sie sterben zuvor. Es stellt sich die Frage, bei welcher Menge Gift überleben die Bienen noch und bringen ihre gesammelten Produkte noch gerade in den Stock? Da sich die Insektizide im Bienenkörper weiter anreichern, sterben sie verzögert. Schwellenwerte sind abhängig von dem Wirkstoff, der Bienenart und dem Individuum.

Die Honigblase ist eine Erweiterung der Speiseröhre und ein Sammelbehälter. So ist davon auszugehen, dass die Giftresorption erst im Mitteldarm erfolgt, wenn die Biene zur Energiegewinnung eine kleine Menge des Honigblaseninhaltes für sich abzweigt.

Genauso ist zu bedenken, dass die Schadstoffkonzentration im Honig durch den Trocknungsvorgang zunimmt.

Der in die Honigblase ragende vierklappige Ventiltrichter führt schnappende Bewegungen aus und kann geformte Partikel aus dem Nektar herausfiltern. Gerade große Pollen werden so vermindert [141]. Es werden dabei auch Mikroorganismen und Gifte aus dem im Honigmagen befindlichen Nektar verringert und in den Mitteldarm geschoben [100]. Am Rand der Klappen finden sich ein Haarsaum, in dem die Pollen hängen bleiben und dann in den Taschen an den Klappenecken gesammelt werden, bevor sie als größere Klumpen in den Mitteldarm geschoben werden [219].

Besonders fettlösliche Umweltgifte reichern sich in Propolis und Wachs an und können dadurch wiederum den Honig verunreinigen. Es lässt sich bei mehrfach benutztem Wachs eine steigende Pestizidkonzentration nachweisen [97]. Um sauberen Honig zu erhalten, ist sauberer Wachs erforderlich [167].

Auf riesigen kalifornischen Mandelplantagen werden tagsüber während des Bienenfluges Fungizide mit erhöhtem Krebsrisiko gespritzt. Dies führt dann zu einer Schädigung der Bienenbrut, der Honig wird verworfen [100]. In anderen Gegenden wird Mandelblütenhonig angeboten. Es wird also kalifornischer Mandelblütenhonig nicht deshalb verworfen, weil man Mandelblütenhonig nicht essen könnte, sondern weil dieser extrem mit Pestiziden verseucht ist.

Gifte kommen ebenfalls mit den gesammelten und eingelagerten Pollen in den Bienenstock und kontaminieren den Honig. Pestizide sind unterschiedlich toxisch. So sollen die beiden seit 1991 auf dem Markt befindlichen Neonicotinoide Imidacloprid und Clothianidin für die Bienen 7000-mal giftiger sein als Dichlordiphenyltrichlorethan (DDT) [100]. Neonicotinoide und DDT schädigen die Nerven der Insekten und führen zum Tod durch Lähmung [6].

Wenn die aufgenommene Dosis Imidacloprid für die Biene noch nicht tödlich ist, wird zusätzlich die Entwicklung der Futtersaftdrüsen beeinträchtigt. Die Futtersaftdrüsen bleiben kleiner und die Qualität des Futtersaftes nimmt ab. Dadurch wird die Brut und die Königin nicht mehr ausreichend versorgt [194].

Alle Neonicotinoide führen bei nicht tödlicher Dosis zu Störungen der Gehirnprozesse mit Beeinträchtigung der Wahrnehmung, des Lernens, der Erinnerung, der Orientierung, der Navigation und der Kommunikation. Weniger Bienen finden zum Stock zurück [157]. Neonicotinoide schädigen neben Insekten, auch Amphibien, Fische, Säugetiere und Vögel. Wenn Samenkörner 0,9 mg Imidacloprid enthalten, führen beispielsweise 6 aufgepickte Körner bei Rebhühnern und bereits 1 ½ aufgepickte Körner bei Haussperlingen zum Tod [201].

Honig ist mit Schwermetallen wie Blei und Cadmium kaum belastet [141]. Jedoch steigt bei Blütenhonigen der Schwermetallanteil in der Nähe von metallverarbeitenden Industrien [97].

In der Vergangenheit kam es durch toxische Ablagerungen auf Pflanzen in der Nähe von Aluminiumwerken, Glashütten und Fabriken, die das Düngemittel Superphosphat herstellten, zu Bienensterben [215].

Zur Behandlung von Bienenkrankheiten müssen Medikamente oder Giftstoffe direkt in den Bienenstock eingebracht werden. Seit dem 20.1.2010 darf ohne festgelegte Rückstandshöchstmenge kein Tierarzneimittel mehr für lebensmittelliefernde Tiere, wozu auch die Bienen zählen, zugelassen werden [167].

Ein besonderes Problem ist die Bekämpfung der Varroamilbe, also eine Behandlung mit für die Milbe schädlichen Stoffen, die möglichst wenige Rückstände im Bienenstock und damit auch im Honig hinterlässt. Deshalb empfiehlt *Pohl* [181] nur natürlich vorkommende organische Säuren zu verwenden. Ameisensäure, Milchsäure und Oxalsäure hinterlassen bei sinnvollem Gebrauch weder im Wachs noch im Honig Rückstände. Ameisensäure wird von Tieren und Pflanzen gebildet, um sich zu verteidigen. Beim Menschen entsteht Ameisensäure beim Abbau von Alkohol. Als Lebensmittelzusatzstoff hat Ameisensäure die Nummer E236. Biologisch baut sich die Säure leicht ab [167]. Die Ameisensäure schädigt sogar die Milben in der bereits verdeckelten Brut. Um eine direkte Honigverunreinigung zu verhindern, wird die Ameisensäurebehandlung im Juli/August nach der letzten Honigernte und im September/Oktober durchgeführt [16]. Da der natürliche Gehalt an Ameisensäure im Honig bis zu 1000 ppm, also mg/kg, betragen kann, ist eine Anwendung unproblematisch [141].

In nicht biologisch arbeitenden Imkereien wird zur Varroamilbenbekämpfung häufig der chemische Stoff Coumaphos (Perizin®) verwendet. An anderen Mitteln werden Flumethrin (Bayvarol®) und Chlordimeform eingesetzt. Das Bundesgesundheitsamt hat als zulässige Höchstwerte im Honig für Chlordimeform 10 ppb, entsprechend µg/kg, festgelegt. Auch alle anderen Wirkstoffe haben in der Regel eine festgelegte Höchstmenge von 10 ppb [141].

Alle Varroazide sollten nach der letzten Honigernte eingesetzt werden. Gegen synthetische Varroazide sind Resistenzen nachgewiesen [167]. Das Varroazid Brompropylat (Folbex VA neu®) wird seit 1992 nicht mehr benutzt. Seit 2010 sind Cymiazol und Fluvalinat europaweit verboten. In Deutschland ist zusätzlich Amitraz verboten. Bei importiertem Honig ist eine Rückstandsmenge von bis zu 200 µg/kg erlaubt [167].

Zur Behandlung der amerikanischen Faulbrut wird hauptsächlich Sulfathiazol, Chloramphenicol und Oxytetracylin (Terramycin) benutzt. 1,4-Dichlorbenzol wird gegen Wachsmotten eingesetzt. Solche zugelassenen Tierarzneimittel lagern sich häufig im Wachs ab. Die Honigbelastung wird durch die Klärung des Honigs verringert. Rapshonig wird meist 1 bis 2 Tage, andere Honige 3 bis 5 Tage stehen gelassen [213] und mehrfach der entstehende Schaum mit Luftblasen und feinsten Wachsteilchen abgehoben. Wachs ist leichter als Honig. Dadurch werden die mit Rückständen belasteten Wachsteilchen entfernt [141]. Wachsteilchen schwimmen bis zu 14 Tagen auf [133].

Nach deutschem und EU-Recht dürfen Bienenerkrankungen nicht mit Antibiotika behandelt werden. Durch ständige Rückstandskontrollen ist der weltweite Antibiotikaeinsatz rückläufig. Chinesischer Honig wurde von 2002 bis 2004 wegen des hohen Gehaltes an Chloramphenicol in der EU verboten [97, 100]. Um den Medikamenteneinsatz zu verringern, versuchen Bienenforschungsinstitute varroaresistente Bienen zu züchten.

Giftstoffe kommen auch über die Behandlung eingelagerter Waben zur Bekämpfung der kleinen und großen Wachsmotte in das Wachs und damit auch in den Honig. Es sollten z. B. keine Mottenkugeln wegen ihres Gehaltes an dem Atemgift Naphthalin [23] verwendet werden. Genauso ist das Abflämmen von Schwefel nicht zu empfehlen. Es entsteht Schwefeldioxid und daraus Schwefelsäure bzw. schwefelige Säure, die wiederum nicht in den Honig gehören. Stattdessen empfiehlt *Pohl* die Verwendung von Essigsäure oder frischen Walnussblättern [181].

Auch bei der Verwendung von Holzschutzlasuren zum Schutz der Holzbeuten ist auf Ungiftigkeit für Bienen und Menschen zu achten [215].

Ein Imker aus der Nachbarstadt Wetter hat der Autorin freundlicherweise die gaschromatographisch ermittelten Rückstandsuntersuchungen seines Honigs der Jahre 2003 bis 2010 überlassen.

Sämtliche getesteten Varroabekämpfungsmittel:

- Coumaphos [Wirkstoff des Perizins],
- Brompropylat [Wirkstoff des Folbex VA] + Metabolit,
- Fluvalinat,
- Flumethrin,
- Phosphorsäure-Ester,
- Tetradifon,

- Acrinathrin,
- Thymol,
- Chlorfenvinphos,
- Malation

und Pflanzenschutzmittel:

- Vinclozolin,
- Lambda-Cyhalothrin,
- Alfa-Cypermethrin,
- Deltamethrin,
- Iprodion,
- Kresoxim-Methyl,
- Chlorthalonil,
- Phosalon,
- Myclobutanil,
- Dichlofluanid,
- Tolyfluanid,
- Beta-Cyfluthrin,
- Boscalid,
- Esfenvalerat,
- Bifenthrin

waren nicht nachweisbar bzw. unterhalb der Bestimmungsgrenze von 0,003 mg/kg Honig. Auch das Wachsmottenmittel Paradichlorbenzol, welches nur 2003 getestet wurde, konnte nicht nachgewiesen werden.

Dieses Ergebnis, spricht für eine verantwortungsbewusste Bienenhaltung vieler Imker.

Neben der direkten Untersuchung des Honigs auf Schadstoffe gibt es in Deutschland eine nationale Untersuchungsstelle für Bienenvergiftungen. Diese ist beim Julius Kühn-Institut, einer Einrichtung des Bundesministeriums für Ernährung und Landwirtschaft, in Braunschweig angesiedelt. Es werden ständig die Folgen des Pestizideinsatzes auf Honigbienen untersucht. Auch Hummeln und Wildbienen werden in Untersuchungen mit einbezogen [106].

Woran erkennt man nun Vergiftungen bei Bienen?

Ein plötzlicher starker Totenfall in der Nähe des Fluglochs bis zu einem Radius von 20 Metern deutet auf eine Vergiftung hin. Bienen im Todeskampf liegen manchmal auf dem Rücken und vermögen sich nicht mehr umzudrehen. Andere krabbeln vor dem Flugloch und können nicht mehr auffliegen [133].

Obwohl Bienen einen sehr guten Orientierungssinn haben, verlieren sie durch Vergiftungen die Orientierung. Sie finden weder ihre Blumenwiese noch den Stock. Insektizide, die nicht tödlich wirken und in den Bienenstock gelangen, beeinträchtigen die Entwicklung und das Lernverhalten der Bienen [223]. So geht z. B. die Fähigkeit des Schwänzeltanzes verloren [100].

Honig und Wachs aus biologischen Imkereien sollten vollständig frei von Rückständen sein. Genauer ist, ihre Rückstände liegen unter der Nachweisgrenze der verwendeten Messmethode, denn mit ausreichend empfindlichen Methoden lässt sich beinahe jeder Stoff überall nachweisen [6].

Dr. Wallner der Universität Hohenheim fasst das Rückstandsproblem wie folgt zusammen:

> „Seitdem der Mensch in allen Bereichen des Lebens synthetische Wirkstoffe herstellt und anwendet, gibt es auf diesem Planeten keine rückstandsfreien Lebensmittel mehr.“ (Münstedt, 2012, S. 73)

Diese Aussage bezieht sich natürlich nicht nur auf Lebensmittel, sondern auch auf andere Produkte wie Kosmetika oder Arzneimittel.

Ein recht neu aufgetretenes Problem ist die Anreicherung von Mikroplastik in Umwelt und Nahrungsmitteln. Die Größenangaben bei Mikroplastik schwanken zwischen 0,001 und 5 mm. Der Abbau ist mit 10 000 und mehr Jahren extrem langsam.

- Primäres Mikroplastik wird gezielt hergestellt.
- Sekundäres Mikroplastik entsteht beim Zerfall und der Alterung von Kunststoffen.

2013 wurde Mikroplastik in Honig beschrieben [28, 61].

Es gibt aber auch primär toxische Honige, die beim Menschen zu Übelkeit, Erbrechen und Halluzinationen führen können. Dies sind Honige, die Pflanzengifte enthalten, die für die Bienen ungefährlich sind. Bekannt ist ein türkischer Honig aus der Schwarzmeerregion, der **Pontische Honig**. Dieser Honig stammt von der Pontischen Azalee, dem Pontischen Rhododendron.

Er enthält Grayanotoxin, das sich in den Blüten, Blättern und Pollen der Rhododendronpflanze findet. Die wichtigste Art ist Rhododendron ponticum L. mit lila Blüten und teilweise Rhododendron luteum L./Azalea ponticum L. mit gelben Blüten. Das Gift verursacht dosisabhängig unspezifische Symptome über Schwindel, Schwäche, Schwitzen, Parästhesien und Bauchschmerzen mit Übelkeit und Erbrechen, Hypotonien, Bradykardien mit thorakalen Beschwerden bis hin zu Bewusstlosigkeit und tödlichen Arrhythmien. Es können auch Aggressivität oder Krampfanfälle ausgelöst werden [40, 57].

Da der Rhododendron-Honig in der Türkei als Aphrodisiakum benutzt wird, kommt es immer wieder zu Intoxikationen. Dabei reichen 30 bis 180 g Honig zur Vergiftung aus.

Solche Honigvergiftungen waren auch im Altertum schon bekannt. *Xenophon*, ein griechischer Schriftsteller (430-354 v. Chr.) hat Intoxikationen bei Soldaten beschrieben. Die Vergiftungen traten nach Genuss von pontischem Honig während eines Feldzuges gegen den Perserkönig *Ataxerxes* auf. Auch *Aristoteles* und *Plinius der Ältere* berichteten davon [57, 97].

Plinius beschreibt zwei Pflanzen an der Schwarzmeerküste, die über den Honig zu Vergiftungen führen:

Azalea ponticum L.:

> „Man erkennt den giftigen Honig daran, dass er nicht dick wird, eine mehr röthliche Farbe besitzt, fremdartig riecht, Niesen erregt und schwerer als der nicht giftige ist. Menschen, welche davon gegessen haben, werfen sich auf die Erde nieder und suchen sich abzukühlen, denn sie triefen von Schweiss“ (Möller, 2007, Band 2, S. 63)

Nerium Oleander L. (Oleander, Rosenlorbeer):

> „Bei den Sannern, deren Gebiet ebenfalls im Pontus liegt, kommt eine andere Art Honig vor, welcher Raserei bewirkt und deshalb der rasende genannt wird.“ (Möller, 2007, Band 2, S. 63)

Oleander ist sehr giftig, enthält aber medizinisch verwendete Herzglykoside, hauptsächlich Oleandrin [176].

Rhododendron kommt von rhodos = Rose und dendron = Baum, also Rosenbaum und wird auch Alpenrose genannt. Es ist ein Heidekrautgewächs, den Ericaceae. Es gibt ca. 1300 verschiedene Arten, die weltweit vorkommen [23]. Die hier heimischen Arten enthalten geringere Toxindosen und sind daher weniger giftig als die pontischen Arten [57]. *Demir* schreibt, die im Frühling geernteten Honige enthalten die höchsten Konzentrationen des Grayanotoxins [40].

In der Naturheilkunde werden Rhododendronblätter als harntreibendes Mittel, bei Rheuma und Gicht eingesetzt [176]. An der Zelle binden Grayanotoxine an die Na-Kanäle und führen bei Muskel- und Nervenzellen zur Depolarisation. Die Vergiftungssymptome klingen meist nach einem Tag wieder ab [57]. Ebenfalls sind giftige Honige in Neuseeland bekannt. Honigtauhonig von der Tutapflanze (Coriaria arborea) enthält Mellitoxin, Picrotoxin und Tutin [141]. Der Honigtau wird von Zikaden (Scolypopa australis) ausgeschieden. Tutin kann schon ab 1 mg zu Übelkeit und Erbrechen bis hin zu Bewusstlosigkeit führen [97].

In Nordamerika sind die Honige der Lorbeerrosen (Kalmia angustifolia und Kalmia latifolia) giftig [167].

Auch Pyrrolizidinalkaloide wurden in Honig nachgewiesen. Sie stammen von Boraginaceae (Borretschgewächsen), Crotalaria (gehören zu den Hülsenfrüchtlern, den Fabaceae), Heliotrop (Rauhblattgewächsen) und Senecio (Greiskraut oder Kreuzkraut). Akute Vergiftungen beim Menschen sind sehr selten. Sie wirken langfristig leberschädigend bis zur Zirrhose, mutagen und kanzerogen [6, 168]. Darüber hinaus gibt es in Deutschland Honige mit natürlichen Pflanzengiften. *Hainbuch* erwähnt die Wolfsmilchgewächse, Hahnenfuß, Schöllkraut, Stechapfel, Roter Fingerhut, Tollkirsche und Schierling. *Horn* beschreibt zusätzlich Tabak, Oleander, Jasmin und Bilsenkraut [78, 97].

Nektar der kalifornischen Rosskastanien (Aesculus californica), und der Teepflanze (Camellia sinensis) ist für Bienen direkt toxisch [141]. Im Nektar oder Honigtau finden sich gelegentlich für Bienen toxische Zucker. Dazu gehört die Mannose. Dies ist eine Hexose, die der Glucose sehr ähnlich sieht und bei Bienen durch eine kompetitive Hemmung im Stoffwechsel zu Lähmungserscheinungen führt. Die minimal tödliche Dosis beträgt 0,4 bis 0,5 mg pro Biene [218].

Die vermeintliche Giftigkeit des Nektars der Silberlinde und Krimlinde wegen eines angenommenen Mannosegehaltes konnte nicht bestätigt werden [137]. Unter den Linden finden sich im Hochsommer meist mehr tote Hummeln als Bienen. Mannose wurde jedoch weder im Lindennektar noch in sterbenden Hummeln nachgewiesen. Ein Fütterungsversuch ausschließlich mit Silberlindennektar für 5 Tage bei Hummeln führte zu keinen Störungen.

Als Ursache des Hummel- und Bienensterbens ist Ende Juli von einem Nahrungsmangel auf Grund zu wenig nektarliefernder Pflanzen auszugehen, was die Linden alleine nicht mehr ausgleichen können. Die Insekten verhungern [152, 205].

Das Risiko, einen für den Menschen giftigen Honig zu essen, ist in der Regel gering, da die meisten Pflanzen ungiftig sind. Wenn dann von den blütensteten Bienen, einzelne Tiere sich für giftige Pflanzen entschieden haben und überhaupt den Stock erreichen, verdünnen sich die Pflanzengifte sehr stark. Nur Honig aus Gebieten mit großem Angebot giftiger Pflanzen sollte vermieden werden. Giftige Honige sollten nicht zur Wundbehandlung benutzt werden, da es durch die Toxinresorption zu Vergiftungen kommen kann. Durch Verwendung von Sortenhonigen wie z. B. Lindenhonig kann man Vergiftungen ausschließen. Linden werden in der Regel nicht gespritzt, so dass auch keine Pestizidbelastung zu erwarten ist.

3.9 Mikrobiom

3.9.1 Mikrobiom des Menschen

Das Forschungsgebiet über das Mikrobiom des Menschen ist noch relativ jung. Der Begriff Mikrobiom wurde von dem Molekularbiologen *Joshua Lederberg* eingeführt, der 1958 den Nobelpreis für Physiologie oder Medizin zusammen mit *Georg W. Beadle* und *Edward Tatum* erhielt [69].

Dieses Mikrobiom besteht aus Billiarden von Mikroben, das bis zu 1,5 kg wiegt. Es gilt als eigenständiges Organ und ist Bestandteil des Stoffwechselsystems. Die Hauptbesiedlung durch die Bakterien ist im Darm, Haut, Urogenitaltrakt, Mund und Rachen. Jeder einzelne Mensch hat mindestens 160 verschiedene Bakterien in seinem eigenen Mikrobiom. Man nimmt an, dass insgesamt mit der Menschheit mehr als 10 000 verschiedene Arten von Bakterien leben. Die häufigsten Bakterienarten sind die Gruppe der Bacteroides spp. darunter besonders Bacteroides und Prevotella und die Gruppe der Firmicutes spp. mit Ruminococcus, Lactobacillus und Clostridium [69].

Dieses Mikrobiom kann den Stoffwechsel seines Wirtsmenschen beeinflussen und das Immunsystem manipulieren, um Fremdkeime zurückzudrängen. Die körpereigenen Mikroorganismen sollten daher unterstützt werden, anstelle alle Keime abzutöten [69, 239]. Die Besiedlung des Menschen beginnt mit der Geburt durch direkten Hautkontakt und durch Anflugkeime aus der Umgebung. Der Begriff der Hautflora „Pflanzenwelt der Haut“

kommt noch aus der Zeit als man dachte, Bakterien würden zu den Pflanzen zählen [206].

Es werden drei Arten von Keimen unterschieden [206]:

- Residente Keime: Die physiologische Hautflora bildet den ausgewogenen Normalzustand der immer vorhandenen Bakterien. Die wichtigsten sind:
  - Staphylokokken,
  - Streptokokken,
  - Mikrokokken,
  - aerobe und anaerobe Stäbchen (z. B. Propionibakterien),
  - Brevibakterien,
  - gramnegative Stäbchen (z. B. Acinetobakter) und
  - Pityrosporum.

  Treten Störungen in den Gleichgewichtsverhältnissen auf, können Keime wie Staphylokokken oder Streptokokken zu pathogenen Keimen werden.
- Transiente Keime: befinden sich nur vorübergehend auf der Haut, können sich aber nicht vermehren.
- Temporär residente Keime: vermögen sich unter für sie günstigen Bedingungen vorübergehend anzusiedeln.

Damit sich die Bakterien auf der Haut vermehren können, benötigen sie Nährstoffe. Einerseits nutzen sie die der Haut eigenen Bestandteile, wie abgestorbene Hornhautzellen, Aminosäuren, Fette, Harnsäure, Harnstoff, Milchsäure, Mucoproteine und Zucker, andererseits von außen zugefügte Stoffe wie z. B. Kosmetika.

Der saure pH-Wert der Haut von 4,6 bis 6,5 ist durch den Bakterienstoffwechsel bedingt. Es entstehen Fettsäuren und Milchsäure. Sinkt der pH-Wert zu stark ab, wird das Bakterienwachstum begrenzt. Steigt der pH-Wert an, vermehren sich die hauteigenen Bakterien schneller. Ein Gleichgewicht entsteht. Die physiologische Hautflora verhindert die Ansiedlung pathogener Keime. Zusätzlich kann die Haut durch vermehrte Schuppung Pilze und pathogene Bakterien abwehren. Die Bakterien selbst bilden Wasserstoffperoxid und Bakteriozine, um fremde Bakterien zu bekämpfen [87].

Der Keim Staphylococcus aureus findet sich bei 20 % der Menschen in Deutschland ständig und bei 60 % gelegentlich. Vorwiegend besiedelt er die Nase, von wo aus er sich verbreitet. Bei einem Prozent der Bevölkerung handelt es sich um MRSA, dem Methicillin resistenten Staphylococcus aureus [103].

3.9.2 Mikrobiom der Biene

Auch Bienen verfügen über ein eigenes Mikrobiom. Zu unterscheiden ist das Mikrobiom der Einzelbiene und das Mikrobiom des ganzen Bienenstockes. Es sind insgesamt 13 verschiedene Arten an Milchsäurebakterien im Bienenmagen bekannt. Diese bilden antibiotisch wirkende Stoffe, wie Proteine, Fettsäuren und Wasserstoffperoxid, die alle auch in den Honig gelangen [30]. Milchsäurebakterien bilden weiter Milchsäure und teilweise Essigsäure [161].

Im Darm der Bienen lebende Hefen können bei Zersetzung von Kohlenhydraten zu Ruhr, also Durchfall, führen [137].

3.10 Keime im Honig

Honig ist zwar keimarm, aber nicht steril. Er enthält zum Beispiel Hefen. Dies merkt man besonders, wenn der Honig bei zu hohem Wassergehalt in Gärung übergeht. Positiv genutzt wird die alkoholische Gärung zur Herstellung von Met.

Ebel [49] beschreibt in seinem Buch „Bienensegen“ auf den Seiten 41 und 42 ein Experiment von *Professor Rene Chauvin*. Darin versuchte er 1965 und 1966, Bienen und andere Insekten mit insektentypischen Bakterien zu infizieren. Nur die Bienen blieben im Gegensatz zu allen anderen Insekten steril. Er wiederholte das Experiment mehrfach. Das Ergebnis blieb immer gleich. Bienen waren nicht infiziert. In weiteren Untersuchungen fand sich die stärkste antibakterielle Wirkung im Propolis.

Nicht erwähnt wird, um welche Bakterien es sich handelt. Insgesamt ist die Beschreibung dieses Experimentes von *Chauvin* zu ungenau, um daraus verwertbare Schlüsse zu ziehen.

Tatsächlich haben Bienen und andere Insekten eine äußere Hülle mit Wachsauflage, die Kutikula. Diese ist für Erreger kaum überwindbar. Außerdem putzen sich Honigbienen gegenseitig [225]. Dennoch sind Bienen nicht steril. Sie bringen mit den Pollen milchsäurebildende Bakterien von den Pflanzen in den Bienenstock. Diese Bakterien bewirken bei eingelagerten Pollen eine Milchsäuregärung. Das Bienenbrot entsteht [126, 141].

Bienen können auch krank werden. Als Krankheitserreger kommen Pilze, Einzeller, Bakterien und Viren vor. Weiter gibt es Parasiten, wie die Varroa-Milbe, als direkte Erreger und als Überträger von Keimen. Manche Parasiten können durch Bienensperma übertragen werden [100]. Bienen können Fieber bekommen [Vortrag: Prof. Tautz, Bad Boll, 23.9.2014].

Im Honig selber können Bakterien nicht überleben. Jedoch kann Honig Sporen enthalten. Nachgewiesen wurden Sporen des für den Menschen ungefährlichen aeroben Bakteriums Bacillus larvae, welches die Bienenkrankheit der Amerikanischen Faulbrut auslöst [100], Sporen von falschem Mehltau [175], Brandpilzen (Ustilaginales) und dem Pilz Ascosphaera apis [141].

Besonders gefürchtet sind die **Sporen des anaeroben Bakteriums Clostridium botulinum**. Bei den Honigen die im Verdacht standen, Säuglingsbotulismus ausgelöst zu haben, wurden 10 000 Sporen pro kg gefunden. Insgesamt konnten bei 2-24 % der Honige Clostridiensporen nachgewiesen werden. Bei 100 deutschen Honigen wurde man in 2 % der Proben fündig [167]. Wenn Säuglinge Honig essen, können die Sporen im ersten Lebensjahr, besonders in den ersten 6 Monaten, im Darm auskeimen. Dies ist möglich, weil die Darmflora noch nicht voll entwickelt [190] und der Magen-Darm-Trakt noch nicht sauer genug ist [167]. Die Honigaufnahme erfolgt meist über gesüßten Tee oder Milch und durch mit Honig bestrichene Brustwarzen oder Schnuller, um die Trinklust zu erhöhen.

Mit dem Auskeimen der Sporen im Säuglingsdarm und Beginn der Bakterien-vermehrung erfolgt die Toxinproduktion. Etwa 12 bis 36 Stunden nach Toxinaufnahme treten die ersten Symptome auf [77]. Das Toxin verhindert an den motorischen Endplatten peripherer Nerven die Ausschüttung von Acetylcholin in den synaptischen Spalt. Eine Muskelkontraktion ist nicht mehr möglich, schlaffe Lähmungen entstehen. Dies führt beim Säugling zunächst zu unspezifischen Symptomen mit Trinkschwäche als beginnende Lähmung der Schluckmuskulatur. Weiter können allgemeine Schwäche mit verringertem Muskeltonus, Augenmuskellähmungen und Obstipation auftreten. Später bilden sich schlaffe Lähmungen mit lebensbedrohlichen Atemmuskellähmungen aus. Es wird sogar laut Robert Koch Institut angenommen, dass ein Teil der Fälle von plötzlichem Kindstod durch Säuglingsbotulismus verursacht werden [190].

Clostridiensporen können nicht nur über Honig, sondern auch über andere Lebensmittel aufgenommen werden. *Münstedt* und *Hoffmann* erwähnen Milchpulver und Tees, wie Minze, Kamille, Lindenblüte und Anis.

Nicht zu vergessen ist, dass Clostridien als ubiquitär vorkommende Keime ihre Sporen mit dem Staub verbreiten. Der weltweit vorkommende Säuglingsbotulismus kann auch durch andere Clostridien, nämlich Cl. butyricum oder Cl. baratii ausgelöst werden [190]. Säuglingsbotulismus wurde erstmalig 1976 in den USA beschrieben. Auf Grund dieser Ausführung wird empfohlen, Säuglingen bis zu 1 Jahr noch keinen Honig zu geben.

Das **Botulinustoxin** ist das stärkste bekannte Gift, schon 1 g reicht aus, um 10 000 000 Menschen zu töten. Für einen Menschen sind 100 ng tödlich [167]. Also durchaus ein sehr wichtiger Grund, sich um die Infektionsvermeidung zu bemühen.

Laut *Münstedt* ist bisher kein einziger Fall von Wundbotulismus durch Honig beschrieben worden [166, 167], dennoch besteht gerade bei tiefen Wunden mit Taschen die theoretische Möglichkeit einer Sporenauskeimung im anaeroben Milieu. Aber selbst wenn Sporen bei fortgesetzter Honigbehandlung auskeimen würden, wären anschließend die Bakterien im Honig nicht überlebensfähig [159].

Bei Heroinabhängigen treten gelegentlich **Wundbotulismusfälle** auf. Neben der schweren Wundinfektion treten durch das Toxin nach 4 bis 14 Tagen Hirnnervenlähmungen, Doppelbilder, Ptosis, Schluck- und Atemstörungen auf. Eine Beatmungspflichtigkeit kann eintreten. Innerhalb der ersten 24 Stunden kann ein Botulinum Antitoxin gegeben werden. Die Wunden werden chirurgisch geöffnet, damit ein aerober Zustand erreicht wird. Es wird antibiotisch mit **Penicillin G** behandelt. Bei Verdachtsfällen besteht eine Meldepflicht an das örtliche Gesundheitsamt [238].

Diese Empfehlung, Honig nicht bei Säuglingen unter 1 Jahr zu verwenden, ist noch recht neu und auch nicht überall verbreitet. *Ebel* schreibt 1988, dass Honig zum Süßen von Kuhmilch bei Säuglingen besser verdaulich ist als normaler Haushaltszucker. Der Honig kann leicht resorbiert werden.

Die bulgarische Ärztin *Dr. Pavlina Potschinkova* empfiehlt 1999 sogar die Gabe von mit 10 % Honig gesüßter Kuhmilch bei Frühgeborenen [183]. Auch in deutschen Krankenhäusern wurde Honig bei Säuglingen und Frühgeborenen regelmäßig gegeben. Honig reduzierte den Neugeborenenikterus, die Kinder hatten weniger Darmstörungen und nahmen schneller an Gewicht zu [90]. Bei älteren Kindern wies *Zaiß* in Studien von 1929 bis 1944 nach: die Kinder waren mit Honigernährung fröhlicher und unternehmungslustiger. Dies wurde 1932 von einem heilpädagogischen Institut in Berlin bestätigt. Die Kinder der Honiggruppe waren frischer und ausdauernder in Werkarbeiten als die Kinder der Marmeladengruppe [90]. Um den Vorteil des Honigs bei Frühgeborenen und Säuglingen zu nutzen, bietet sich ein durch Bestrahlung sterilisierter Honig an.

Grundsätzlich hat jeder Honig eine keimhemmende Wirkung. In Untersuchungen zeigen besonders gute Erfolge Tualanghonig, Lavendelhonig, Citrushonig, Thymianhonig und Manukahonig [96].

3.11 Haltbarmachung

Um die Verderbnis von Lebensmitteln hinauszuschieben, gibt es verschiedene Verfahren. Schon im Altertum wurden bei den Römern Früchte, Gemüse und Fleisch in Honig zur Haltbarmachung eingelegt [35]. Auch bei den Arabern im Mittelalter war die Konservierung mit Honig und Zucker sehr beliebt [164].

Da Mikroorganismen zum Überleben und Vermehren Wasser benötigen, ist eine der ältesten Methoden die Trocknung. Im Falle des Honigs übernehmen das bereits die Bienen selbst. Sie trocknen den Honig auf einen Wasseranteil von ca. 17 % [141]. Nun ist aber nicht die absolute Wassermenge entscheidend für die Haltbarkeit eines Lebensmittels, sondern die frei verfügbare Wassermenge. In der Lebensmittelchemie wird dies mit der sogenannten **Wasseraktivität**, dem einheitslosen **a_w-Wert**, beschrieben. Wasseraktivität ist definiert als das Verhältnis des Wasserdampfdruckes über einem Lebensmittel (p) zu dem Wasserdampfdruck über reinem Wasser (p_0) bei der gleichen Temperatur:

$$a_w = \frac{p}{p_0}$$

Wichtig ist, dass der a_w-Wert des Wassers bei abfallender Temperatur sinkt. Er beträgt bei 20 °C 1, jedoch bei minus 30 °C nur noch 0,7 [62]. Die nachfolgenden a_w-Werte beziehen sich auf Raumtemperatur um 20 °C. Da der a_w-Wert nicht über 1 liegen kann, müssen die Wachstumsgrenzen der Bakterien auch in der Wundbehandlung bei 37 °C Körpertemperatur zutreffen.

Der durchschnittliche a_w-Wert für Honig ist 0,75, der für gesättigte Fructoselösung entspricht 0,63 [62]. Danach müssten Honige mit einem hohen Fructoseanteil, wie z. B. Robinienhonig, einen niedrigeren a_w-Wert besitzen.

Mikroorganismen benötigen eine Mindestmenge an freiem Wasser, um zu überleben. Diese Wassermindestmenge wird als untere ungefähre Wachstumsgrenze mit dem niedrigsten a_w-Wert angegeben.

Bei Bakterien allgemein liegt die Wachstumsgrenze bei einem a_w-Wert von 0,9, bei Clostridien bei 0,95 bis 0,98. Staphylokokken als Haut- und Wundkeime benötigen einen minimalen a_w-Wert von 0,78, für Staphylococcus aureus ist ein a_w-Wert von 0,86 erforderlich. Schimmelpilze allgemein wachsen noch bei 0,75. Nur die osmophilen, also Zucker liebenden, Hefen und einige xerophile, also Trockenheit liebende, Pilze wie die Xeromyces tolerieren sogar noch einen a_w-Wert von 0,6 [62].

Halophile Organismen bevorzugen Lebensräume, die reich an Mineralsalzen sind.

Die nachfolgende Tabelle 26 listet die ungefähren minimalen a_w-Werte und pH-Werte für das Wachstum von Mikroorganismen auf. Honig ist fett hervorgehoben.

Mikroorganismen	**Minimaler a_w-Wert**	**Minimaler pH-Wert**
Clostridium botulinum Typ E	0,96	5,0 – 5,2
Clostridien allgemein	0,95 – 0,98	--
Bacillus cereus	0,95	4,9
Clostridium botulinum A,B	0,95	4,5
Salmonellen	0,95	4,0 – 4,5
Listeria monocytogenes	0,93	5,6
Mucor, Botrytis, Rhizopus	0,93	--
Lactobacillen	0,91 – 0,95	3,8 – 4,4
Bakterien allgemein	0,90 – 0,95	4,0 – 4,5
Penicillum	0,90	--
Hefen allgemein	0,87 – 0,94	3,0 – 4,0
Aspergillus niger	0,87	--
Staphylococcus aureus	0,86	4,0 (Toxinbildung ab 4,8)
Halophile Arten	0,86 – 0,91	5,6
Staphylokokken	0,78	--
Schimmelpilze allgemein	0,75 – 0,93	2,0 – 4,0
Honig	**0,75**	**3,5 – 5,5**
Fructose (gesättigte Lösung)	0,63	--
Xerotolerante Schimmelpilze	0,60 – 0,78	2,0 – 4,0
Osmotolerante Hefen	0,60 – 0,65	3,0 – 4,0

Tabelle 26: Wachstumsgrenzen verschiedener Mikroorganismen in Abhängigkeit vom a_w- und pH-Wert (Quelle: Frede, 2010, S. 512, 1151, 1152)

Daraus ist abzuleiten, dass normale Bakterien schon auf Grund der Trockenheit, also des nicht frei verfügbaren Wassers, im Honig nicht überleben können. Allerdings bilden einige Arten wie die aeroben Bazillen und die anaeroben Clostridien überlebensfähige Dauerformen, nämlich Sporen, die bei verbesserten Lebensbedingungen auskeimen. Hefen sind sicher vorhanden und eventuell auch Schimmelpilze.

In der Lebensmittelchemie ist bekannt, dass steigende Zuckerkonzentrationen ab 40 % zunehmend haltbarkeitsverbessernd sind. Zucker und damit auch Honig ist hygroskopisch, Wasser aufnehmend. Jedoch wird dem Honig das frei verfügbare Wasser durch Wasserstoffbrückenbindungen entzogen. Wasser selber ist ein polares Molekül, wobei der Sauerstoff die Elektronen der Wasserstoffatome an sich heranzieht. Aufgrund dieser Polarität nimmt das Wassermolekül Kontakt mit seinen Nachbarn über die Wasserstoffbrückenbindungen auf. Durchschnittlich hat jedes Wassermolekül in flüssigem Zustand 3,4 und im gefrorenen Zustand 4 Nachbarkontakte. Wasserstoffbrückenbindungen entstehen je zwischen Wasserstoff und Stickstoff, Wasserstoff und Sauerstoff, Wasserstoff und Fluor, also: H ··· N, H ··· O, H ··· F. Diese Verbindungen treten sowohl zwischen geladenen als auch ungeladenen Molekülen auf.

In Bezug auf Honig mit seinen Zuckern sind dies H ··· O Wasserstoffbrückenbindungen. Es teilen sich jeweils zwei Atome unterschiedlicher Moleküle je ein Wasserstoffatom. Die Interaktion tritt bei Zuckern zwischen dem Wasserstoff des Zuckers und dem Sauerstoff des Wassers oder zwischen dem Sauerstoff des Zuckers und dem Wasserstoff des Wassers auf. Je nachdem an welches Atom das Wasserstoffmolekül fester gebunden ist, spricht man von Wasserstoffdonor oder -akzeptor. Gehört der Wasserstoff zur OH-Gruppe des Zuckers, dann ist der Sauerstoff des Zuckers der Wasserstoffdonor und der Sauerstoff des Wassers der Wasserstoffakzeptor.

Donor Zucker-O-H ··· O-Wasser *Akzeptor* [220]

Glucose bindet bei flüssigem Honig über Wasserstoffbrückenbindungen an allen fünf Hydroxylgruppen (OH-Gruppen) Wassermoleküle. Hingegen ist die kristallisierte Glucose ein Monohydrat und kann nur noch ein Wassermolekül binden. Das restliche Wasser wird bei der Kristallisation frei, der a_w-Wert steigt.

Glucose kristallisiert zuerst, Fructose bleibt länger in Lösung. Bei Fructose sind die Wasserstoffbrückenbindungen wesentlich schwächer als bei Glucose. Dies bedeutet, bei Fructose steht eher freies Wasser für Mikrobenwachstum zur Verfügung. Bei vollständig kristallisiertem Honig spielt das Verhältnis von Fructose zu Glucose in Bezug auf die Wasseraktivität keine Rolle mehr [68].

Wie viel Wundwasser kann Honig aufnehmen, damit Bakterien nicht wachsen? Die Annahme der Autorin ist eine Dreisatzrechnung, die nicht durch Versuche bestätigt wurde. Die Berechnung über einen Dreisatz kann nur eine grobe Annäherung an die tatsächlichen a_w-Werte sein. Wenn 100 g Honig 17 g Gesamtwasser enthält und der a_w-Wert 0,75 beträgt, dann könnte Honig 20 g Wundwasser aufnehmen und hätte einen a_w-Wert von 0,9, was der unteren Wachstumsgrenze von Bakterien allgemein entspräche (Tabelle 27).

Da jeder Mikroorganismus eine andere untere Wachstumsgrenze hat, wäre das z. B. bei Staphylokokken mit einem a_w-Wert von 0,78 nur 4 g Wundwasser, den der Honig aufnehmen könnte, jedoch bei Staphylococcus aureus mit einem a_w-Wert von 0,86 könnten ca. 14 g Wundwasser aufgenommen werden.

Aufgenommenes Wundwasser (g)	**Honigmenge (g)**	**a_w-Wert als untere Wachstumsgrenze**	**Mikroorganismus**
0	100	0,75	
33,3	133,3	1	
20	120	0,9	Bakterien allgemein
14,6	114,6	0,86	Staphylococcus aureus
4	104	0,78	Staphylokokken

Tabelle 27: Veränderung des a_w-Wertes in Abhängigkeit vom aufgenommenen Wasser und der unteren Wachstumsgrenze verschiedener Mikroorganismen

Wundverbände mit Honig werden in der Regel täglich gewechselt [126]. Aus Tabelle 27 geht die antibakterielle Wirkung des Zuckers im Honig auch bei multiresistentem Staphylococcus aureus nach Aufnahme von Wundwasser hervor. Danach müssten nur stark nässende Wunden mehrmals täglich verbunden werden. Bereits gut abgeheilte trockene Wunden könnten sogar alle zwei Tage verbunden werden.

Häufig wird auch der saure pH-Wert des Honigs als Grund für die keimhemmende Wirkung angegeben. Der pH-Wert des Honigs liegt zwischen 3,5 und 5,5. Der oben aufgeführten Tabelle 26 mit den minimalen Wachstumsgrenzen ist zu entnehmen, dass Bakterien allgemein noch bei einem pH-Wert von 4,0 bis 4,5 wachsen; Clostridien bei pH 4,5 bis 5,2. Die osmophilen Hefen tolerieren sogar einen pH-Wert von 3,0 bis 4,0. All diese Wachstumsgrenzen liegen im Bereich des pH-Wertes von Honig. Es ist somit nicht der pH-Wert, der das Wachstum der Mikroorganismen primär hemmt.

Das frei verfügbare Wasser in Lebensmitteln, ausgedrückt durch den a_w-Wert, muss unbedingt von Osmose unterschieden werden. Osmose ist definiert als Diffusion an einer semipermeablen Membran, die zwei Lösungen mit unterschiedlicher Teilchenkonzentration voneinander trennt. Durch eine ideale semipermeable Membran gelangt nur Wasser mit einem Wasserstrom von der Seite mit niedriger Teilchenkonzentration zur Seite mit hoher Teilchenkonzentration.

Für Lösungen gilt:

> „Im weitesten Sinne können wir eine Lösung als eine homogene Mischung verschiedener Stoffe mit variabler Zusammensetzung und statistischer Verteilung aller Komponenten definieren, bei der an jedem Ausschnitt aus der Mischung die gleiche Zusammensetzung angetroffen wird." (Binnewies, 2004, S. 158)

Nach dieser Definition ist Honig keine Lösung, sondern ein **Stoffgemisch**. Außer den löslichen Teilchen enthält Honig nicht lösliche Feststoffe wie z. B. Pollen. Selbst frisch geschleuderter Honig ist nicht einheitlich in seiner Zusammensetzung. Restbestände aus vorherigen Ernten unterschiedlicher Pflanzen sind nicht vollständig vermischt, da die Konsistenz des Honigs zu zäh ist. Erst das Rühren des Honigs ergibt ein einheitlicheres Mischungsverhältnis [141]. Auch wenn einzelne Stoffe gelöst sind, bleibt der Gesamthonig ein Stoffgemisch.

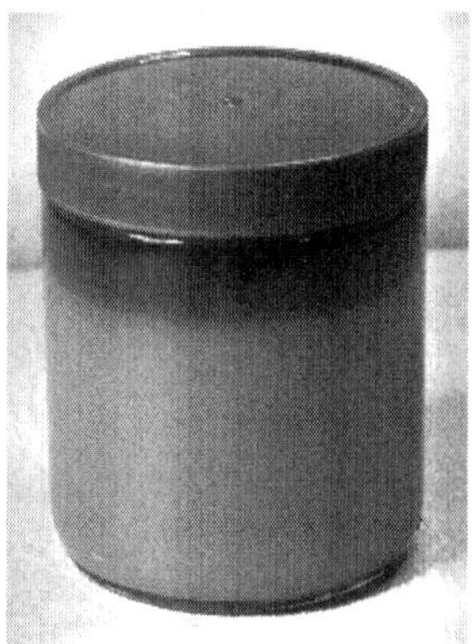

Abbildung 22: Mutterlauge (Foto: Autorin)

Dieses wird auch deutlich, wenn sich Stoffe während der Lagerung absetzen und z. B. Mutterlauge entsteht (Abbildung 22).

Die beiden wichtigsten Zucker im Honig sind Glucose und Fructose. Glucose kristallisiert wesentlich schneller als Fructose [210]. Wenn Glucose auskristallisiert, wird durch zuvor mit Wasserstoffbrückenbindungen gebundenes Wasser frei. Es entstehen zwei Phasen. Eine feste untere Phase reich an kristallisierter Glucose und eine flüssige ungesättigte obere Phase reich an Fructose. Diese obere wasserreiche Phase, die Mutterlauge, bietet den osmophilen Hefen gute Wachstumsbedingungen mit Gärungstendenz [97]. Ein solcher Honig hat also zwei Phasen mit unterschiedlichen a_w-Werten, unten einen niedrigeren a_w-Wert als oben.

Horn gibt die Gärungstendenz wie folgt an (Tabelle 28):

Wassergehalt in %	**Gärungstendenz**
‹ 17,1	keine, unabhängig von der Zellzahl
17,1 – 18,0	keine, wenn Zellzahl ‹ 1000/g
18,1 – 19,0	keine, wenn Zellzahl ‹ 10/g
19,1 – 20,0	keine, wenn Zellzahl ‹ 1/g
› 20,0	permanente Gärungsgefahr

Tabelle 28: Gärungstendenz bei Honig in Abhängigkeit des absoluten Wassergehaltes (Quelle: Horn, 2006, S. 81)

Dies bedeutet, je niedriger der absolute Wassergehalt und damit auch der a_w-Wert ist, desto seltener tritt Gärung ein. Steigt das frei verfügbare Wasser, sind stetig weniger Hefen zur Auslösung einer Gärung nötig. Allerdings wachsen die osmophilen Hefen (Zygosaccharomyces) nicht mehr, wenn der Zuckergehalt unter 50 % des verdünnten Honigs sinkt [35]. Also vermehren sich osmophile Hefen nur im Honig, wenn der absolute Wassergehalt des Honigs zwischen 17 und 50 % liegt. Nur bei sehr stark sezernierenden Wunden würden die Hefen auf Grund des zu geringen Zuckergehaltes nicht mehr wachsen können. Da sich diese Hefen ab einer Temperatur von 27 °C unabhängig vom Wassergehalt des Honigs nicht mehr vermehren, ist dies für die Wundheilung nicht relevant.

Gleiter [67, 68] beschreibt die Änderung der Wasseraktivität bei verschiedenen Honigsorten und deren Kristallisationszustand, wobei wesentlich tiefere Wasseraktivitätswerte bei Honigen zwischen 0,5 und 0,65 angegeben werden. Allgemein gilt, bei gleichem Wassergehalt liegt die Wasseraktivität bei kristallisiertem Honig höher als bei flüssigem Honig. Bei flüssigen Honigen mit gleichem Wassergehalt liegt die Wasseraktivität bei Honigtauhonigen höher als bei Blütenhonigen. Dies ist durch die unterschiedlichen Zuckerkonzentrationen zu erklären. Allgemein enthalten Blütenhonige mehr Glucose als Honigtauhonige. In Honigtauhonigen finden sich mehr Oligosaccharide. Monosaccharide können mehr Wasser binden als Oligosaccharide. In Bezug auf Wundheilung wären bei infizierten Wunden eher Blütenhonige zu verwenden, um durch den niedrigen a_w-Wert ein Bakterienwachstum länger zu verhindern.

Grundsätzlich sind Zellmembranen der Mikroorganismen und die Zellen des Wundgrundes durchlässig für kleinmolekulare Stoffe, wie Ionen, Harnstoff und Glucose. Daher stellen diese Membranen keine idealen semipermeablen Membranen dar. Sie besitzen meist eine erhöhte Permeabilität für Wasser und gelöste Teilchen. Dies bedingt bei einem Stoffaustausch in der Regel einen begleitenden osmotischen Wasserstrom. Besonders durchlässig sind Kapillarwände, die nur die großen Plasmaproteine zurückhalten [226]. Osmose wirkt zellunabhängig. Wenn Bakterien durch eine angenommene osmotische Wirkung geschädigt würden, müssten auch die neu gebildeten Granulationszellen der Wunde geschädigt werden. Dann hätten Zucker oder Honig eine zelltoxische Wirkung und wären für die Wundbehandlung nicht geeignet. Tatsächlich sind Bakterien mit einer Zellwand gegen Schwankungen des osmotischen Druckes sehr unempfindlich. Nur Bakterien ohne Zellwand, wie z. B. Protoplasten, sind bei Änderungen des osmotischen Druckes sehr empfindlich und leicht zum Platzen zu bringen [77].

Beim bakteriellen Abbau der Aminosäuren abgestorbener Zellen, entstehen bei manchen Bakterien sehr penetrant riechende Verbindungen aus Stickstoff und Schwefel [98]. Laut *Igelbrink* wird der Bakterienstoffwechsel bei dem hohen Zuckerangebot bei Honigwundauflagen umgestellt. Der üble Wundgeruch ist in wenigen Tagen nicht mehr vorhanden [99].

Dies wird durch *Krämer-Eis* bestätigt:

> „Wahrscheinlich schalten die Wundbakterien bei dem plötzlichen Angebot von Zucker ihren Stoffwechsel auf den Abbau von Kohlehydraten um, sodass die übel riechenden Stickstoff- und Schwefelverbindungen erst gar nicht entstehen." (Krämer-Eis, 2012, S. 20)

Somit sind Bakterien, die bei dem wenig frei verfügbaren Wasser noch überleben können, in der Lage, ihren Stoffwechsel an die neuen Bedingungen der hohen Zuckerkonzentration anzupassen.

Entsprechend der oben aufgeführten Mechanismen ist davon auszugehen, dass eine wichtige antibakterielle Wirkung von Honig bzw. Zucker primär auf das nicht zur Verfügung stehende freie Wasser, ausgedrückt durch den a_w-Wert, und nicht durch Osmose bewirkt wird.

3.12 Bestrahlter Honig

Im Gegensatz zur Trocknung ist die Bestrahlung zur Haltbarmachung von Lebensmitteln noch eine recht junge Methode. Seit 1898 ist die keimtötende Wirkung durch energiereiche Strahlung bekannt [6].

Allerdings sind die Meinungen über Bestrahlung zum Teil sehr unausgewogen. So schreibt z. B. *Gottlieb Ebel* in seinem Buch „Bienensegen“:

> „Alle denaturierten, verkochten oder sterilisierten Nahrungsmittel sind so gesehen leer.“ (Ebel, 1988, S. 208)

Wenn diese Aussage stimmen würde, wäre die Wirkung von sterilisiertem Honig in der Wundbehandlung auf die keimhemmende Wirkung der Zucker beschränkt.

Die Rahmenrichtlinien der EU besagen, Lebensmittel dürfen nur dann mit ionisierenden Strahlen behandelt werden, wenn dies hygienisch erforderlich, dadurch ein technischer Vorteil oder ein Verbrauchernutzen entsteht [62].

Es gibt auch bei sehr guter Hygiene keine nicht mit Mikroben besiedelten Lebensmittel. *Borneff* gibt an, der Keimgehalt liege allein in der Luft je nach Standort und Jahreszeit zwischen 100 und 500 Keimen pro m^3. Von daher können Lebensmittel und auch Honig nicht keimfrei sein [20].

Laut WHO sollen in den Industrienationen ca. 30% der Bevölkerung pro Jahr an Lebensmittelinfektionen oder gar Lebensmittelvergiftungen erkranken [151]. Also ist der Hintergrund der ionisierenden Bestrahlung die Wachstumshemmung bzw. Inaktivierung von Keimen und deren Sporen. Dadurch werden Lebensmittel haltbarer und Honig für die Wundbehandlung steril.

Darüber hinaus wird Bestrahlung bei Lebensmitteln auch zur Hemmung der Auskeimung z. B. bei Kartoffeln, zur Verzögerung der Reifung von Früchten und Gemüse und zur Insektenvernichtung benutzt. Dazu wird Gamma-,

Elektronen- oder Röntgenstrahlung eingesetzt. Es wird unterschieden zwischen der Teilchenstrahlung und der Photonenstrahlung.

Die **Elektronenstrahlung**, also β-Strahlung, ist eine *Teilchenstrahlung* mit beschleunigten energiereichen Elektronen. Sie werden in Linearbeschleunigern gewonnen. Dabei wird die Energie auf 10 MeV beschränkt [151].

Zur *Photonenstrahlung*, also elektromagnetische Wellen, gehören Gammastrahlen und Röntgenstrahlen. Diese Strahlenarten sind energiereiches, sehr kurzwelliges Licht. Unabhängig von der Entstehung der Strahlen werden diese als γ-Quanten bezeichnet.

Gammastrahlen entstehen beim radioaktiven Zerfall. Zur Erzeugung der Gammastrahlen in der Lebensmittelbestrahlung werden in der Regel Cobalt-60-Isotope verwendet, die aus Cobalt 59 hergestellt werden.

Die **Röntgenstrahlung** wird in einem Röntgenkonverter durch Abbremsung von beschleunigten Elektronen erzeugt.

Bei den γ-Quanten wird die Energie auf 5 MeV beschränkt [151].

Jedes γ-Quant bewegt sich mit Lichtgeschwindigkeit und tritt bei Durchstrahlung von Materie mit Elektronen oder den Atomkernen in Kontakt. Die entstehende Wechselwirkung ist abhängig von der Energie des einzelnen γ-Quants und unabhängig von der Strahlungsintensität, also der Menge der Quanten.

Die Energiebeschränkung auf 5 MeV bei γ-Quanten und 10 MeV bei Elektronen dient dazu, eine induzierte Radioaktivität sicher zu verhindern. Es werden also keine Kernspaltungsprozesse angeregt. Die natürlich vorkommende Radioaktivität wird durch die Bestrahlung nicht beeinflusst.

Die **γ-Strahlung** tritt mit der Materie in Wechselwirkung. Dabei treten verschiedene Effekte auf:

1. **Klassische Streuung**, auch Rayleigh-Streuung genannt: Ohne Energieverlust werden elektromagnetische Wellen von ihrer Richtung abgelenkt.
2. **Fotoeffekt**: γ-Quanten übertragen ihre Energie vollständig auf Elektronen, die aus der Atomhülle gestoßen werden. Das heißt, das γ-Quant ist absorbiert. Die Elektronen werden Sekundärelektronen genannt und entsprechen in ihrer Wirkung den β-Strahlen (Abbildung 23)

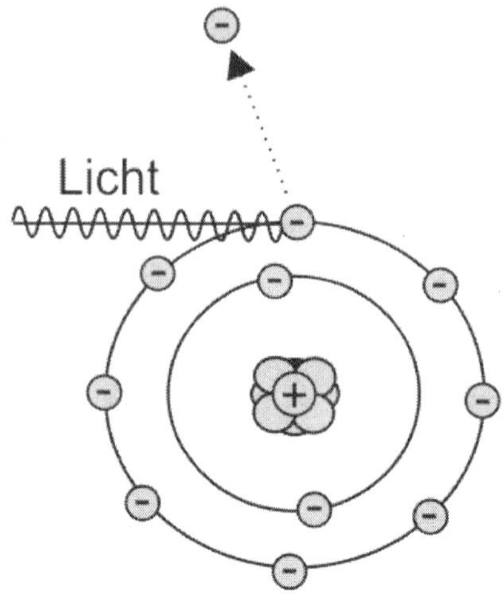

Abbildung 23: Fotoeffekt (Harms, 2010, S. 183)

3. **Compton-Effekt**: Hierbei wird die Energie des γ-Quants nur teilweise auf das Elektron übertragen. Das Elektron wird dennoch aus der Atomhülle geschlagen, während das abgeschwächte γ-Quant in eine andere Richtung gestreut wird (Abbildung 24).

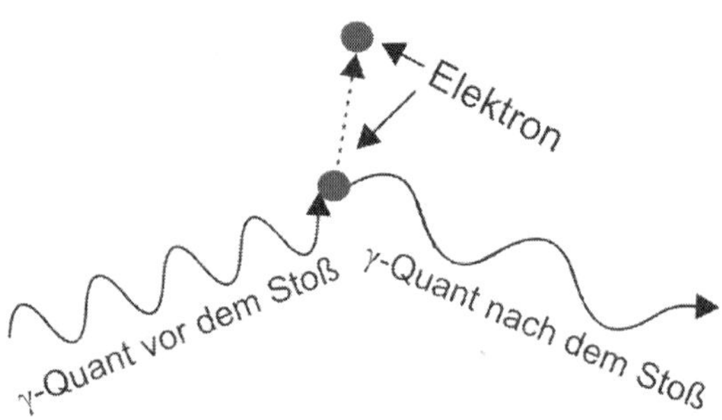

Abbildung 24: Compton-Effekt (Harms, 2010, S. 239)

4. **Paarbildung**: Erst ab einer Energie von 1,022 MeV kann sich Strahlung in Materie umwandeln. Ein γ-Quant, welches in das elektrische Feld eines Atomkerns gelangt, wird in ein Elektron und ein Positron je mit

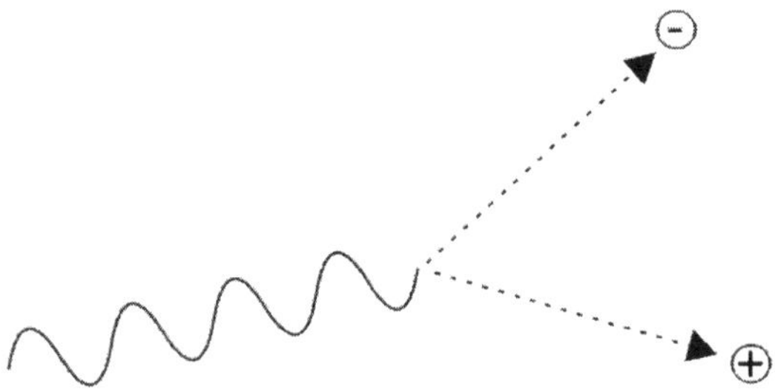

Abbildung 25: Paarbildung (Harms, 2010, S. 239)

einer Energie von 511 keV verwandelt. Das γ-Quant wird dadurch vollständig absorbiert (Abbildung 25).

5. **Kernreaktionen**: *Harms* schreibt, dass γ-Quanten mindestens 6 MeV besitzen müssen, um Kernreaktionen anregen zu können.

Es gibt auch eine Mindestenergie, die nötig ist eine Ionisation auszulösen. Diese Ionisierungsenergie beträgt laut *Harms* pro Quant ca. 30 bis 60 eV je nach Beschaffenheit der bestrahlten Moleküle [81]. Wenn **beschleunigte Elektronen** auf Materie treffen, verwandeln die meisten ihre Energie in Wärme. Hebt ein ankommendes Elektron ein Elektron aus der Atomhülle auf ein höheres Energieniveau, eine höhere Bahn bzw. Schale, wird das Atom angeregt. Springt das Elektron nun wieder in seine alte Bahn zurück, wird die frei werdende Energie als elektromagnetische Welle abgegeben. Handelt es sich um ein Elektron einer inneren Schale, wird ein Röntgenquant abgegeben. Handelt es sich hingegen um ein Elektron einer äußeren Schale, wird ein Quant sichtbaren Lichtes abgegeben.

Bei höheren Energien werden Elektronen aus der Atomhülle gestoßen, Ionen entstehen. *Kamke* und *Walcher* schreiben, dass bei Energien im Bereich von 10 bis 100 MeV die Entstehung der Röntgenstrahlung und die der Ionisation ungefähr gleich sind. Erst bei noch höherer Energie überwiegt die Ionisation [112].

Abbildung 26 stellt die Bereiche der oben beschriebenen Strahlen sehr übersichtlich dar:

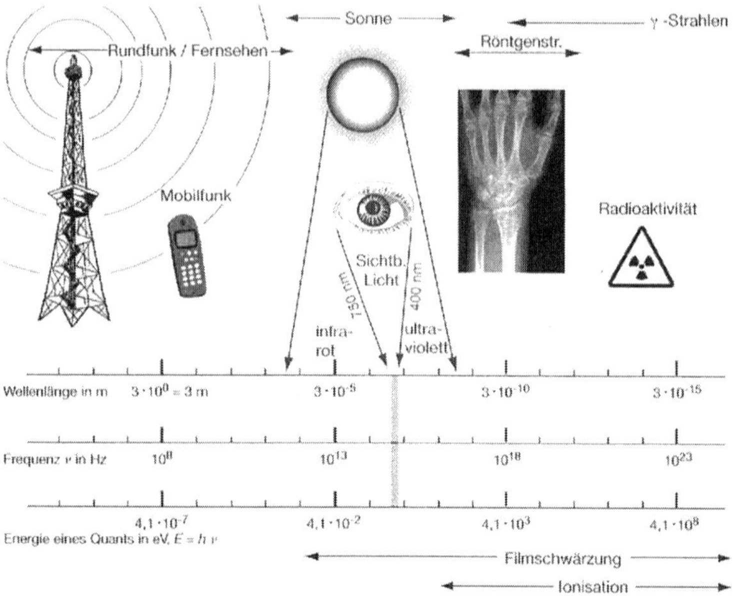

Abbildung 26: Elektromagnetisches Spektrum mit Angabe von Wellenlänge, Frequenz und der Energie eines einzelnen Quants sowie der technischen und biologischen Bedeutung der Strahlung (Harms, 2010, S. 271)

Zum besseren Verständnis wird die Definition der Maßeinheiten aus dem Artikel: „Lebensmittelbestrahlung: noch ein Thema?“ vom Bundesverband der Lebensmittelchemiker/-innen im öffentlichen Dienst e. V. (BLC) übernommen:

„Energie der Strahlung:

> **Maßeinheit**: Mega-Elektronenvolt **(MeV)**. Ein Elektronenvolt (eV) ist die kinetische Energie, die ein Elektron beim Durchlaufen eines elektrischen Feldes von 1 Volt erfährt. Bei Durchlaufen eines Feldes von 1 Mio. Volt oder 1000 Kilovolt sind das 1 MeV.

Dosis (Maß für die vom Gut absorbierte Strahlenenergie)

> **Maßeinheit**: Gray **(Gy)** oder Kilogray **(kGy)**. 1 Gy entspricht einer absorbierten Energiemenge von 1 Joule/kg. 1 kGy = 1000 Gy = 1000 J/kg

10 kGy ist die Energiemenge, die 1 kg Wasser um 2,4 °C erwärmt

Alte Maßeinheit für Dosis: **rad** (radiation absorbed dosis): **100 rad = 1 Gy**

Dosisleistung: (Maßeinheit für die Leistung einer Anlage)

Maßeinheit: Gy/s

1 Gy/s = 1 Watt/kg = 3,6 kGy/h“ (Brockmann; Erning, 2006, S. 2)

Die verschiedenen Strahlenarten weisen jeweils Vor- und Nachteile auf:

Elektronenstrahlen dringen nicht so tief ein, so dass nur Waren auf Transportbändern oder kleinere verpackte Ware behandelt werden kann, wohingegen mit Gammastrahlen komplette Europaletten durchstrahlt werden.

Dies wird durch die Halbwertsdicke angegeben, also die Schichtdicke, bei der die Strahlungsintensität um die Hälfte abgenommen hat. *Harms* gibt als Faustregel der Halbwertsdicke einen bildhaften Vergleich an: α-Strahlen 1 Buchseite, β-Strahlen 1 Buch und γ-Strahlen 1 Bibliothek [80]. Alphateilchen, also Heliumkerne bestehend aus 2 Protonen und 2 Neutronen, sind für die Lebensmittelbestrahlung nicht geeignet. Die Sterilisation mit Elektronen ist innerhalb von Sekunden möglich, während sie mit Gammastrahlen Stunden benötigt. Anlagen für Röntgenstrahlen oder Linearbeschleuniger können jederzeit abgestellt werden, während radioaktive Stoffe weiter strahlen.

Brockmann und *Erning* schreiben, dass zur Sterilisation, also zur vollständigen Abtötung aller Mikroorganismen und Viren mindestens eine Dosis von 44 kGy notwendig ist. Diese Dosis wird z. B. für Lebensmittel der NASA-Raumflugprogramme angewendet.

Hahn, *Falke* und *Klein* beschreiben in ihrem Buch „Medizinische Mikrobiologie“ den Bestrahlungsvorgang noch etwas genauer. Das zu sterilisierende Gut liegt auf einem Transportband, welches mit konstanter Geschwindigkeit durch ein Bestrahlungsfeld läuft. Empfohlen wird in der Regel eine Dosis von 25 kGy, deren Erreichen mit Hilfe der Dosimetrie kontrolliert wird. Das Sterilisiergut erwärmt sich dabei um einige Grad. Eine Nachbehandlung ist nicht erforderlich.

Nun sind wie in Tabelle 29 ersichtlich, nicht alle Mikroorganismen gleich strahlensensibel.

Mikroorganismus	Bestrahlungsdosis zur Abtötung
Pilze und Pilzsporen	12 kGy
Micrococcus radiodurans	60 kGy
Bakteriensporen allgemein	20 kGy
Clostridium botulinum Sporen	37 kGy
Poliomyelitis Viren	40 kGy
Enzephalitis Viren	45 kGy

Tabelle 29: Strahlenempfindlichkeit verschiedener Mikroorganismen (Quelle: Hahn, 1991, S. 74)

Zum Vergleich ist laut *Baltes* eine Strahlendosis von 5 bis 10 kGy für Säugetiere tödlich [6]. Wenn Lebensmittel bestrahlt werden, müssen diese mit „bestrahlt" oder „mit ionisierenden Strahlen behandelt" gekennzeichnet werden. Honig gehört nicht zu den Lebensmitteln, die normalerweise bestrahlt werden. Nun kann Honig aber für medizinische Heilbehandlungen sterilisiert werden.

Im Vergleich zur Erhitzung wird die Qualität, wie Nährwert und sensorische Eigenschaften, und die Beschaffenheit der Lebensmittel durch die Bestrahlung nur gering beeinträchtigt [228]. Dies ist gerade für Honig sehr wichtig, da die Enzyme bereits ab 40 °C geschädigt werden. Durch die Bestrahlung selbst entsteht nur eine geringe Erwärmung.

Baltes und *Matissek* schreiben, Lebensmittel erwärmen sich bei der Absorption von 10 kGy um ca. 2,5 °C, also unwesentlich mehr als die definierte Erwärmung von 1 kg Wasser um 2,4 °C bei gleicher Strahlendosis.

Bei der Reaktion ionisierender Strahlung im Lebensmittel, spricht man von der physikalisch-chemisch-biologischen Wirkung [62]: Sobald die Strahlung auf Materie trifft, wird innerhalb von 10^{-13} Sekunden die Energie wie oben beschrieben **physikalisch** übertragen. Ionisierte Moleküle entstehen.

Nun folgt die **physikalisch-chemische Phase**. Diese dauert ca. 10^{-10} Sekunden. Es finden Energieumlagerungen innerhalb der ionisierten Atome oder Moleküle statt. Es entstehen sehr reaktive Radikale, wie ·H und ·OH Radikale. Dies wird auch als Primärschaden bezeichnet, da er in jeder Art von Materie auftritt. Es folgt die dritte **chemische Phase** in wasserhaltigen

Stoffen in ca. 10^{-6} Sekunden. Die freien Radikale schädigen durch Oxidations- und Reduktionsvorgänge, also Elektronenabgabe und Elektronenaufnahme, umliegende Biomoleküle. Dies sind Sekundärschäden.

Bei der **zellulären Strahlenempfindlichkeit** ist DNS etwa 100-mal empfindlicher auf ionisierende Strahlen als die übrigen Zellorganellen [Strahlenschutzfortbildung, Münster, 26.11.2011].

Im Honig werden primär große Moleküle wie die DNS oder RNS der Bakterien und Sporen geschädigt. Kleinere Moleküle wie Enzyme und Eiweiße werden in weit geringerem Maße geschädigt [228]. Siehe Abbildung 27:

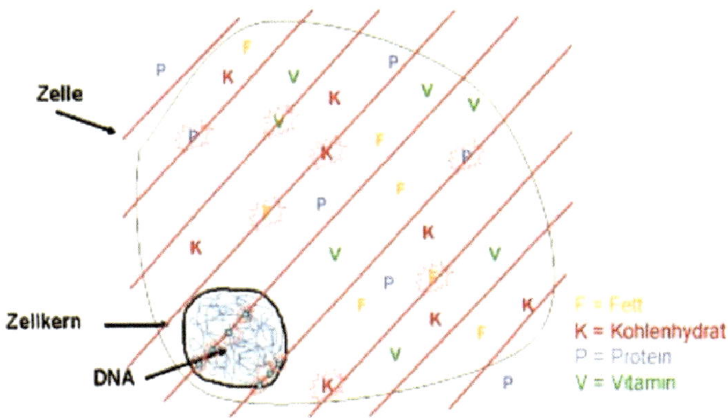

Abbildung 27: Ionisierende Strahlen verändern nur wenige Moleküle im Lebensmittel. Quelle: Henry Delincée, aus dem Artikel: Tüntsch, Johanna; Machowski, Gesa (2006): So wirken Strahlen in Lebensmitteln

Eine andere Einteilung der Strahlenwirkung ist die direkte und indirekte [56]: Bei der **direkten Wirkung** treten Veränderungen unmittelbar durch die Strahlung an den Molekülen auf. Es werden Molekülgruppen abgespalten, die Sekundär- und Tertiärstruktur verändert sich, Ketten brechen.

Bei der **indirekten Wirkung** bilden sich die oben beschriebenen freien Radikale ·H und ·OH als Bruchstücke des Wassers mit ihren nachfolgenden Reaktionen. *Felix* und *Ramm* beschreiben ein Verhältnis der direkten zur indirekten Strahlenwirkung von 1 zu 4.

Die Bestrahlungsdosis sollte zur Vermeidung von nicht erwünschten Nebeneffekten so niedrig wie möglich gewählt werden [62].

An Nebeneffekten treten folgende Reaktionen auf [62]:

- Bei Eiweißen werden Peptidbindungen gespalten, Säureamidgruppen entstehen und die Tertiärstruktur ändert sich. Es können Ammoniak und Schwefelverbindungen entstehen. Dadurch ändert sich die Viskosität des Lebensmittels, die Löslichkeit und Bindungsfähigkeit von Salzen und Farbstoffen wird verändert. Essentielle Aminosäuren wie z. B. Tryptophan werden bei sinnvoller Bestrahlung zu ca. 10 % zerstört.
- Positiv ist eine Verminderung des allergenen Potentials der Proteine. Bei Honig müsste diese Reduzierung der möglichen Allergieentwicklung dann auch auf die Pollen zu treffen.
- Bei der Bestrahlung von Fetten können Peroxide und Carbonylverbindungen (Kohlenstoffmonoxidverbindungen) auftreten.
- Polysaccharide werden hydrolytisch gespalten.
- Strahlenempfindlich sind auch Vitamine. Es können bis zu 60 % der Vitamine bei Lebensmittelbestrahlung zerstört werden.

Inwieweit bei der Bestrahlung antibakteriell wirksame Aromastoffe zerstört werden, ist aktuell noch nicht bekannt [96]. Durch die Bestrahlung entstehen auch neue Verbindungen, die zu Aromaveränderungen der Lebensmittel führen. Gemäß der WHO sind bestrahlte Lebensmittel unbedenklich [151].

Ein großer Vorteil der Bestrahlung ist die Durchdringung der Strahlen durch Verpackungsmaterial. Also kann der Honig in der Endverpackung behandelt werden, so dass eine Rekontamination verhindert wird.

Der Nachteil einer Bestrahlung ist in der Verringerung der Enzymaktivität und Verminderung der Vitamine zu sehen.

Die eigentlichen **Bestrahlungskosten** sind sehr gering. So kostet die Entkeimung von Gewürzen ca. 0,10 bis 0,15 €/kg. Die Sterilisierung medizinischer Produkte kostet ca. 0,30 €/kg. Im Gegensatz dazu stehen die Folgekosten bei Infektionen. So schätzt das Center for Disease Control and Prevention in der USA, dass ca. 900 000 Lebensmittelinfektionen weniger entstehen, wenn nur 50 % des verzehrten Fleisches und Geflügels bestrahlt worden wären. Weiter beinhaltet diese Schätzung 8500 weniger Krankenhausaufenthalte, 6000 weniger schwere Krankheitsfälle und 350 weniger Tote [151].

Aufgrund dieser erschreckenden Zahlen und den geringen Bestrahlungskosten wird die Verwendung und Forderung eines sterilen Honigs in der Wundbehandlung sehr plausibel. Allerdings wird die Verfügbarkeit in entlegenen Katastrophen- und Kriegsgebieten eingeschränkt. Es muss also eine Abwägung des Risikos einer Wundinfektion durch nicht sterilisierten Honig zu dem allgemeinen Risiko von Komplikationen erfolgen. Die gleiche Abwägung ist für den Hausgebrauch zu treffen.

Die Forscher *Postmes*, *Bogaard* und *Hazen* [182] untersuchten bestrahlten Honig mit dem Ziel eine **effektive Strahlendosis** zur Sterilisation des Honigs bei Erhalt der antibakteriellen Wirksamkeit zu erreichen. Es wurden Proben mit 50 g Honig mit je 6, 12, 18, 22 und 25 kGy aus einer Cobalt-60-Quelle bestrahlt. Dazu wurden Lindenhonige und ein Linden-Klee-Honig verwendet. Allerdings ergab die Pollenuntersuchung, dass es sich eher um Mischblütenhonige handelte mit einem Anteil an Linde. Die Proben wurden mit 10^6 Clostridium botulinum oder mit Bacillus subtilis Sporen versetzt. Weitere 50 g Proben wurden nur mit 5000 Clostridiensporen beimpft, was der natürlichen Sporendichte entspricht. Postmes gibt an, dass bei 8,5 % der Honige aus 270 Proben aus 7 Ländern 40 bis 80 Sporen pro Gramm Honig gefunden wurden.

Im Ergebnis wird nachgewiesen, dass bei einer Bestrahlung mit 25 kGy auch ein Honig mit einer Sporendichte von 10^6 steril wird. Schon bei 22 kGy ist die Nachweisgrenze erreicht, es keimen keine bebrüteten Sporen mehr aus. Bei der natürlichen Sporendichte von 5000 pro 50 g Honig reichen schon 18 kGy zur Sterilisierung aus.

Weiter wird festgestellt, dass auch bei 25 kGy die Aktivität der Glucose-Oxidase, die die Entstehung von H_2O_2 katalysiert, nicht beeinträchtigt wird. Allerdings lässt die Aktivität der Amylase deutlich nach. Bei 18 kGy wird die Aktivität um 21 %, bei 25 kGy um 43 % reduziert.

Nach dieser Untersuchung ist eine Bestrahlung von Honig mit **25 kGy** als **sicher steril** anzunehmen. Dies entspricht der oben beschriebenen Empfehlung bei *Hahn*.

Abzugrenzen von der Bestrahlung ist die in der Natur vorkommende Radioaktivität im Honig. Diese wird gemessen in Becquerel als die Zahl der Zerfallsakte pro Sekunde. Einerseits finden sich natürliche Isotope im Honig. Das radioaktive ^{40}K zerfällt beispielsweise in einem Mischblütenhonig mit 9,8 bis 69,5 Bq/kg (gemessen 1979) [141].

Andererseits lassen sich vom Menschen verursachten Radionuklide $^{239/240}Pu$ (Plutonium), ^{137}Cs (Cäsium), ^{90}Sr (Strontium), ^{131}I (Iod) und ^{103}Ru (Ruthenium) nachweisen [141]. Diese waren in Deutschland besonders hoch um 1965 durch die weltweit durchgeführten überirdischen Atomwaffentests und 1986 durch das Reaktorunglück in Tschernobyl [56, 141].

3.13 Gefilterter Honig

Entsprechend der neuen Honigverordnung ist eine Filtration zur Entfernung von anorganischen und organischen Fremdstoffen erlaubt [97]. Laut *Horn* werden dabei Filter von z. B. 120 µm Größe verwendet.

Dabei werden auch größere Pollen entfernt, jedoch dürfen darüber hinaus keine honigeigenen Stoffe entzogen werden.

Tatsächlich ist ein solch gefilterter Honig schon verändert. Die Kennzeichnung „Gefilterter Honig" muss aber erst bei Entfernung beträchtlicher Mengen Pollen aus dem Honig erfolgen. Da „beträchtliche Menge" nicht definiert ist, obliegt es dem Abfüller den Honig zu kennzeichnen oder nicht [167].

Lipp hat das in seinem Buch „Der Honig" so ausgedrückt:

> „Zander hat treffend formuliert, daß der Honig sein Herkunftszeugnis bei sich trägt, und zwar in Form von Pollenkörnern und anderen mikroskopisch kleinen Partikeln (Pilzhyphen und Sporen, Algen, feinkörniger und feinkristalliner Masse, Wachswolle von honigtauerzeugenden Insekten).
> Man kann diese Teilchen allerdings durch Filtern weitgehend aus dem Honig eliminieren, wodurch der Honig besonders klar erscheint." (Lipp, 1994, S. 112)

In den USA und Kanada wird Honig häufig filtriert, um alle möglichen Kristallisationskeime wie Pollen, Glucosekristalle, Kolloide, Staub und Luftblasen zu entfernen [97]. Dabei werden bereits sehr viele honigeigene Stoffe entzogen. Selbst Farbe und Geschmack des Honigs können sich verändern. In den meisten europäischen Ländern wird diese Art der Filtration nicht angewendet und für unzulässig gehalten [141]. Gefilterter Honig darf nicht mit anderen Honigen vermischt werden [97].

Nicht damit zu vergleichen ist die Filtration zur Entkeimung von Flüssigkeiten oder Gasen. Auf Grund der sehr kleinen Poren ist dazu entweder Druck oder Vakuum nötig. Die Membranfiltration ist definiert als die Trennung gelöster Stoffe aus Flüssigkeitsströmen oder die Trennung von Gasen [31]. Allerdings treten auch bei den besten Filtermaterialien einzelne große Poren auf durch die Erreger durchschlüpfen. Es ist sogar möglich, dass Keime durch die Poren durchwachsen [77]. Auch wenn Bakterien größtenteils herausgefiltert werden, schlüpfen Viren dennoch durch die Poren hindurch. Die meisten Bakterien haben einen Durchmesser zwischen 0,2 und 2 µm, wobei stäbchenförmige Bakterien zwischen 0,5 und 5 µm lang werden können [77]. Hefen und Schimmelpilze sind deutlich größer und erreichen einen Durchmesser von 5 bis 10 µm [62]. Viren hingegen sind erheblich kleiner. Ihre Größe liegt zwischen 25 und 300 nm [77].

Zur Entkeimungsfiltration werden in der Regel Membranfilter mit einer Porengröße von 0,2 µm verwendet. Dadurch wird eine Keimreduktion um bis zu 7 Zehnerpotenzen erreicht. Eine völlige Entkeimung ist nicht möglich [20].

Es werden in Abhängigkeit von der Porengröße verschiedene Arten der Filtration unterschieden [31]:

Mikrofiltration:	Porengröße:	0,1 – 10 µm (100 – 10 000 nm)
Ultrafiltration:	Porengröße:	0,001 - 0,03 µm (1 – 30 nm)

Üblicherweise bezieht sich die Membraneinteilung nicht auf die Teilchengröße, sondern auf die Molekülgewichtstrenngrenze.

Die atomare Masseneinheit (unit) bezieht sich auf $\frac{1}{12}$ der Masse eines Atoms des Kohlenstoffisotops $^{12}_{6}C$. Ein u (unit) ist definiert als: 1 u = 1,6605525 × 10^{-27} kg [112]. Die relative Atommasse (A_r) oder die relative Molekülmasse (M_r) entspricht dann dem Verhältnis der Atommasse des Elementes zur atomaren Masseneinheit u. Die relative Masse ist eine dimensionslose Größe (Formel nach *Kamke*):

$$\text{relative Atommasse / relative Molekülmasse} = \frac{\text{Masse eines Atoms / Moleküls}}{\frac{1}{12}\text{ der Masse des } ^{12}_{6}\text{C Atoms}}$$

Die frühere Größe ist Atomgewicht oder Molekülgewicht.

Bei der Ultrafiltration werden Teilchen oder Moleküle mit einem Molekulargewicht von ca. 1 000 bis 1 000 000 abgetrennt [31]. Das Retentat oder Konzentrat wird an der Membrangrenze zurückgehalten, das Permeat tritt hindurch.

Der Manukahonig des Medizinproduktes Medihoney™ z. B. wird ultrafiltriert und sterilisiert, um Hypoallergenität durch Pollenarmut und Keimfreiheit zu erreichen [persönliche Information der Firma ApoFit]. Ultrafiltrierter Honig wird außer in der Pharmaindustrie auch in der Kosmetik- und Lebensmittelindustrie verwendet [213]. Da Honig nicht flüssig ist, muss er zur Entkeimungsfiltration zunächst so weit verdünnt werden, bis er vollständig in Lösung gegangen ist. Anschließend muss er wieder getrocknet werden.

Smanalieva beschreibt die in der Industrie gebräuchliche Honigfiltration in zwei Schritten. Der 1:1 mit Wasser verdünnte und gelöste Honig, wird zunächst mit einer Membranporengröße von 100 bis 420 nm mikrofiltriert. Danach wird er mit Ultrafiltrationsmembranen mit einer Molekulargewichts-Ausschlussgrenze von 20 000 filtriert. Dies geschieht je nach Qualitätsanforderung bei 50 °C mit einem Druck von 50 mbar oder bei 57 °C mit einem Druck von 98 mbar. Dabei steigt der HMF-Gehalt um 5,2 bis 9,0 %. Die Hefezellen werden dabei nur bis zu 66 % entfernt [213]. Die anschließende Trocknung erfolgt im Vakuum als Verfahren der Gefriertrocknung bis zu einem Zuckergehalt von 78 % [6, 213]. Dies bedeutet, kleinere Moleküle wie Glucose mit einem Molekulargewicht (M_r) von 180 oder Saccharose mit einem Molekulargewicht von 342 gehen durch die Ultrafiltrationsmembranen in der Regel durch. Auch Aminosäuren wie Alanin (M_r: 89), Phenylalanin (M_r: 165) und Tryptophan (M_r: 204) passieren die Membran [31].

Größere Moleküle wie die Enzyme im Honig, z. B. Amylase mit einem Molekulargewicht von 24 000 bis 25 000 oder Saccharase mit einem Molekulargewicht von 57 300 werden größtenteils herausgefiltert [31, 141]. Noch größer ist Glucoseoxidase mit einem Molekulargewicht von 156 000 (gemessen bei Aspergillus niger) [209]. **Da viele honigtypische Inhaltsstoffe verloren gehen, handelt sich bei einem ultrafiltriertem „Honig" nach der Honigverordnung nicht mehr um Honig.**

Beim Manukahonig bleibt der antibakterielle Wirkstoff Methylglyoxal erhalten, jegliche Enzymaktivität geht aber mit den Enzymen verloren. Heimische Honige verlieren die Wirksamkeit des Wasserstoffperoxids. Auch viele andere Inhaltsstoffe mit antientzündlicher Wirkung wie Flavonoide und Phenolcarbonsäure werden dem Honig entzogen [167].

Zusammenfassend bleiben bei ultrafiltriertem Honig die Zuckerkonzentrationen in etwa gleich, der Aschegehalt soll zunehmen, Eiweiße und kolloidale Strukturen werden vermindert, der Geruch wird abgeschwächt und der Honig wird heller, er enthält weniger bakterielle Sporen [132]. Die gelösten Stoffe im Permeat sind nicht standardisiert [31].

Die Ultrafiltration wird auch zur Fälschung von Honig eingesetzt. So werden in China Rückstände von Antibiotika, besonders Chloramphenicol, aus dem Honig entfernt. Wenn teure Honigsorten mit billigem ultrafiltriertem Honig gestreckt werden, kann dies erst ab einer Beimischung von 25 % im Gesamterzeugnis nachgewiesen werden [167].

3.14 Honig und Gentechnik

Pflanzen, die durch Gentechnik verändert worden sind, werden seit 1996 kommerziell angebaut [97]. Besonders von für Bienen interessanten Trachtpflanzen gelangen Pollen in den Honig. Bedeutend sind dabei gentechnisch veränderter Raps aus den USA und Kanada und Soja aus Argentinien und Brasilien. Mais gehört zu den nektarlosen Pflanzen, dient aber als Pollenspender [141]. Bienen befliegen nur vormittags blühende Maisfelder im Juli und August [133]. Der in der EU angebaute gentechnisch veränderte Mais MON810 [100] ist von der Flächengröße gering und für die Bienen wenig attraktiv. So liegt die Menge der Genmaispollen im Honig an der Nachweisbarkeitsgrenze. Der Nachweis erfolgt über DNA Extraktion aus den Pollen, Polymerase-Kettenreaktion und Elektrophorese [97].

Was geschieht nun mit Honig, der Pollen gentechnisch veränderter Pflanzen enthält? Die Gesetzeslage ändert sich.

Zunächst hat der Europäische Gerichtshof (EuGH) am 6. September 2011 das sogenannte „Honig-Urteil“ gefällt [18]: Danach musste Honig, sobald auch nur geringe Mengen gentechnisch veränderte Pollen enthalten sind, für den Verkauf zugelassen werden. Solch ein Honig galt als Lebensmittel im Sinne des EU-Gentechnikrechts und war damit zulassungspflichtig. Lag keine Zulassung vor, musste der Honig vom Markt genommen werden. Hierbei wurden Pollen als Zutat zum Honig betrachtet.

Diese Vorstellung des Pollens als Zutat begann sich bereits 2012 zu ändern. Pollen wird nun als natürlicher Bestandteil des Honigs betrachtet. Dieser Regelung wurde vom Europäischen Parlament im April 2014 und vom Europäischen Rat im Mai 2014 zugestimmt [19]. Bei unverändertem Honig sind Pollen ein natürlicher Bestandteil. Jedoch werden Pollen bei gefälschtem Honig zur Herkunftsverschleierung oft hinzugefügt und sind damit eine Zutat. Dies berücksichtigt das neue Gesetz nicht. Da nun gentechnisch veränderte Bestandteile in Lebensmitteln erst ab einem Schwellenwert von 0,9 % [19] gekennzeichnet werden müssen, fällt die Kennzeichnungspflicht für Honig praktisch weg, da im Honig maximal 0,05 % [141] Pollen enthalten sind. Diese Urteile beschäftigen sich nicht mit einer möglichen gesundheitlichen Beeinträchtigung durch gentechnisch veränderte Pollen.

Bei der ökologischen Honigerzeugung dürfen genetisch veränderte Pflanzen nicht innerhalb eines Radius von 3 km vom Bienenstock aus angebaut werden [97]. Dieser Radius von 3 km bezieht sich am ehesten auf den Flugradius der Bienen, obwohl der manchmal auch weiter ist. Die Pollen, die über den Wind in den Honig gelangen, werden so nicht berücksichtigt. Damit ist, sobald in einem sehr großen, nicht bestimmbaren Radius vom Bienenstock aus gesehen Genpflanzen angebaut werden, Honig nicht mehr sicher frei von gentechnisch veränderten Pollen.

3.15 Buchweizenhonig

Unterschiedliche Honige sind zwar in ihrer Wirkung ähnlich, können aber doch erheblich in ihren Eigenschaften variieren. So konnte in dem Buchweizenhonig aus der Gegend New York weder Glucoseoxidase noch Wasserstoffperoxid gefunden werden. Der Wassergehalt lag bei 16,8 %. Es wird angenommen, dass die antibakterielle Wirkung mit begründet ist durch den sehr niedrigen pH-Wert von 3,3 und dem hohen Anteil an freien Säuren. Besonders stark ist die antiinflammatorische Wirkung durch eine Pufferung der entstehenden freien Radikale während des Heilungsprozesses und einer Modulation des Komplementsystems [12].

Wahrscheinlich ist die Glucoseoxidase inaktiv und daher nicht messbar. Glucoseoxidase kommt über den Bienenspeichel in jeden Honig. Sein pH-Optimum liegt bei 6. Da die Enzymaktivität bei einem pH von 3,3 und wenig freiem Wasser stark eingeschränkt ist, ist die nicht Messbarkeit gut erklärbar. Auch eine Wärmeschädigung des Enzyms ist möglich. Andernfalls müsste es Bienen geben, die keine Glucoseoxidase produzieren.

3.16 Manukahonig

Manukahonig wird gewonnen aus dem Nektar der Südseemyrte Leptospermum scoparium. Dieser Baum oder Strauch ist bekannt als Manuka bzw. New Zealand Tea Tree [35]. Manukahonig enthält fast kein Wasserstoffperoxid. Die dennoch vorhandene antibakterielle Wirkung wird unter dem Begriff „Nicht-Peroxid-Inhibine“ zusammengefasst [96]. Die Besonderheit des Manukahonigs wird dem darin enthaltenen Methylglyoxal (MGO), einem Abbauprodukt von Dihydroxyaceton, zugeschrieben. Methylglyoxal wurde erst 2007 im Manukahonig nachgewiesen [98].

Dihydroxyaceton ist eine Ketose, ein Dreifachzucker mit einer Ketogruppe. In Pflanzen ist Dihydroxyaceton in Form von Dihydroxyacetonphosphat sowohl am Zuckeraufbau als auch am Zuckerabbau beteiligt [212]. Im Nektar des Manukabaumes ist Dihydroxyaceton (Abbildung 28) in größerer Menge vorhanden. Erst im gelagerten Honig entsteht daraus ohne Enzymwirkung Methylglyoxal (Abbildung 29) als Abbauprodukt. Bei längerer Lagerung steigt die Konzentration weiter an [148]. Methylglyoxal ist eine recht stabile und gegen Wärme unempfindliche Verbindung [167].

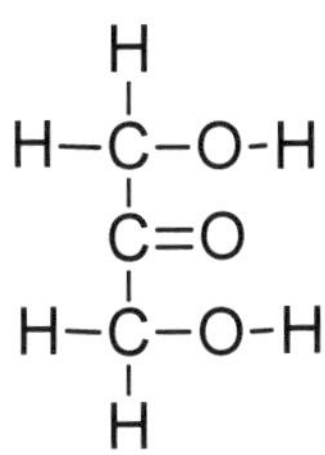

Abbildung 28: Dihydroxyaceton

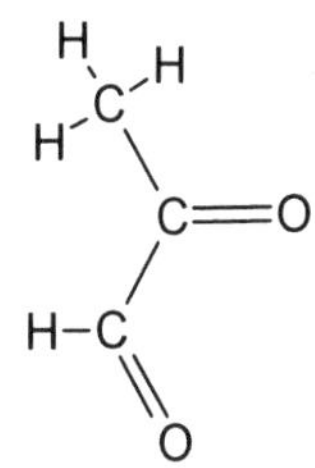

Abbildung 29: Methylglyoxal

Je nach Hersteller wird die Besonderheit des Manukahonigs als UMF, Unique Manuka Factor, einzigartiger Manukafaktor, oder direkt als MGO, Methylglyoxal, in mg/kg angegeben. Manchmal werden auch beide Werte gleichzeitig angegeben. Zur besseren Vergleichbarkeit siehe Tabelle 30:

UMF	5	10	15	20	22-25	27-28
MGO [mg/kg]	50-150	200-280	380-500	750-850	1000-1200	1250-1300

Tabelle 30: UMF/MGO (Quelle: nach Hainbuch, 2013, S. 47)

UMF wird durch einen standardisierten Agardiffusionstest im Vergleich zur antibakteriellen Wirksamkeit zu Phenol gemessen. Dies bedeutet, UMF 20 entspricht der Wirksamkeit einer 20 %igen Phenollösung [96].

Methylglyoxal kommt außer in Manukahonig auch in anderen Lebensmitteln vor, z. B. in Wein, Bier, Brot und Soja [148]. Andere Honigsorten enthalten meist Konzentrationen an Methylglyoxal von 1 bis 2 mg pro kg [98].

Die folgende Tabelle 31 bestätigt dies, wobei dunkle Honige meist eine etwas höhere MGO-Konzentration haben:

Honigsorte	Anzahl der Proben	MGO-Gehalt (mg/kg)
Lindenhonig	3	0,64
Akazienhonig	3	0,76
Rapshonig	6	0,83
Lavendelhonig	2	1,11
Blütenhonig	9	1,20
Weißtannenhonig	15	1,24
Löwenzahnhonig	3	1,33
Götterbaumhonig	7	1,40
Tannen- / Fichtenhonig	13	1,83
Sommertrachthonig	16	1,89
Waldhonig mit Edelkastanie	11	1,94
Waldhonig	3	1,96
Blütenhonig mit Weißklee	2	1,97
Fichtenhonig	15	1,99
Wald- und Blütenhonig	9	2,03
Edelkastanienhonig	15	2,72
Thymianhonig	2	14,94
Manukahonig	3	94,41
Medihoney™ Wundgel	3	74,05
Medihoney™ Honig	3	394,83

Tabelle 31: Gehalt an Methylglyoxal (MGO) verschiedener Honige (Quelle: nach Horn, 2013, S. 2650)

Auf Grund der Toxizität des Methylglyoxals baut der Körper MGO über die Enzyme Glyoxalase I und Glyoxalase II zu Lactat ab [98]. Eine Wirkung ist die Störung der Stoffwechselregulierung durch eine Bindung an RNS oder DNS [167].

Es wird angenommen, dass die antibakterielle Wirkung des Manukahonigs einen MGO-Gehalt von über 150 mg pro kg Honig erfordert [148]. Danach würde weder ein konventioneller Manukahonig noch das Medihoney™ Wundgel eine ausreichende antibakterielle Wirkung entwickeln.

Methylglyoxal reagiert weiter mit Eiweißen im Gewebe, besonders mit Kollagen. Es führt zu Vernetzungen und Kondensierungen der Proteine, irreversible AGEs (Advanced Glycation Endproducts) entstehen. Diese Reaktion von reduzierenden Zuckern mit Eiweiß ist eine Maillard-Reaktion. Die Kollagenschädigung führt zu Fibrosen bei chronischen Wunden. Weiter wird die Immunantwort und Mikrozirkulation der Gefäße gestört.

Gerade bei Diabetikern führen die zelltoxischen Wirkungen des Methylglyoxals und der AGEs zu Heilungsverzögerungen und Aufrechterhaltung einer chronischen Entzündung durch Anregung neutrophiler Granulozyten [148]. Zusätzlich fördert das Methylglyoxal bei Diabetikern die schmerzhafte Polyneuropathie, weil die Schmerzfasern in ihrer Empfindlichkeit zunehmen [164]. Eine hohe Blutglucosekonzentration bei Diabetikern führt durch die Entstehung von AGEs im extrazellulären Gewebe zum Verlust der Gefäßelastizität [148]. Diese Mikroangiopathie beim Diabetes verursacht weiter eine Verdickung der Basalmembran und eine Zunahme der kapillaren Durchlässigkeit [32].

Ob nun bei Diabetikern ein Verband mit Honig bei gegebenen Vorschädigungen kontraindiziert ist oder nur auf Manukahonig verzichtet werden sollte, ist aus dem vorliegenden Material nicht zu entnehmen. Anzunehmen ist aber, dass eine zunehmende Konzentration des Methylglyoxals bei allen Wunden zu einer zelltoxischen Wirkung führt. Tierexperimentell sind bei Manukahonig Nervenschädigungen nachgewiesen worden [167].

In chronischen Geschwüren mit einer bakteriellen Besiedlung sind die Zytokine TNF-α und IL-1 erhöht und stören die geordnete Wundheilung [11]. Auch beim Einsatz von Manukahonig wurde eine Erhöhung von TNF-α und IL-1β beobachtet. Daher ist gerade bei chronischen Wunden mit einer Verlängerung der Wundheilung zu rechnen [109]. Möglicherweise hängt dies mit der Konzentration des Methylglyoxals zusammen.

Das ätherische Teebaumöl ist wirksam gegen Bakterien, Pilze und Viren. Es kann allerdings eine lebenslange Kontaktallergie auslösen [82]. Da der Manukabaum mit dem Teebaum verwandt ist, ist anzunehmen, dass auch die ätherischen Öle im Manukahonig antibakteriell wirken, aber eben auch zu einer erhöhten Allergierate führen können.

4 Wundheilung

Um den Bezug zwischen Wundheilung und Honig bei gleichzeitiger internationaler Bedeutung darzustellen, wird das Zitat von *Dr. Efrem* aus Nigeria in dem Buch „Natürliche Medizin in den Tropen" vorangestellt:

> „Honig enthält einen Bakterien abtötenden Stoff, das Inhibin, das Bakterien aus den Wunden entfernt. Honig absorbiert Wasser und trocknet somit die Verletzung aus. Honig kann in einigen Wochen zur Vernarbung von Wunden führen, die vorher lange Zeit jeder Behandlung widerstehen." (Hirt, M´Pia, 1996, S.100)

4.1 Physiologische Wundheilung

Die Ausführungen zu Wunden beziehen sich auf offene Hautwunden unabhängig von deren Entstehungsart, zum Beispiel Platzwunden, Schürfwunden oder Brandwunden. Neben den mechanisch entstehenden Wunden gibt es auch ischämische, mangeldurchblutete Defekte, z. B. Infarkte, oder entzündliche, infektiöse Ursachen, wie z. B. Abszesse.

Nur Wunden bei denen die Basalmembran erhalten ist, heilen ohne Narbenbildung vollständig ab.

Bei der **primären Wundheilung** heilt die nicht infizierte Wunde mit gut aneinander liegenden Wundrändern komplikationslos ab. Es bleibt nur eine schmale bindegewebige Narbe zurück.

Die **Wundheilung unter dem Schorf** findet sich bei kleineren oberflächlichen Wunden. Der Schorf löst sich nach Beginn der Epithelisierung.

Klaffende oder großflächige Wunden und jede Heilungsstörung führt zu einer **sekundären Wundheilung**.

Die Wundheilung wird in drei Phasen eingeteilt, die exsudative (inflammatorische), die proliferative und die reparative Phase. Die einzelnen Phasen gehen fließend ineinander über. Dabei bilden die beteiligten Zellen eine Vielzahl von Zytokinen, Wachstumsfaktoren und Chemokinen, wie in folgender Tabelle 32 aufgeführt [11, 72]:

Abkürzung	Bezeichnung	Funktion
BFG	Basic Fibroblast Growth Factor	regt Fibroblasten zur Regeneration an
EGF	Epidermal Growth Factor	Anregung der Adhäsion, Differenzierung, Migration und Proliferation der Keratinozyten
FGF	Fibroblast Growth Factor	Anregung der Fibroblastenproliferation und Angiogenese, die Matrix bildet sich, die Wunde kontrahiert
GM-CSF	Granulocyte Macrophage Colony Stimulating Growth Factor	regelt die Proliferation der Epidermiszellen
HGF	Hepatocyte Growth Factor	lockt neutrophile Granulozyten, Monozyten und Mastzellen an; regt die Zellteilung an
IGF-1	Insulin-like Growth Factor	Endothelzellen wandern ein, Angiogenese, Kollagensynthese und die Bildung der extrazellulären Matrix wird angeregt
IL-1	Interleukin 1	Lymphozyten werden aktiviert, es kann eine überschießende Entzündungsreaktion auftreten
IL-6	Interleukin 6	Lymphozyten werden angeregt, können ebenfalls überschießende Entzündungsreaktionen auslösen
KGF	Keratinocyte Growth Factor	Keratinozyten werden angelockt und proliferieren
PDGF	Platelet Derived Growth Factor	lockt neutrophile Leukozyten und Fibroblasten an und stimuliert die Fibroblastenproliferation
TGF-α	Transforming Growth Factor α	stimuliert die Zellproliferation und die Neovaskularisation
TGF-β	Transforming Growth Factor β	Makrophagen und Fibroblasten werden in die Wunde gelockt, die Angiogenese und der Kollagenstoffwechsel wird angeregt
TNF-α	Tumor-Nekrose-Faktor α	Aktivierung der Lymphozyten, zelltoxisch
VEGF	Vascular Endothelial Growth Factor	regt die Angiogenese und die Kollateralenbildung an, Granulationsgewebe wird beschleunigt gebildet

Tabelle 32: An der Wundheilung beteiligte Zytokine, Wachstumsfaktoren und Chemokine (Quelle: Berchtold, 2001, S. 198; Grey, 2008, S. 101-103)

Exsudative Phase:

Nach einer Verletzung kontrahieren sich die Gefäße und die Gerinnung beginnt. Thrombozyten lagern sich zusammen und ein Thrombus aus Blut und Fibrin entsteht. Dieser schützt die Wunde vor Bakterien und Austrocknung. Nun wandern Monozyten, die sich in Makrophagen umwandeln, und neutrophile Granulozyten in das Wundgebiet ein. Sie phagozytieren Zellreste und Bakterien. In manchen Einteilungen wird diese Wundreinigung als *resorptive Phase* bezeichnet. Die entzündliche Reaktion des Körpers beginnt. Zusätzlich entsteht durch eine Elektrolytverschiebung ein osmotisch bedingtes interstitielles Ödem. Durch die Verminderung des Gasaustausches entwickelt sich eine Azidose mit O_2-Mangel und CO_2-Zunahme. Der pH-Wert sinkt. Dies führt zu einer vermehrten Gefäßpermeabilität mit Verstärkung des Ödems. In das Wundbett wird ein seröses Exsudat mit Immunglobulinen abgegeben, wodurch eine Säuberung entsteht. Der Stoffwechsel muss sich auf eine anaerobe Glykolyse umstellen. Dabei fällt Milchsäure und Zitronensäure an.

Nun werden Fibroblasten und Endothelzellen zur Proliferation angeregt. Fibroblasten bilden eine extrazelluläre Matrix, ein Gitternetz im Thrombus. Diese Matrix besteht aus Fibronektin, Hyaluronsäure und Glykosaminglykan. Entlang der Gitterstruktur wachsen Fibroblasten und Endothelzellen. Kapillaren sprossen ein. Die Verbesserung der lokalen Durchblutung bedingt eine bessere O_2-Versorgung, CO_2-Abnahme und eine pH-Normalisierung.

Proliferative Phase:

Ein ganz junges Bindegewebe, das Granulationsgewebe entsteht. Die Kapillarknospen verleihen dem Gewebe ein körniges Aussehen. Das lateinische *Granulum* bedeutet Körnchen.
In dieser Phase beginnt auch die Kollagensynthese. Fibroblasten synthetisieren zunächst Hydroxyprolin, die Grundsubstanz des Kollagens. Weiter entsteht aus Protokollagen und Tropokollagen das Kollagen Typ III und daraus Kollagen Typ I.
Während die phagozytierenden Zellen abnehmen, nehmen die Fibroblasten zu. Fibroblasten entwickeln sich weiter zu Myofibroblasten, die die Wunde zusammenziehen. Nun wandern Epithelzellen ein, die Wunde epithelisiert.
Die Gewebefasern richten sich entsprechend der mechanischen Belastung aus und verleihen der Wunde Stabilität.

Reparative Phase:

In der letzten Phase der Wundheilung nimmt die Zahl der Zellen und Kapillaren ab, dafür steigt die Menge des Kollagens. Ebenfalls nimmt der Gehalt an Proteoglykanen und an Hyaluronsäure ab. Dies geschieht durch Enzyme, den Matrixmetalloproteasen, die überwiegend in Fibroblasten gebildet werden. Eine mechanisch stabile Narbe entsteht. Ihr Stoffwechsel passt sich der Umgebung an. Bei der sekundären Wundheilung ist die Narbe oft von minderer Qualität. Es kann auf Grund der Narbenschrumpfung ein sichtbarer Defekt zurückbleiben.

Wie lange die einzelnen Phasen der Wundheilung dauern ist in Tabelle 33 übersichtlich dargestellt:

Primäre Wundheilung	**Sekundäre Wundheilung**
Exsudative Phase	
Stunden	Tage
Proliferative Phase	
4-6 Tage	Wochen
Reparative Phase	
Wochen	Monate

Tabelle 33: Ungefähre Zeiten der Wundheilung (Quelle: Berchtold, 2001, S. 200)

4.2 Wundheilungsstörung

Nicht alle Wunden heilen problemlos. Störungen können zum Beispiel starke Spannung, mechanische Belastung, Infektionen oder mangelnde Durchblutung sein. Systemische Erkrankungen wie Diabetes mellitus oder Immunschwäche und Medikamente, wie Cortison und Zytostatika, können eine Heilungsverzögerung bedingen.

Auch wenn sich der Inhalt dieser Arbeit nur auf die lokale Behandlung der Wunden bezieht, gehört gerade bei chronischen Wunden die Diagnose und die Behandlung der Grunderkrankung zur Therapie. Es wird empfohlen, bei Wunden, die nach 6 Wochen keine Heilungstendenz zeigen, nach weiteren Ursachen zu suchen [195].

So gelten Wunden als **chronisch**, wenn sie in drei Monaten nicht abheilen [111]. Manche geben einen Zeitraum von nur 6 bis 8 Wochen an [231]. Bei chronischen Wunden kann der Heilungsprozess in jeder Phase unterbrochen sein [72]. Durch TNF-α und IL-1 werden die Fibroblasten angeregt zu viele Matrixmetalloproteasen zu bilden, die dann Proteine im Extrazellulärraum attackieren [11]. Bei 80 % der chronischen Wunden sind die Matrixmetalloproteasen um das 5 bis 10fache erhöht. Sie stören die Wundheilung, es erfolgt keine Granulation [231]. Die Entzündung wird aufrechterhalten. Der pH-Wert scheint sich bei länger dauernden chronischen Wunden von einem sauren Milieu zu einem basischen Milieu zu verschieben. Eine Untersuchung von *Schneider* [204] zeigte bei Patienten mit Druckulcera in den ersten drei Krankheitsstadien einen Anstieg des pH-Wertes von 5,7 über 6,9 bis 7,6 (siehe Abbildung 30). Stadium IV war in dieser Studie nicht beschrieben.

Chronische Wunden und stark infizierte Wunden mit einer hohen Bakterienzahl haben einen pH-Wert über 7,3, während akute, eitrige, nekrotisch belegte und chronische Wunden mit Heilungsfortschritt im sauren pH-Bereich liegen. Interessanterweise heilen Wunden nach einer Hauttransplantation besser mit einem pH-Wert über 7,3 [204]. Nicht heilende Wunden könnten daher durch Verschiebung des pH-Wertes in den sauren Bereich wieder in den Heilungsprozess kommen [71].

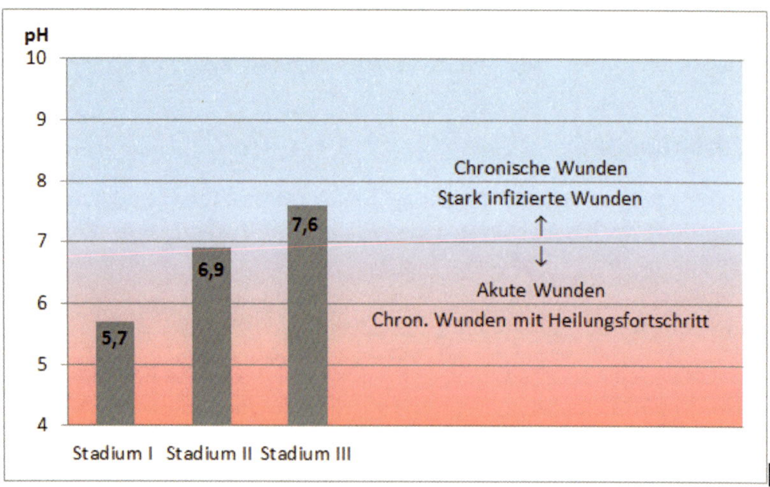

Abbildung 30: Stadien der Druckulcera und Wundheilung in Abhängigkeit vom pH-Wert

Wundheilungsstörungen können bei **Mangelernährung** auftreten. Besonders bei einem Mangel an Albumin, Eisen, Folsäure, Selen, Vitamin C oder Zink. Eine Substitution ist zu empfehlen [111].

In Wunden zurückbleibende, nicht resorbierbare Fremdkörper können die Bildung von **Fremdkörpergranulomen**, knötchenförmigem Granulationsgewebe, auslösen [75]. Alle Wunden sind bakteriell besiedelt [72]. Bisher ist unklar, welche Bedeutung diese Besiedlung hat. Genauso unklar ist der Einsatz von Antiseptika [111]. Nicht jede besiedelte Wunde ist auch infiziert. Dennoch gehören **Infektionen** zu den Hauptursachen von Wundheilungsstörungen [72]. Ab einer Bakterienmenge von mehr als 10^5 pro Gramm Wundgewebe führt dies zu einer ernsthaften Wundschädigung [214].

Häufig sondern Wunden Wundsekret ab. Dieses ist serös, blutig-serös oder blutig. Eine besonders **starke Wundsekretion** wird durch eine Wundinfektion oder Ödeme hervorgerufen [72]. Bei **Durchblutungsstörungen** können trockene oder feuchte Nekrosen entstehen. Alle Nekrosen sind infektionsgefährdet und sollten entfernt werden [72]. Sehr unangenehm kann ein **übler Wundgeruch** werden. Dieser ist bedingt durch bakterielle oder mykotische Infektionen [72].

Einerseits gibt es überschießendes Granulationsgewebe, sogenanntes willdes Fleisch, das **Caro luxurians**. Die Epithelbildung wird behindert oder gar verhindert. Andererseits gibt es auch überschießende Narben. Es werden **hypertrophe Narben** im Bereich des Wundgebietes und eine darüberhinausgehende Narbenbildung, den **Keloiden** unterschieden [75, 208]. Dunkelhäutige Menschen neigen eher zu einer Keloidbildung als hellhäutige Menschen [189].

Schmerzen gehören bei vielen Wunden zum Heilungsprozess. Es gibt die gelegentlichen Schmerzen beim Verbandwechsel. Hingegen entstehen ständige Schmerzen bei Ödemen, Durchblutungsstörungen, Neuropathien oder Infektionen [72]. Auch Narbenschmerzen der bereits verheilten Wunde sind bekannt. Patienten mit Ulkus cruris entwickeln häufiger eine Typ-IV-Allergie gegen Bestandteile des Wundverbandes. Es entsteht ein **Kontaktekzem** rund um das Ulkus [111].

Nicht zu vergessen ist die **reduzierte Lebensqualität** von Patienten mit schlecht heilenden Wunden. Diese kann durch Störungen wie Schmerzen, unangenehmer Geruch, dauernde Verbandwechsel oder Bewegungseinschränkung hervorgerufen werden. Von diesen Störungen gilt der Schmerz als die bedeutendste Einschränkung [195]. Dies kann weiter zu sozialem

Rückzug, Schlafmangel, Abnahme der Leistungsfähigkeit und Depressionen führen [72].

Zu beachten ist, dass bei nicht heilenden Wunden oder einem verdächtigen Aussehen, **bösartige Neubildungen** durch eine histologische Untersuchung ausgeschlossen werden sollten.

Nicht bei allen Wundheilungsstörungen ist Honig hilfreich, dennoch vermag Honig einige Störungen zu reduzieren oder gar zu verhindern: Im Honig sind Aminosäuren, Eisen, Zink, Vitamin C und in Spuren auch Folsäure enthalten. So kann bei aufgetragenem Honig ein lokaler Mangel ausgeglichen werden.

4.3 Wundklassifikationen

Um Wunden besser beschreiben und Risiken abschätzen zu können, gibt es Klassifikationen für Brandwunden (Abbildung 31, Tabelle 34), Erfrierungen (Tabelle 35) Dekubiti (Tabelle 36), chronischen Ulcera (Tabelle 37), Bissverletzungen (Tabelle 38), Hundebissverletzungen im Gesicht (Tabelle 39) und dem Diabetischen Fußsyndrom (Tabelle 40).

Bei Brandwunden wird häufig nur eine Einteilung mit drei Graden ohne Grad IV, der Verkohlung, verwendet.

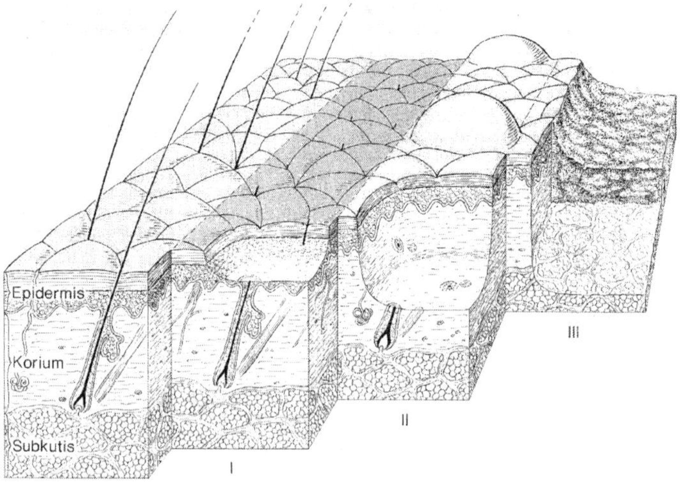

Abbildung 31: Grade der Verbrennung (Schumpelick, 1994, S. 176)

Grad	Tiefe	Englisch	Symptome	Heilung
I	Schädigung der Epidermis	superficial burn	schmerzhafte Rötung, Schwellung	ohne Narbenbildung
IIa	oberflächliche Schädigung des Koriums (Dermis)	partial thickness burn, superficial dermal	unvollständige Nekrose und Abhebung der Epidermis	ohne Narbenbildung
IIb	tiefe dermale Schädigung	partial thickness burn, deep dermal	Nekrosen auch im Korium, erste Sensibilitätsstörungen	Narben
III	Epidermis und Korium vollständig zerstört, Schädigung bis in die Subkutis	full thickness burn	trockene graufleckige bis weiße Hautfetzen, zum Teil Verkohlungen, schmerzfrei, Analgesie bei Nadelstichprobe	Hauttransplantation erforderlich
IV	Verkohlung, Mitschädigung tiefer gelegener Strukturen	carbonization	funktionelle Ausfälle	Plastische Chirurgie

Tabelle 34: Einteilung der Verbrennungen (Quelle: Berchtold, 2001, S. 448; Ellinger 2007, S. 584-585, Schumpelick 1994, S. 175-176)

Bei kälteinduzierten Verletzungen wird zwischen Erfrierungen mit Eiskristallbildung im Gewebe und Kälteschäden mit langsamen Temperaturverlust im Gewebe unterschieden. Erfrierungen treten in Mitteleuropa deutlich seltener auf. In deutschen Verbrennungszentren lag das Verhältnis von Erfrierungen zu Verbrennungen in den letzten 10 Jahren bei 1:35 [197]. Auch wenn in der vorliegenden Arbeit keine Erfrierungen beschrieben sind, so können Erfrierungswunden genauso wie Verbrennungswunden mit Honig behandelt werden, da der Wundheilungsmechanismus gleich ist.

Schweregrad		Klinisches Bild	Morphologie	Therapie
oberflächlich	I	Rötung, Schwellung, Hyperämie, Taubheit	unvollständige intradermale Erfrierung	Erwärmung
	II	Rötung, Blasen (klar), oberflächliche Erosionen, Hyperalgesie bis hin zu Asensibilität	vollständige dermale Erfrierung	Anlage trockener Schutzverband
tief	III	livide Verfärbung, Blasen (hämorrhagisch), Hautnekrosen, asensibel	Vollständige Erfrierung von Haut und Subkutangewebe	Überweisung in Verbrennungszentrum
	IV	gemustert dunkelrot/livide bis schwarz/nekrotisch, wenig Ödem, asensibel	allschichtige Nekrose von Haut, subkutan, Muskeln, Knochengewebe	

Tabelle 35: Klinik, Morphologie und Therapie bei Erfrierungen nach Schweregrad (modifiziert nach Imray) (Quelle: Sachs, 2015, S. 744)

Stadium	Tiefenausdehnung
I	umschriebene Hautrötung bei intakter Haut
II	Hautdefekt mit freiliegendem Subkutangewebe
III	Defekt umfasst alle Weichteilschichten: Cutis, Subcutis, Fett- und Bindegewebe, Muskeln, Sehnen und Bänder sind sichtbar
IV	Defekt umfasst zusätzlich auch den Knochen

Tabelle 36: Dekubiti / Druckulcera (Quelle: Müller, 1998/99, S. 33)

Grad	Tiefenausdehnung
I	Ulkus, dessen Tiefenausdehnung die Epidermis und Dermis nicht überschreitet
II	Ulkus, dessen Ausdehnung die Subkutis erreicht
III	Ulkus, dessen Ausdehnung eine Sehne, einen Knochen, ein Ligament (Band) oder ein Gelenk erreicht
IV	Ulkus mit Tiefenausdehnung bis zur Sehne, zum Knochen, Ligament oder Gelenk und zusätzlicher Abszess und/oder Osteomyelitis
V	Ulkus mit Tiefenausdehnung bis zur Sehne, zum Knochen, Ligament oder Gelenk und nekrotischem Gewebe/Gangrän in der Wunde
VI	Ulkus mit Tiefenausdehnung bis zur Sehne, zum Knochen, Ligament oder Gelenk sowie einer Gangrän der Wunde des umgebenden Gewebes

Tabelle 37: Schweregradeinteilung von chronischen Ulcera nach Knighton et al. 1990 (Quelle: Heberhold, 2013, S. 1)

Grad	Klinisches Bild
I	oberflächliche Hautläsion, Risswunde, Kratzwunde, Bisskanal, Quetschwunde
II	Hautwunde bis zur Faszie, Muskel oder Knorpel
III	Wunde mit Gewebsnekrose oder Substanzdefekt

Tabelle 38: Schweregrade von Bissverletzungen nach Rueff et al. (Quelle: Rothe, 2015, S. 434)

Stadium	Klinisches Bild
I	oberflächliche Verletzung ohne Beteiligung der Muskulatur
II	tiefe Verletzung mit Beteiligung der Muskulatur
III	tiefe Verletzung mit Beteiligung der Muskulatur und Substanzdefekt
IVA	Stadium III mit Gefäß- und Nervenverletzung
IVB	Stadium III mit Knochenbeteiligung

Tabelle 39: Stadieneinteilung offener Hundebissverletzungen im Gesichtsbereich nach Lackmann et al. (Quelle: Rothe, 2015, S. 434)

Wagner / Armstrong	0	I	II	III	IV	V
A	prä- oder postulcera-tive Läsion	ober-fläch-liche Wunde	Wunde bis zur Ebene von Sehnen oder Kapsel	Wunde bis zur Ebene von Knochen oder Gelenken	Nekrose von Fußteilen	Nekrose des ge-samten Fußes
B	mit Infektion	mit Infektion	mit Infektion	mit Infek-tion	mit Infek-tion	mit Infek-tion
C	mit Ischämie	mit Ischämie	mit Ischämie	mit Is-chämie	mit Is-chämie	mit Is-chämie
D	mit Infektion und Ischämie	mit Infektion und Ischämie	mit Infektion und Ischämie	mit Infek-tion und Ischämie	mit Infek-tion und Ischämie	mit Infek-tion und Ischämie

Tabelle 40: Diabetisches Fußsyndrom (Quelle: Faltblatt Qualitätsnetz Diabetes, 2006)

4.4 Wundverbände

Generell werden in der medizinischen Wundversorgung solche Verbände empfohlen, die ein feuchtes Wundmilieu aufrecht erhalten [72]. Hydrokolloidale Auflagen und Schaumstoffverbände sollen zu einer Schmerzreduktion führen. Es gibt bislang keinen Nachweis, dass einige Wundauflagen besser wären als andere [111]. Die Therapie von Wunden stützt sich mehr auf Marketing und Erfahrung, als auf einen echten Wirkungsnachweis [29]. Es werden Wundfüller und Wundabdeckungen eingesetzt [195].

An einen optimierten Wundverband werden folgende Anforderungen gestellt [111]:

- „Reduktion von Schmerz und Juckreiz
- Aufnahme von Wundsekret, ohne die Wunde auszutrocknen
- Inertes oder zumindest hypoallergenes beziehungsweise nicht irritatives Material
- Schonung der Wunde beim Wechsel

- Vermeidung der Abgabe von Verbandbestandteilen an die Wunde
- keine Behinderung des Gasaustausches der Wunde (O_2/CO_2)
- Protektion gegenüber physikalischen, chemischen und mikrobiellen Belastungen
- Adaptationsfähigkeit an die in der Wunde herrschenden Wundheilungsphasen
- einfache Handhabung beim Verbandswechsel
- biologische und ökologische Verträglichkeit“

(Kahle, 2011, S. 234)

Laut *Berchtold* [11] führen okklusive Verbände zu einem feuchten Wundmilieu mit einigen Vorteilen in der Heilung:

- Durch die Feuchtigkeit werden Wachstum und Einwanderung von Zellen erleichtert.
- Die Zellenbotenstoffe können leichter zwischen den Zellen diffundieren. Sie erreichen eine höhere Konzentration, da sie nicht vom Verband absorbiert werden.
- Es entsteht ein saures Milieu, welches das Bakterienwachstum hemmt und die Bildung von Kapillaren anregt.
- Durch die Okklusion bleibt die Wunde geschützt.

Während der exsudativen Phase einer akuten Wunde sinkt der pH-Wert. Dadurch nimmt die Zahl der Fibroblasten zu und deren DNA-Syntheseleistung steigt an. Auch bei chronischen Wunden wird der pH-Wert durch einen okklusiven Verband aus dem basischen wieder in ein saures Milieu abgesenkt und die Fibroblasten werden aktiviert [204].

Eiweißspaltende Proteasen in der Wunde sind besonders aktiv oberhalb von pH 7 und werden inaktiv unter einem pH-Wert von 4. Der pH-Wert der Wunde sollte somit oberhalb von 4 sein, damit die heilende Proteolyse, ein Debridement, stattfinden kann, aber nicht oberhalb von 7, damit Proteasen nicht das neu gebildete Granulationsgewebe angreifen können [71].

Die Anforderungen an den optimierten Wundverband, die Eigenschaften eines okklusiven Verbandes und ergänzende Wirkungen des Honigs sind nachfolgend im Fließtext fett hervorgehoben:

Als wichtiges Kriterium der Wundbehandlung und zur Erhaltung der Lebensqualität gilt die **Reduktion des Schmerzes**. *Mashhood* und *Mphande* konnten in ihren Studien nachweisen, dass Schmerzen unter Honigtherapie deutlich stärker abnahmen als unter Behandlungen mit Silbersulfadiazin oder Zucker [150 ,162]. Andere Untersuchungen [108] scheinen dieser Aussage zu widersprechen. Jedoch ist bei ihnen auffällig, dass hier kein natürlicher Honig verwendet, sondern pharmakologisch veränderter Honig, also ein Pharmaprodukt, eingesetzt wurde. In diesen Produkten ist häufig eine hohe Konzentration an zelltoxischem Methylglyoxal enthalten, welches starke Schmerzreaktionen auslösen kann, die häufig zum Behandlungsabbruch führen [96].

Neben einer tatsächlichen Schmerzreduktion durch eine schnellere Wundheilung mit Honig ist der Verbandwechsel erleichtert. Der Honigverband klebt nicht am frischen Granulationsgewebe fest, sondern lässt sich schmerzfrei erneuern, wodurch die **Wunde beim Verbandwechsel geschont** wird.

Honig ist durch seine hygroskopische Eigenschaft prädestiniert, **Wundsekret aufzunehmen ohne die Wunde auszutrocknen**. Honig kann je nach Beschaffenheit der Wunde, Wasser aufnehmen oder abgeben. Es wird somit ein feuchtes ideales Wundmilieu konstant aufrechterhalten. Unter dem Einfluss von Honig wird zusätzlich das Wundödem reduziert. Demnach besteht eine **Adaptationsfähigkeit an die in der Wunde herrschenden Wundheilungsphasen**. Der Wundgrund wird in allen Heilungsphasen durch den Honig unterstützt. Selbst eine überschießende Immunreaktion kann dieser abpuffern [12].

Inertes oder zumindest hypoallergenes beziehungsweise nicht irritatives Material: Grundsätzlich ist wie auf alle Materialen eine Allergie auf Honig möglich. Da nur 1 % der Pollenallergiker auf oral aufgenommenen Honig reagieren [175], ist eine Reaktion auf die Pollen im Bereich der Wunde unwahrscheinlich. Da Honigtauhonig weniger Pollen enthält als Blütenhonig, lässt sich das Allergierisiko bei gefährdeten Personen weiter reduzieren. Von allen Honigbestandteilen ist die Ausbildung einer Kontaktallergie auf Propolis mit bis zu 5 % relativ hoch [21]. Wirklich reizend ist das zelltoxische Methylglyoxal im aktiven Manukahonig. Es kann die Wundheilung stören [109], die schmerzhafte Polyneuropathie verstärken [164] und ist neurotoxisch [167]. Zum Vergleich, die meisten Honige haben einen Gehalt an Methylglyoxal von 2 mg/kg, Thymianhonig 15 mg/kg und Manukahonig 95 mg/kg [96]. Damit Methylglyoxal antibakteriell wirkt, ist eine Konzentration von mindestens 150 mg/kg erforderlich [148].

Bei Verwendung eines naturbelassenen Honigs ist das Nebenwirkungsrisiko deutlich geringer, als bei Verwendung von stark veränderten Honigen. Die möglichen Allergien auf Honig oder Honigbestandteile können ein Schwachpunkt bei Wundverbänden mit Honig sein. Jedoch führt Honig nicht zur Mazeration der Wundränder.

Bei Honig ist die **Vermeidung der Abgabe von Verbandbestandteilen an die Wunde** nicht relevant, sondern sogar erwünscht. Honig liefert viele Bestandteile, die das Granulationsgewebe zum Wachstum benötigt, wie Glucose, sämtliche Aminosäuren, einige Vitamine und Mineralien. Da der Honig unmittelbaren Kontakt mit den Zellen am Wundgrund hat, können die benötigten Stoffe durch Diffusion oder auch aktiv aufgenommen werden. Eine systemische Nebenwirkung ist nicht bekannt, der Blutglucosespiegel wird nicht beeinträchtigt [115]. Beispielsweise ist im Honig 31 bis 313 mg Calcium pro kg enthalten [141]. Calcium wirkt gerinnungshemmend, denn es wird benötigt von den Gerinnungsfaktoren V, VII, VIII, IX, X, XI und XIII [226, 236]. Im „Oekonomischen Lexikon“ (1773-1858) empfahl bereits *Krünitz*, ein gefaltetes mit Honig bestrichenes Leinwandläppchen direkt auf die frische, noch blutende Wunde zu legen. Die gerinnungshemmende Wirkung des Honigs war seinerzeit bekannt [172]. Ein anderes Beispiel ist Vitamin C. Honig enthält 16 bis 34 mg Ascorbinsäure pro kg [141]. Der Mensch kann es nicht selber bilden. Bei Vitamin C Mangel heilen Wunden schlecht oder gar nicht [177], das Narbengewebe ist schwach und leicht brüchig [22]. Ascorbinsäure ist als Cofaktor in der Kollagensynthese erforderlich und aktiviert Thrombin zur Gerinnungsförderung [226]. Vitamin C ist also direkt an der Wundheilung beteiligt.

Durch Honigverbände tritt **keine Behinderung des Gasaustausches der Wunde (O_2/CO_2)** auf. Wachs und Honig sind luftdurchlässig. Eine Luftundurchlässigkeit tritt erst durch eine Verkittung mit Propolis ein.

Protektion gegenüber physikalischen, chemischen und mikrobiellen Belastungen: Der Honig stellt für Mikroorganismen durch seine Zähflüssigkeit eine fast unüberwindliche Barriere dar. Es können keine Bakterien von außen in die Wunde gelangen. Honig besitzt zudem eine schlechte Wärmeleitfähigkeit, wodurch die Wunde gegen äußere Temperatureinflüsse gut isoliert wird.

Honig ist **einfach in der Handhabung beim Verbandswechsel**. Er ist leicht abwaschbar, verfärbt die Wunde nicht und verklebt nicht mit ihr. Honig kann sowohl als Wundfüller als auch als Wundauflage bei jeder Art von Wunde verwendet werden.

Hinsichtlich **der biologischen und ökologischen Verträglichkeit** ist Honig besonders geeignet. Honig ist nahezu weltweit verfügbar, essbar und für den Körper ungiftig. Er ist vollständig biologisch abbaubar. Selbst in der Herstellung ist Honig umweltfreundlich und ökologisch nachhaltig durch Nutzung der Bestäubungsleistung der Bienen. Honig ist auch ökonomisch gut einsetzbar. Der Verband ist kostengünstig bei schnellerer Wundheilung und weniger Nachbehandlungskosten. Dies ist gerade bei Verbrennungswunden sehr gut nachweisbar, z. B. in der Studie von Memon [156].

Honig fördert durch seinen niedrigen pH-Wert von 3,5-5,5 das **saure Milieu** des okklusiven Verbandes und regt dadurch die Kapillarneubildung und die Fibroblasten-Aktivität an. Durch den Anstieg der Durchblutung mit verbessertem Sauerstoffangebot wird schneller Granulationsgewebe gebildet und die Epithelisierung gefördert [171]. Sogar chronische Wunden können möglicherweise ihre Heilungstendenz wieder aufnehmen. Somit entspricht der Honig allen Anforderungen eines modernen feuchten und okklusiven Wundverbandes. Darüber hinaus wirkt Honig antibakteriell, antiinflammatorisch, debridierend, geruchsmindernd, immunstimulierend, neuroprotektiv und wundheilungsfördernd [96, 159, 167]. Ob die Allergierate tatsächlich so hoch ist, sollte in weiteren Studien mit unverarbeitetem natürlichem Honig untersucht werden. Resistenzen gegen Honig sind nicht bekannt [105, 164, 180].

Insgesamt ist die **antibakterielle Eigenschaft** des Honigs in vielen Studien bereits an über 60 verschiedenen Bakterienarten einschließlich grampositiven, gram-negativen und anaeroben Bakterien belegt. Selbst Pilze wie Aspergillus und Penicillium reagieren empfindlich [171].

Bei Honigwundverbänden wird in Abhängigkeit von der Wundsekretion bei Beginn der Behandlung ein- bis zweimal täglich und bei sauber granulierenden Wunden einmal täglich ein Verbandwechsel empfohlen [7].

4.5 Biofilm

Ein Biofilm ist eine dreidimensionale Matrix, eine gelartige, aus Polysacchariden bestehende Substanz, in der viele Bakterien fest haftend an einer Grenzfläche leben. Alle Bakterien sind dazu in der Lage, einen Biofilm zu bilden. Sie sind vollständig eingehüllt und so vor Umwelteinflüssen und der körpereigenen Abwehr geschützt. Auch Antibiotika oder Antiseptika haben kaum noch eine Angriffsfläche. Bakterien innerhalb des Biofilms sind bis zu 1000-mal resistenter gegenüber antimikrobiellen Stoffen als Bakterien außerhalb des Biofilms. Im Biofilm verlangsamt sich das Bakterienwachstum. Die Bakterien kommunizieren untereinander und tauschen Gene aus, wodurch die Resistenzbildung erhöht wird. Rein klinisch ist der Biofilm nicht erkennbar [179, 231].

Hautwunden sind für die Entwicklung von pathologischen Biofilmen anfällig. Ein harmloser Biofilm wird von der physiologischen Hautflora gebildet und schützt die Haut. Erst eine Störung wird zum Problem in der Wundheilung. Aus akuten können chronische Infektionen werden. Es scheint sich im Biofilm die Bakterienbesiedlung von gram-positiven zu gram-negativen Bakterien zu verschieben. Ab dem 6. Tag der Wunde werden auch Anaerobier nachweisbar [179]. Bei chronischen Wunden konnten in 60 % der Fälle ein Biofilm nachgewiesen werden, hingegen bei akuten Wunden nur in 6,25 % der Fälle [173]. Diese Verschiebung der Bakterienbesiedlung scheint auch ohne Biofilm aufzutreten. *Tan* beschreibt bei Brandwunden die sofortige Besiedlung mit gram-positiver Hautflora und in den ersten Tagen mit gram-negativer Darmflora. Hinzu kommt die Kontamination aus der Umgebung und der Luft [224].

Eine In-vitro-Studie mit Manukahonig zeigte, dass die Biofilmbildung von Pseudomonas aeruginosa bei einer Verdünnung auf 40%ige Koniglösung gehemmt wird. Eine niedrigere Verdünnung auf 20%ige Honiglösung hat kaum Einfluss auf den Biofilm. Was im Honig die Bildung des Biofilms stört bleibt unklar. Hier wurde also nicht das Bakterienwachstum beurteilt, sondern nur die Störung der Biofilmbildung [173]. Honig kann also konzentrationsabhängig die Biofilmbildung der Bakterien herabsetzen oder ganz verhindern.

Eine weitere Studie konnte nachweisen, wie das Bakterienwachstum von methicillin-resistentem Staphylococcus aureus und epidermidis, Klebsiella pneumoniae und Pseudomonas aeruginosa trotz Biofilm durch norwegischen Waldhonig ab einer 25-prozentigen und durch Medihoney™ ab einer 12-prozentigen Lösung vollständig behindert wurde. Es wird vermutet, dass die Zucker im Honig bzw. das Methylglyoxal den aus Polysacchariden bestehenden Biofilm stören [158].

Rein praktisch wird in der Wundbehandlung unverdünnter Honig verwendet. Aber selbst durch Wundsekret verdünnter Honig vermag immer noch den Biofilm zu stören und ein Bakterienwachstum zu unterbinden.

4.6 Nebenwirkungen der Honiganwendung

Honig hat neben seiner Hauptwirkung in der Wundbehandlung auch Nebenwirkungen. Sehr hilfreich ist da der pharmakologische Lehrsatz von *G. Kuschinsky*:

> „Wenn behauptet wird, daß eine Substanz keine Nebenwirkungen zeigt, so besteht der dringende Verdacht, daß sie auch keine Hauptwirkung hat.“ (nach G. Kuschinsky aus Mutschler, 1991, S. 74)

Einige Patienten beschreiben ein Jucken der Wunde. Dies tritt allerdings auch bei anderen Verbänden auf [101]. Die Nebenwirkungen, die gelegentlich auftreten sind ziehende Schmerzen, Brennen und allergische Reaktionen. Das Brennen soll durch den sauren pH-Wert verursacht sein [180].

Bei weniger als fünf Prozent aller Patienten muss auf Grund der Schmerzen die Wundbehandlung mit „medizinischem Honig“ abgebrochen werden [99]. *Horn* berichtet hingegen, dass bei der Hälfte der Patienten nach Auftragen des „medizinischen Honigs“ Medihoney™ eine starke Schmerzreaktion ausgelöst wird. Weiter treten lokale Überreaktionen auf. Dies wird durch den hohen Gehalt an Methylglyoxal erklärt [96]. Das Methylglyoxal ist in steigender Konzentration zunehmend zelltoxisch, neurotoxisch [167], verstärkt die schmerzhafte Polyneuropathie [164] und kann die Wundheilung stören [109].

Allergische Reaktionen können grundsätzlich auf alle Stoffe entstehen. Dabei sind im Honig Pollen enthalten, auf die Pollenallergiker reagieren könnten. Es reagieren allerdings nur 1 % der Pollenallergiker auf oral aufgenommenen Honig [175]. Kontaktallergien auf Propolis sollen sich bei 4 bis 5 % aller Menschen entwickeln [21]. Das wichtigste Allergen im Propolis ist LB-1. Wurde dieses Allergen zunächst als 1,1-Dimethylallylkaffeesäureester identifiziert [83], so zeigten spätere Studien, dass die wirksamsten allergenen Komponenten des LB-1 die 3-Methyl-2-butenyl-Kaffeesäure und die Phenylethyl-Kaffeesäure sind [84, 85, 232]. Andere bekannte Allergene sind Benzylbenzoat, Zimtalkohol und Benzylcinnamat [167]. Auch auf die ätherischen Öle [126] oder auf die Pollen im Propolis können Allergien bestehen [90]. Seltener werden Allergien durch im Honig enthaltene Enzyme, Aromastoffe oder Säuren ausgelöst [90]. Selbst Allergien auf Bestandteile des Bienenkörpers, wie z. B. Bienenhaare im Honig sind möglich [167].

Der Manukabaum oder Manukastrauch ist ein neuseeländischer Teebaum [53]. Insbesondere auf ätherische Teebaumöle gibt es vermehrte allergische Reaktionen. Kontaktdermatitiden entwickeln sich gegen oxidierte Monoterpene [10]. Eine Allergie auf ätherische Teebaumöle im Manukahonig ist also möglich. Daher scheint es sinnvoll, bei Personen mit Allergie auf Honig oder seine Bestandteile, eine Testung an gesunder Haut vorzunehmen, bevor der Honig auf eine Wunde aufgetragen wird.

Es wäre theoretisch bei der Behandlung großer Wunden möglich, dass durch eine Resorption der Kohlenhydrate bei Diabetikern der Blutglucosespiegel ansteigt [159]. Da im Lavendelhonig, Salbeihonig und im französischen Heidehonig ein hoher Gehalt an Phenylalanin enthalten ist, sollten Patienten mit Phenylketonurie, einer Abbaustörung des Phenylalanins zu Tyrosin, diese Honige weder essen noch in der Wundbehandlung verwenden. Das gleiche gilt bei der angeborenen Fructoseintoleranzstörung, bei der Fructose entweder gar nicht oder nur stark vermindert abgebaut werden kann.

Es müssten folglich noch Untersuchungen durchgeführt werden, bei denen gemessen wird, wie viel von dem Honig tatsächlich resorbiert wird und ob die resorbierten Bestandteile tatsächlich bei Stoffwechselstörungen zu Beeinträchtigungen führen würden.

4.7 Zusammenfassende Kausalketten der Honigwirkung

Die antimikrobielle Wirkung von Blütenhonig und Honigtauhonig unterscheidet sich:

- Blütenhonig ist saurer und hat meist einen niedrigeren aw-Wert.
- Honigtauhonig enthält mehr H_2O_2 als Blütenhonig. Dies ist bedingt dadurch, dass Honigtautropfen sehr schnell trocknen. Bienen benötigen also mehr Speichel, um den Honigtau aufzunehmen. Durch den vermehrten Speichel kommt auch mehr Glucoseoxidase in den späteren Honig. Die höhere Menge an Glucoseoxidase führt zu mehr Bildung an Wasserstoffperoxid. Gleichzeitig ist Glucoseoxidase durch den höheren pH-Wert und dem höheren Anteil frei verfügbaren Wassers aktiver.

Stark belegte Wunden benötigen ein Debridement. Da über die Sekrete der Pflanzensauger Peptidasen und Proteinasen in den Honigtau gelangen, hat wahrscheinlich Honigtauhonig eine stärkere wundreinigende Eigenschaft als Blütenhonig.

Die antibakterielle Wirkung des Honigs ist auf entzündeten nässenden Wunden stärker ausgeprägt als auf trockenen Wunden.

Dies liegt an der Abhängigkeit der Enzymaktivität vom Wassergehalt des Honigs. Sie nimmt bei steigendem Wassergehalt zu. Wenn der Honig auf einer nässenden Wunde durch Wundsekret verdünnt wird, nimmt die Aktivität der Glucoseoxidase zu. Damit steigt die Menge an gebildetem Wasserstoffperoxid und die antibakterielle Wirkung des Honigs nimmt zu.

Verschiedene Gleichgewichtszustände, die im Zusammenhang mit Honig und Wunden bestehen:

- Die H_2O_2-Konzentration im Honig ist nicht nur von der Enzymaktivität abhängig, sondern auch vom gleichzeitig geschehenden Auf- und Abbau. Wasserstoffperoxid entsteht durch den enzymatischen Glucoseabbau durch Glucoseoxidase. Parallel wird es abgebaut durch Katalase und reagiert z. B. mit den Melanoidinen.
- Die Glucoseoxidase hat ihr pH-Optimum bei 6. Durch die entstehende Gluconsäure sinkt der pH-Wert des Honigs ab und die Glucoseoxidase arbeitet vermindert. Steigt der pH-Wert wieder an, steigt auch die Enzymaktivität. Basische chronische Wunden regen also die Bildung von H_2O_2 an, wodurch die antibakterielle Wirkung verstärkt wird.
- Durch den Bakterienstoffwechsel der Hautflora, sinkt der pH-Wert. Wird der pH-Wert zu niedrig, vermindert sich das Bakterienwachstum. Sobald der pH-Wert wieder ansteigt, nimmt das Bakterienwachstum wieder zu. Eine bestimmte Besiedlungsdichte wird erhalten.

4.8 Ausblick auf weitere Behandlungsmöglichkeiten

Bei Kindern nach einer Mandeloperation konnte nachgewiesen werden, dass die Patienten durch Gabe von Honig weniger Schmerzmittel benötigten und die Wundheilung schneller erfolgte [167].

Besonders interessant scheint Honig bei inneren Wunden nach Bauchoperationen in der Verminderung von Verwachsungen zu sein. Dies wurde bisher nur tierexperimentell an Ratten bestätigt [167]. Erklärbar ist dies durch die schnellere Epithelisierung. Die Wunden haben weniger Zeit miteinander zu verkleben. Dadurch entstehen auch weniger Verwachsungen.

Im Honig wurden wirksame Defensine gegen Herpesviren und Candida albicans nachgewiesen [104, 167]. Sowohl Lippenherpes, als auch Genitalherpes ist mit Honig erfolgreich behandelbar. Auch gegen Rötelnviren und Leishmanien ist Honig wirksam [2]. Daher ist anzunehmen, dass neben offenen Hautwunden mit Honig auch verschiedene Hautinfektionen oder Soor behandelt werden können.

Im Bereich der Dermatologie wurden bereits Erfolge mit Honig bei Ekzemen, Psoriasis und Pilzinfektionen erzielt. In der Radioonkologie hat man positive Erfahrungen in der Verminderung der Strahlenmukositis gemacht [120].

5 Rechtliche Abgrenzung des Honigs zwischen Lebensmittel und Arzneimittel

Grundsätzlich ist es unter Beachtung der ärztlichen Sorgfalt im Rahmen der ärztlichen Therapiefreiheit erlaubt, von Verfahren der Schulmedizin abzuweichen. Schulmedizin ist eine allgemein anerkannte, an Universitäten gelehrte, Medizin. Jedoch ist Schulmedizin kein statischer Begriff, sondern je nach Zeitalter und Kultur einer beständigen Wandlung unterworfen.

Wenn nun von gebräuchlichen Verfahren abgewichen wird, übernimmt der Arzt die Verantwortung für die Therapieentscheidung mit möglichen arzthaftungsrechtlichen Konsequenzen. Der Arzt muss eine überprüfbare Nutzen-Risiko-Bewertung am aktuellen Stand der wissenschaftlichen Erkenntnisse vornehmen [202].

Honig ist als Arzneimittel bekannt. So wird im Europäischen Arzneibuch aus dem Jahre 2011 Honig in einer Honigmonographie auf den Seiten 3229-3231 beschrieben. Diese beginnt mit einer Definition von Honig und gibt danach wenige Eigenschaften, einige Inhaltsstoffe und verschiedene Höchstwerte an. Eine Behandlungsindikation wird dort nicht gegeben.

Die frühere Definition von Lebensmitteln und Arzneimitteln schien einfach und klar begrenzt:

> „Lebensmittel dienen überwiegend der Ernährung und/oder dem Genuss, Arzneimittel dagegen der Verhütung, Linderung und Heilung von Krankheiten so wie der Beeinflussung von Körperfunktionen." (Frede, 2010, S. 909)

Die Abgrenzung ist aber komplexer, denn es gibt seit Jahrtausenden Lebensmittel, die wie Honig auch als Arzneimittel genutzt wurden. In diesen Zusammenhang passt der Ausspruch von *Hippokrates* den später *Paracelsus* übernommen hat:

> „Lasst Eure Lebensmittel Heilmittel und Eure Heilmittel Lebensmittel sein." (Münstedt, 2012, S. 43)

Mittlerweile gibt es rechtliche Weiterentwicklungen. So wurden im Rahmen der Harmonisierung innerhalb der Europäischen Union in Deutschland neue Gesetze erlassen.

Bei Lebensmitteln gilt:

- nach EU-Recht die

  VO (EG) Nr. 178/2002 (Basis-VO)

- nach deutschem Recht

  LMBG: Lebensmittel- und Bedarfsgegenständegesetz

  LFGB: Lebensmittel- und Futtermittelgesetzbuch (7.9.2005)

Die neuere Definition von Lebensmitteln ist:

> „Nach Art. 2 der „Basis-VO“ (und § 2 (2) LFGB) sind dies nun alle Stoffe, die dazu bestimmt sind oder von denen vernünftigerweise erwartet werden kann, vom Menschen aufgenommen zu werden.“ (Frede, 2010, S. 918)

Es wird die orale Aufnahme der Nahrung vorausgesetzt. Honig ist danach also ein Lebensmittel. Insbesondere gibt es Vorgaben aus dem Arzneimittelrecht: In Deutschland ist dies das Arzneimittelgesetz (AMG).

Das Recht der Europäischen Union hat das Arzneimittel nach der Richtlinie 2004/27/EG wie folgt definiert:

> „a) Alle Stoffe oder Stoffzusammensetzungen, die als Mittel mit Eigenschaften zur Heilung oder zur Verhütung menschlicher Krankheiten bestimmt sind, oder
>
> b) alle Stoffe oder Stoffzusammensetzungen, die im oder am menschlichen Körper verwendet werden können, um entweder die menschlichen physiologischen Funktionen durch eine pharmakologische, immunologische oder metabolische Wirkung wieder herzustellen, zu korrigieren oder zu beeinflussen oder eine medizinische Diagnose zu stellen.“ (Frede, 2010, S. 922)

Nach dieser Definition dient auch Honig der Heilung von Wunden, also der Wiederherstellung der physiologischen Funktion der Haut, wobei der Honig verstoffwechselt wird, das Immunsystem anregt, antibakteriell, abschwellend und stimulierend auf die Zellneubildung wirkt. Danach kann Honig als Arzneimittel betrachtet werden.

Im deutschen Recht gilt ferner das Medizinproduktegesetz (MPG). Darin sind Medizinprodukte wie folgt definiert:

> „Nach § 3 MPG handelt es sich um „Instrumente, Apparate, Vorrichtungen, Stoffe und Zubereitungen oder andere Gegenstände ... ", die am oder im Menschen zu diagnostischen Zwecken, Empfängnisverhütung, aber auch zur Veränderung physiologischer Vorgänge u.a.m. eingesetzt werden. Vom Arzneimittel unterscheiden sie sich insbesondere dadurch, dass „ ... deren bestimmungsgemäße Hauptwirkung am menschlichen Körper weder durch pharmakologisch oder immunologisch wirkende Mittel noch durch Metabolismus erreicht wird ..." (Frede, 2010, S. 922)

Im Gegensatz zu Arzneimitteln benötigen Medizinprodukte keine staatliche Zulassung, um auf den Markt zu kommen. Es ist nur ein CE-Zeichen erforderlich. Dieses wird von sogenannten „benannten Stellen" vergeben. In Deutschland vergibt beispielsweise der TÜV das CE-Zeichen.

Auf dem europäischen Markt werden Medizinprodukte durch mehr als 70 „benannte Stellen" anerkannt. Es wird allerdings nicht das Produkt selbst überprüft, sondern die Dokumentation über die Beschaffenheit, den Herstellungsprozess und den Zweck des Produktes. Erst bei der Zulassung von Medizinprodukten der Klasse III mit hohem Gefahrenpotential werden klinischen Studien erforderlich. Ein Medizinprodukt der Klasse III ist z. B. eine Hüftprothese. Dabei muss nicht das Produkt selbst getestet sein, sondern es reichen Studien baugleicher Produkte [230].

Hibbeler schreibt, auf Grund des Druckes der Herstellerlobby auf die Politik werde eine staatliche Zulassung von Medizinprodukten blockiert. Auch auf Ebene der Europäischen Union sei eine Zulassung nicht mehrheitsfähig.

Obwohl Honig eine weit über eine rein physikalische Wirkung hinausgehende Wirkung hat, sind alle auf dem deutschen Markt zugelassen Produkte mit Honig Medizinprodukte der Klasse IIb. Diese sind somit keine Arzneimittel.

In Bezug auf Honig ist der Begriff „Zweckbestimmung" hilfreich. Ausschlaggebend war das sogenannte Penaten-Urteil des Bundesgerichtshofes von 1976 zum Wandel der Verkehrsauffassung [15, 62]: Bis gegen Ende der sechziger Jahre war Fencheltee der Firma Penaten für Kinderpflegemittel zur Behandlung von Blähungen bei Säuglingen und Kleinkindern als Arzneimittel auf dem Markt. Fenchel wurde von alters her in der Volksmedizin als krampflösendes und beruhigendes Mittel verwendet. Er wurde noch 1971 von der Arzneimittelkommission als im Magen-Darm-Trakt beruhigendes und wirksames Arzneimittel für Kinder empfohlen und der Nutzen an den Universitäten gelehrt.

1971 klagte gegen die Firma Penaten ein eingetragener Verein mit der Zielsetzung, Gesetzesverstöße im Heilmittelvertrieb und der dazugehörigen Werbung aufzudecken. Dieser Verein versuchte, die Aberkennung des Fencheltees als Arzneimittel zu erwirken. Mit dem Verlust der Anerkennung als Arzneimittel wird die Werbung mit Heilwirkungen zu einem unerlaubten Wettbewerbsvorteil gegenüber Konkurrenten. Dieser Streit zog sich über Jahre hin.

Das Bundesgesundheitsamt, welches Fencheltee bisher als Arzneimittel eingestuft hatte, nahm nun eine Änderung der Gewohnheiten bei den Verbrauchern wahr. Die Verbraucher benutzen Fencheltee für Kinder immer mehr als kalorienarmen Durstlöscher. Daraufhin entschied der BGH, die Verkehrsauffassung könne sich wandeln. Penaten bot also nun seinen Fencheltee mit der Zweckbestimmung als Lebensmittel zum Durst löschen an. Andere Arzneitees wie Kamille, Lindenblüte oder Pfefferminze folgten und wurden ebenfalls als Lebensmittel verkauft. Weitere ambivalente Nahrungsmittel sind z. B. Brennnessel, Flohsamen, Leinsamen oder Melisse. Es gab also Stoffe, die sowohl Arzneimittel entsprechend des Arzneimittelgesetzes waren, als auch Lebensmittel entsprechend des Lebensmittelgesetzes. Danach ist es möglich, Honig mit der Zweckbestimmung als Lebensmittel zu verzehren oder als Arzneimittel zur Wundheilung zu benutzen. Tatsächlich gibt es ein Lebensmittel, welches regelmäßig in der Wundbehandlung angewendet wird, nämlich Trinkwasser.

Seit dem 1.1.1978 gilt in Deutschland das Arzneimittelgesetz. Danach müssen Arzneimittel zugelassen werden. Die Zulassungsbehörde prüft Arzneimittel vor der Marktzulassung auf Qualität, Unbedenklichkeit und Wirksamkeit.

Neue Arzneimittel werden nach diesem Gesetz zugelassen, alte müssen nachzugelassen werden.

Für traditionelle Heilpflanzen, die als wirksam und unschädlich eingeschätzt werden, gibt es die Möglichkeit einer vereinfachten Zulassung. Nach der Richtlinie 2004/24/EG in der EU und mit der 14. Arzneimittelgesetz (AMG) Novelle 2005 in Deutschland muss eine Heilpflanze bereits seit über 30 Jahren und davon mindestens seit 15 Jahren in der Europäischen Union benutzt worden sein. Dieses Gesetz wird durch die unscharfe Definition der „Tradition“ selten umgesetzt [164].

Es wäre zu prüfen, ob dieses Gesetz auch auf Honig mit einer seit über 4000 Jahren bestehenden Tradition im Bereich der Wundheilung anwendbar wäre.

Einige Unternehmen entwickeln pharmakologisch wirksame Produkte, die, um die hohen Anforderungen einer Arzneimittelzulassung zu vermeiden, als Nahrungsergänzungsmittel oder Kosmetikum auf den Markt kommen. Manche Produkte verlieren im Rahmen der Nachzulassung auf Grund fehlender Wirksamkeit ihre Eigenschaft als Arzneimittel und werden dann auch weiter als Nahrungsergänzungsmittel vermarktet. So gibt es eine immer größer werdende Grauzone von Produkten, die nicht eindeutig der Gruppe der Lebensmittel oder der Arzneimittel zugeordnet werden können.

Gerichte fordern für die Anerkennung eines Produktes als Arzneimittel eine belegte pharmakologische Wirkung. Diese ist für Honig nachgewiesen, daher könnte Honig als Arzneimittel anerkannt werden. Zusätzlich zur Wirtschaftlichkeit der Wundverbände ist Honig sehr zu empfehlen, da er die Wundheilung verkürzt und die Narbenbildung reduziert.

Der echte Imkerhonig ist nicht als Arzneimittel zugelassen. Es geht also bei der Betrachtung des Honigs als Arzneimittel weniger um seine pharmakologische Wirkung, sondern mehr um die Zulassung. Um Honig dennoch verwenden zu können, sollte eine umfassende Aufklärung mit Risiken und Nebenwirkungen erfolgen. Nach dem neuen seit dem 26.2.2013 in Kraft getretenen Patientenrechtegesetz muss die unterschriebene Einverständniserklärung dem Patienten in Kopie oder Durchschrift mitgeben werden. Ein Entwurf einer möglichen Einverständniserklärung ist am Ende der Arbeit (Seite 188) angehängt.

6 Studien und Untersuchungen

Der wichtigste Studientyp bei Arzneimittelprüfungen ist die randomisiert, kontrollierte Studie. Es handelt sich um eine zufällige Aufteilung – Randomisierung – von Probanden in eine Studiengruppe und eine etwa gleich große Kontrollgruppe. Im Falle von Honig wird also eine zufällig ausgewählte Studiengruppe für Honigverbände und eine Kontrollgruppe mit einem anderen Verband, z. B. ein Silberkolloidverband oder ein Hydrokolloidverband, miteinander verglichen.

Vorher muss festgelegt werden, welche Art Wunde, z. B. Schürfwunden oder Brandwunden, untersucht werden soll. Da die Aufteilung zufällig in die Gruppen erfolgt, sind auch Risikofaktoren wie Rauchen oder Diabetes mellitus gleichmäßig verteilt. Um die Ergebnisse tatsächlich vergleichen zu können, müssen auch die Verbände selbst definiert werden, also einerseits Honig, Kompresse und Mullverband, andererseits z. B. Hydrokolloid, Kompresse und Mullverband. Der Verband ist also gleich, nur die direkte Wundauflage unterscheidet sich. Die Kompressen sollten so dicht gewebt sein, dass wenig vom Honig oder dem gegengetesteten Substrat aufgesogen wird. Es muss immer die gleiche Honigsorte verwendet werden. Auch die Wundspüllösung muss festgelegt werden, z. B. 0,9-prozentige NaCl-Lösung.

Das Studienergebnis wird umso genauer, je größer die Teilnehmerzahl ist. Der zufallsbedingte Unterschied nimmt ab. Ein erwarteter, zu untersuchender, Unterschied in den beiden Studiengruppen muss festgesetzt werden.

Dazu werden zwei Hypothesen aufgestellt:

- Einerseits unterscheidet sich in der Nullhypothese die Keimreduktion in der Honiggruppe und der Kontrollgruppe nicht.
- Andererseits findet sich bei der Alternativhypothese ein Unterschied in den beiden Studienarmen.

Eine Annahme zur Fallzahlschätzung wäre, in der Honiggruppe bestünde nach drei Tagen Behandlung eine Freiheit von MRSA-Keimen bei 80 % der Patienten, während sich in der Kontrollgruppe nach drei Tagen nur bei 40 % der Patienten eine MRSA Keimfreiheit fände. In diesem Beispiel brauchte man bei einer Power von 80 % und einem Signifikanzniveau von 5 % nur 25 Patienten in jedem Studienarm.

Zur Planung einer Studie und der benötigten Fallzahlen gibt es Stichprobenkalkulationsprogramme (z. B. Stata/IC 11.2 for Windows, two-sample test of equality of proportions), dennoch sollte immer ein Statistiker hinzugezogen werden. Die verblindete oder doppeltverblindete Studie ist allerdings schwierig durchzuführen. Schon am Geruch, Aussehen und Beschaffenheit des Verbandes bemerken Patienten und Behandler, welche Wundauflage vorliegt.

Efem beschreibt **1988** [51] im British Journal of Surgery eine Studie mit insgesamt 59 Patienten. Die Untersuchung wurde am Universitäts- und Lehrkrankenhaus Calabar in Nigeria durchgeführt. Die Patienten waren im Alter von 2 Monaten bis 78 Jahren. Die Wunden wurden täglich mit Kochsalzlösung gereinigt und mit frischem unverarbeitetem Honig verbunden.

- Von den 59 Patienten waren 47 (80 %), deren Wunden bereits zwischen 1 Monat und 2 Jahren erfolglos behandelt wurden.
- Bei 4 Patienten wurde Hautkrebs festgestellt.
- 1 Patient wurde nach 2 Wochen auf Grund eines sich verschlimmernden Buruli Ulcus einer anderen Behandlung zugeführt.

In die Studie eingeschlossen waren Fournier Gangräne, Brandwunden, tropische, traumatische und diabetische Ulcera, Dekubiti und Noma.

Ein *Buruli Ulcus* ist eine durch Mycobacterium ulcerans ausgelöste chronisch ulzerierende Hauterkrankung [184]. Mykobakterien haben eine Zellwand mit 60 % Fettanteil, eine regelrechte Wachshülle. Dadurch sind sie sehr resistent gegen äußere Einflüsse. Selbst die Salzsäure des Magens vermag sie nicht abzutöten. Sie überleben und vermehren sich auch, wenn sie von Granulozyten oder Makrophagen ingestiert wurden. Sie gehören zu den fakultativ intrazellulären Bakterien [77]. Mykobakterien können sich also offensichtlich der Honigwirkung entziehen.

Fournier Gangrän ist eine fieberhafte Gangrän der Genitalregion, meist durch Streptokokken oder Mischinfektionen verursacht mit einer schnell eintretenden Nekrose. Innerhalb weniger Stunden versterben 19 bis 45 % der Patienten am septischen Schock [184].

Noma, der Wangenbrand, ist eine sehr schwere gangräneszierende ulzeröse Entzündung der Wangenschleimhaut, verursacht durch Borrelien und Fusobakterien [184].

Insgesamt waren 51 Wunden bakteriell besiedelt. Es fanden sich:

- Pseudomonas pyocyanea,
- Escherichia coli,
- Staphylococcus aureus,

- Proteus mirabilis,
- Mixed coliforms,
- Klebsiella species,
- Streptococcus faecalis und
- Streptococcus pyogenes.

Der Patient mit dem Mycobacterium wurde ausgeschlossen.

Alle Wunden waren nach einer Woche steril. Die zuvor nicht infizierten blieben steril.

Efem beobachtete neben der Keimfreiheit in einer Woche folgende Reaktionen:

- Beläge und Nekrosen lösten sich ab, ein Debridement fand statt. Der Wundgrund wurde durch Granulationsgewebe ersetzt, eine Epithelisation setzte ein.
- Die umgebenden Ödeme verschwanden.
- Nässende Ulcera trockneten ab.
- Übel riechende Wunden waren nach 1 Woche geruchsneutral.
- Allergien oder Nebenwirkungen traten nicht auf.

Zwei Patienten sind vor und nach Behandlung abgebildet. Ein Patient mit Dekubitus und ein Kind mit Noma am Hals. Das Noma war nach 3 Wochen abgeheilt.

Zusammenfassend beschreibt *Efem* Honig als idealen Wundverband bei allen Arten von Wunden außer bei Wunden, die mit Mycobacterium ulcerans infiziert sind [51].

In dieser Beobachtungsstudie werden aggressive, schlecht heilende und oft chronische Wunden beschrieben, die meist schon aufgegeben wurden. Es wird unverarbeiteter Honig sehr erfolgreich eingesetzt. Allerdings fehlen fast vollständig Angaben zur Heilungsdauer.

Die wichtigsten Ergebnisse aller In-vivo-Honigstudien werden am Ende dieses Kapitels in Tabelle 42 zusammengefasst.

Cooper berichtet **2001** [33] von einer Fallbeobachtung. Es handelt sich um eine 38-jährige Frau mit rezidivierenden Schweißdrüsenabszessen in der linken Achsel. Die letzte Abszessspaltung heilte nicht ab. Trotz Antibiotika, mehrfachen Nachoperationen trat seit 3 Jahren keine Besserung ein. Dann bat die Patientin um eine Behandlung mit Honig. Es wurde ein pharmakologisches Manukahonigpräparat verwendet. Der Abszess war dann nach 4 Monaten komplett abgeheilt.

Dixon beschreibt in The Lancet **2003** [44] eine Studie von *Rose Cooper*. Sie testete in vitro die antibakterielle Wirkung von Manukahonig und Wiesenblütenhonig an 18 Stämmen methicillin-resistenten Staphylococcus aureus (MRSA) Keimen und an 7 Stämmen vancomycin-sensitiven Enterococcus faecalis Bakterien. Diese Erreger stammten von infizierten Wunden. Alle Erreger wurden gehemmt. Dieses Ergebnis verglich sie mit einer dem Honig nachempfundenen Zuckerlösung mit entsprechenden Anteilen an Glucose, Fructose, Maltose und Saccharose. Um die gleiche Hemmwirkung auf die Erreger zu erreichen, konnte der Honig zehnfach mehr verdünnt werden als die Zuckerlösung. Es wurde angenommen, die stärkere Honigwirkung beruht auf pflanzlichen Inhaltsstoffen und H_2O_2. Eine unterschiedliche Wirkstärke der beiden Honigsorten wurde nicht erwähnt.

Al-Waili veröffentlichte **2004** [2] eine vergleichende Studie zur Behandlung von Herpes mit Acyclovir oder Honig. Es wurden 16 Patienten im Alter von 35 bis 45 Jahren untersucht die an einer rezidivierenden Herpeserkrankung mit 5 bis 6 Ausbrüchen pro Jahr litten. Davon hatten 8 Patienten einen Lippenherpes und 8 Patienten einen Genitalherpes. Alle Patienten wurden bei zwei unabhängigen Erkrankungsfällen entweder mit 5 % Acyclovirsalbe oder einem arabischen Vielblütenhonig behandelt. So wurden aus den 16 Patienten 32 Behandlungsfälle. Je die Hälfte wurde zuerst mit Honig und die andere Hälfte zuerst mit Acyclovir behandelt. Erkrankten sie später wieder, wurden sie der entsprechend anderen Behandlungsgruppe zugeordnet. Also die zuvor mit Acyclovir behandelt wurden, wurden jetzt mit Honig behandelt und umgekehrt.

Alle Patienten wurden jeden Tag untersucht. Acyclovir wurde 6-mal täglich aufgetragen, Honig wurde 4-mal täglich 15 Minuten lang mit einer Kompresse auf die Wunden gedrückt. Die Behandlung wurde vom ersten Symptom bis zur Abheilung durchgeführt. Aus Erfahrung wussten die Patienten, eine Heilung ohne Behandlung erfordert 7-12 Tage.

Die durchschnittliche Heilungszeit betrug mit Acyclovir beim Lippenherpes 5,85 Tage, beim Genitalherpes 6,28 Tage und mit Honig beim Lippenherpes 2,57 Tage, beim Genitalherpes 3,71 Tage.

Es ist ersichtlich, mit Acyclovir war die Heilung gegenüber der Nichtbehandlung verkürzt und mit Honig noch mal deutlich beschleunigt. Unter der Honigtherapie traten auch weniger Krusten auf und die Schmerzdauer war deutlich verringert. Erstaunlicherweise ist in der Honiggruppe die Erkrankung mit Behandlungsbeginn bei den ersten Symptomen beim Lippenherpes bei zwei Patienten und beim Genitalherpes bei einem Patienten gar nicht mehr ausgebrochen. Gegen Acyclovir sind bereits Resistenzen bekannt.

Al-Waili beschreibt weiter Honigwirkungen, eigene Beobachtungen und Erfahrungen. Es wurden Wirkungen gegen das Rötelnvirus, Leishmanien und Candida albicans nachgewiesen. Bei konjunktivalen Infekten ist Honig ohne Nebenwirkungen hervorragend einsetzbar. Daher vermutet *Al-Waili*, dass bei einem Augenbefall mit Herpesviren eine erfolgreiche Behandlung möglich sei.

Weiter regt Honig die Antikörperbildung an und senkt die entzündungsbedingten Prostaglandine. Zusätzlich wurde im Honig antimikrobiell wirksames Stickoxid gefunden.

Memon berichtet **2005** [156] von einer vergleichenden Untersuchung zwischen Honig und 1%igem Silbersulfadiazin (z. B. Flammazine®) bei Verbrennungen. Die Studie wurde am Verbrennungszentrum der Universitätsklinik Hyderabad in Pakistan durchgeführt. Untersucht wurden 80 Patienten im Alter von 4 bis 62 Jahren mit Verbrennungen 1. bis 2. Grades bei einer verbrannten Körperoberfläche (KOF) von 10 bis 40 %. Die Wundreinigung erfolgte mit NaCl-Lösung und Povidon-Jod. Der Verband wurde alle zwei Tage erneuert.

In Gruppe 1 wurden 40 Patienten mit natürlichem unverarbeiteten Honig verbunden. Davon hatten 8 Patienten eine verbrannte Körperoberfläche von 26 bis 40 % und 16 Patienten Verbrennungen Grad IIb.

In Gruppe 2 wurden 40 Patienten mit Silbersulfadiazin behandelt. Hier waren ebenfalls 8 Patienten mit 26 bis 40 % verbrannter Körperoberfläche und 20 Patienten mit Verbrennungen Grad IIb.

An den Tagen 5, 15 und 25 wurden Wundabstriche zur bakteriellen Untersuchung gemacht.

Salben mit Silbersulfadiazin (Silber + Sulfonamid [231]) sind seit 1968 auf dem Markt. Sie sollen ihre antibakterielle Wirksamkeit auch bei eitrigen Wunden behalten. Resorption findet fast nicht statt. Es gehört zur Standardtherapie bei Verbrennungen. An Nebenwirkungen sind Fieber, Leukopenien und Pigmentstörungen bekannt.

Die durchschnittliche Heilungsdauer betrug in der Honiggruppe 15,3 Tage. Es wurden bei keinem Abstrich pathogene Keime nachgewiesen.

In der Silbersulfadiazin-Gruppe lag die durchschnittliche Heilungsdauer bei 20 Tagen. Von den 40 Patienten entwickelten 32 (80 %) eine Wundinfektion, die eine systemische Antibiose erforderte. An Keimen wurden Staphylococcus aureus, Pseudomonas, Escherichia coli, Citrobacter und Klebsiellen nachgewiesen. Eine gefürchtete Heilungsstörung nach Verbrennungen sind Kontrakturen. Konservativ lassen sich Kontrakturen durch Massagen mit Olivenöl, Kompressionsverbänden und Physiotherapie behandeln.

In der Honiggruppe erlitten 3 Patienten (7,5 %) Kontrakturen, die alle auf die konservative Behandlung ansprachen. In der Silbersulfadiazin-Gruppe traten 7 (17,5 %) Kontrakturen auf. Nur 3 davon konnten konservativ behandelt werden. 4 Patienten benötigten operative Korrekturmaßnahmen.

Eine weitere sichtbare Nebenwirkung waren Pigmentstörungen. Nach Honigbehandlung hatten 2 Patienten eine Hypopigmentierung und nach Silbersulfadiazin-Behandlung fand sich bei 10 Patienten eine Hyperpigmentierung.

Es lässt sich feststellen, dass natürlicher Honig als Verbandmittel bei Verbrennungen deutlich kürzere Heilungszeiten ohne Infektionen bei besserem Langzeitergebnis zeigt. Dadurch sinken nicht nur die direkten Verbandskosten, sondern auch die Kosten für Folgebehandlungen.

Mashhood publizierte **2006** [150] eine randomisierte Studie mit 50 Patienten mit Verbrennungen Grad 1 bis 2 mit weniger als 15 % verbrannter Körperoberfläche. Die Patienten wurden in der chirurgischen Klinik des Militärkrankenhauses Bahawalpur in Pakistan behandelt. Es wurde jedes Patientenalter eingeschlossen bei einem durchschnittlichen Alter von 27,4 Jahren. Die Patienten waren sonst gesund. Untersucht wurde die Dauer der Wundheilung, Zeit bis zur Schmerzfreiheit und die Zeit bis die Wunden steril waren. Alle Wunden wurden täglich mit NaCl-Lösung gereinigt und täglich neu verbunden.

Gruppe 1 mit 25 Patienten wurde mit reinem, unverarbeitetem und unverdünntem Honig verbunden.

Gruppe 2 mit ebenfalls 25 Patienten wurde mit 1%iger Silbersulfadiazin-Salbe verbunden.

Das Ergebnis dieser Untersuchung zeigt Tabelle 41:

	Heilungsdauer	Schmerzfreiheit	Keimfreiheit
Gruppe 1: Honig	2 Wochen: n=13 (52 %) 4 Wochen: n=25 (100 %)	1 Woche: n=9 (36 %) 2 Wochen: n=20 (80 %) 3 Wochen: n=25 (100 %)	nach 3 Wochen
Gruppe 2: Silbersulfadiazin	2 Wochen: n=5 (20 %) 4 Wochen: n=15 (60 %) 6 Wochen: n=25 (100 %)	1 Woche: n= 4 (16 %) 2 Wochen: n=11 (44 %) 3 Wochen: n= 18 (72 %) 4 Wochen: n=25 (100 %)	nach 5 Wochen

Tabelle 41: Vergleich Honig mit Silbersulfadiazin bei Verbrennungen (Quelle: Mashhood, 2006, S. 14-19)

Neben den deutlichen Vorteilen von Honig mit jeweils schnellerer Heilung, Schmerzfreiheit und Keimfreiheit lagen die Kosten in der Honiggruppe nur bei 10 % im Vergleich zu den Kosten in der Silbersulfadiazin-Gruppe.

Ingle veröffentlichte **2006** [101] eine randomisiert kontrollierte und verblindete Studie. Es wurden Verletzte aus Goldminen in Südafrika mit oberflächlichen Wunden und Abschürfungen untersucht. In dem einen Studienarm mit 40 Patienten wurde mit natürlichem, unverarbeitetem Aloe vera Sortenhonig und in dem anderen Studienarm mit 42 Patienten wurde mit IntraSite Gel, einem Hydrogel, behandelt. Es wurden nur nicht infizierte Wunden in die Studie eingeschlossen. Die maximale Wundgröße war 10 mal 10 cm und nicht tiefer als 2 cm. Die Patienten wussten nicht, welchen Verband sie erhalten. Die Wunden wurden täglich mit NaCl-Lösung gereinigt und dann entsprechend der Gruppe verbunden. Der Honig wurde mit einem jeweils frischen Spatel aufgetragen.

Alle Patienten waren mit ihrem Verband zufrieden. In beiden Gruppen trat häufig ein Jucken der Wunde auf. In der Honiggruppe beschrieben einige Patienten ein vorübergehendes Brennen oder Schmerzen. Die Gesamtheilungsdauer unterschied sich nicht signifikant und betrug in der Honiggruppe 16,6 Tage und in der IntraSite Gruppe 16,81 Tage. Die Gesamtkosten betrugen in der Honiggruppe nur 4 % von der IntraSite Gruppe.

Zusammenfassend ist Honig ein in der Anwendung sicherer und äußerst kosteneffektiver Wundverband.

Mphande untersuchte in Malawi **2007** [162], ob bei Wunden ein Unterschied im Heilungsverlauf bei der Benutzung von Zucker oder Honig festzustellen ist.

Insgesamt wurden 40 Patienten, überwiegend Kinder, in zwei Gruppen untersucht. Es handelte sich oft um schwere Wunden bis zu einer Größe von 26,5 cm^2 bei Patienten mit chronischer Osteomyelitis, postoperativen Wunden, Ulzera, Traumen und Abszessen. Darunter waren auch Verbrennungen und Krokodilbisse. Alle Wunden wurden mit Kochsalzlösung gereinigt. Zunächst wurden die Verbände täglich gewechselt. In einer Gruppe mit 22 Patienten wurden die Wunden mit Honig verbunden. Es wurde Honig von kleinbäuerlichen Kaffeefarmern verwendet. Die andere Gruppe mit 18 Patienten wurde mit Zucker behandelt. Nach 1 Woche konnte je nach Wundbefund die Frequenz der Verbandwechsel reduziert werden.

Zu Beginn der Behandlung und nach einer Woche wurden Wundabstriche gemacht. Der häufigste Erreger war Staphylococcus aureus. Die Wundinfektionsrate nahm innerhalb der einen Woche unter der Honigtherapie von 55 auf 23 % deutlich schneller ab als mit Zucker von 56 auf 39 %.

Bis zur kompletten Heilung dauerte es durchschnittlich mit Honig 31,5 Tage und mit Zucker 56 Tage. Dies ist schon ein sehr deutlicher Unterschied. Für eine bessere Vergleichbarkeit hatte *Mphande* die Zeit berechnet, die benötigt wird, damit sich die Wunde um einen cm^2 verkleinert. Die durchschnittliche Heilungszeit pro Fläche war für Honig 1,43 Tage pro cm^2 und für Zucker 1,62 Tage pro cm^2. Die mit Honig behandelten Wunden heilten messbar schneller.

Mphande machte eine weitere interessante Beobachtung. Honig scheint langfristig die Schmerzen schneller zu reduzieren. Zu Beginn der Behandlung hatten in der Zuckergruppe weniger Patienten starke Schmerzen als in der Honiggruppe. Jedoch nach drei Wochen waren unter Honigtherapie mehr Patienten schmerzfrei als mit Zuckertherapie.

Es ist anzunehmen, dass im Rahmen der schnelleren Wundheilung auch die Nerven und Schmerzrezeptoren schneller regenerieren.

Subrahmanyam gab **2007** [222] eine Übersicht der Honiganwendung bei Brandwunden heraus. Er stellt fest, bei Brandwunden 1. und 2. Grades führt Honig zu deutlich schnelleren Heilungen und einem besseren Infektionsschutz als Silbersulfadiazin, Polyurethanfolie, Fruchtblasenmembranen oder Kartoffelschalen.

Ein weiterer Vorteil des Honigs ist das Auffangen freier Radikale und eine Verminderung der Bildung von Narben und Kontrakturen. Der Schmerz beim Verbandwechsel wird verringert, die Entzündungsreaktion wird abgeschwächt und die Bildung von Granulationsgewebe gefördert. Der Honig sorgt für eine feuchte Wundbehandlung. Bei Brandwunden 3. Grades ist eine Hauttransplantation der Honigbehandlung überlegen.

2008 erschien eine Metaanalyse von **Medhi et al** [154]. Es werden Studien von 1966 bis 2008 untersucht. Dabei wurden nahezu alle Arten von Wunden mit Honig behandelt, von Abschürfungen über Abszesse, Amputationen, Fisteln bis zu Verbrennungen. Es ist völlig unklar welcher Honig oder ob Pharmaprodukte verwendet wurden. Deutlich wird, die Wunden sind miteinander nicht vergleichbar. Eine einfache Schürfwunde heilt anders als ein chronisches Ulkus. Es werden einerseits deutliche Heilungsbeschleunigungen erwähnt, andererseits kein Unterschied im Heilungsverlauf zu herkömmlichen Verbänden.

Majtan und **Majtan** untersuchen **2009** [149] im Labor bei welchen Verdünnungen verschiedene Honige noch ein Bakterienwachstum verhindern. Sie vergleichen Manukahonig UMF 16+, Robinienhonig, Rapshonig, Wiesenblütenhonig und Waldhonig gegen eine Zuckerkontrolllösung. Diese Kontrolllösung entspricht dem Zuckergehalt eines Durchschnittshonigs mit 39 g Fructose, 31 g Glucose, 8 g Maltose, 3 g Saccharose und 19 g reinem Wasser. Die Verdünnungen erfolgen in den Stufen 50 %, 25 %, 12,5 %, 6,25 % und 3,12 %. Die untersuchten Bakterienstämme sind:

- Staphylococcus aureus (2022 und MRSA),
- Klebsiella pneumoniae (4985),
- Pseudomonas aeruginosa (1960),
- Proteus spp. (1799),
- Serratia marascens (303),
- Listeria monocytogenes (4699) und
- Staphylococcus epidermidis (4418).

Es fällt sofort auf, alle Honigsorten sind der reinen Zuckerlösung deutlich überlegen. Die Zuckerlösung bei einer Verdünnung von 50 % hemmt das Bakterienwachstum nur bei wenigen Spezies. Akazienhonig, Rapshonig und Wiesenblütenhonig schaffen eine Bakterienhemmung oft noch bei 25 %. Am besten schnitten Manukahonig und Waldhonig ab. Bei Staphylococcus epidermidis hemmen sie das Wachstum sogar noch bei einer Verdünnung von 6,25 %. Bei Staphylococcus aureus (MRSA) wirkt Manukahonig noch bei einer Verdünnung von 12,5 %, Wiesenblütenhonig und Waldhonig noch bei 25 %. Im Ergebnis zeigt sich, Manukahonig ist nicht der einzig wirksame Honig.

In der Wundbehandlung wird Honig unverdünnt angewendet. So zeigt dieses Experiment, Honig ist auch dann noch bei allen getesteten Bakterien wirksam, wenn das Wundwasser den Honig auf eine Konzentration von 50 % oder weniger verdünnt hat.

Um die Verdünnung zu beschränken und damit die Wirksamkeit zu erhalten, wird ein täglicher Verbandswechsel empfohlen.

Igelbrink verglich in ihrer Dissertation **2011** [98] die antibakterielle Wirkung von Medihoney® mit der Silberauflage Actisorb® silver 220. Sie belegt die Eignung von Medihoney® als Antiseptikum.

Dazu wurden In-vitro-Versuchsreihen mit Medihoney® in einer Verdünnung von 1:10 und unverdünnt gemacht. Zusätzlich wurden die Tests mit und ohne Eiweißbelastung mit 10 % Rinderalbumin durchgeführt, um das eiweißhaltige Wundsekret darzustellen.

Die Actisorb® silver 220-Auflagen wurden mit einer unverdünnten Suspension der Testorganismen direkt benetzt. Die Versuche wurden mit und ohne Eiweißbelastung mit 10 % Rinderalbumin vorgenommen. Dabei konnte sie nachweisen, Medihoney® reduzierte in der Verdünnung 1:10 mit und ohne Eiweißbelastung das Wachstum von Staphylococcus aureus nach 24 h um 2,6 Logarithmus-Stufen und von Pseudomonas aeruginosa um 2,9 Logarithmus-Stufen. Nach 48 h reduzierte sich bei beiden Keimen die Menge um mehr als 3 Logarithmus-Stufen.

Candida albicans konnte sich in der verdünnten Suspension sogar vermehren. Es wurde angenommen, die Hefen können die Glucose des Substrats als Nährmedium verwenden.

Anders bei der direkten unverdünnten Anwendung von Medihoney®. Schon nach 1 h war mit und ohne Eiweißbelastung Candida albicans deutlich gehemmt und nach 3 h nicht mehr nachweisbar.

Selbst MRSA und VRE Keime waren bereits nach 1 h um mehr als 3 Logarithmus-Stufen reduziert. Alle getesteten Keime waren nach spätestens 48 h unabhängig von der Eiweißbelastung bei unverdünntem Medihoney® nicht mehr nachweisbar. Bei der Actisorb® silver 220-Wundauflage wurde hingegen bei keinem getesteten Keim die von der Deutschen Gesellschaft für

Hygiene und Mikrobiologie (DGHM) geforderte Keimreduktion einer antiseptischen Wundauflage von 3 Logarithmus-Stufen erreicht. Mit Eiweißbelastung war die Keimreduktion bei der Silberauflage praktisch nicht mehr vorhanden.

In der Studie wird zwar erwähnt, Medihoney® ist mit 25 kGy bestrahlt, aber nicht, dass er auch ultrafiltriert ist. Medizinischer Honig und echter Honig werden kommentarlos gleichgesetzt.

Da die Arbeit von *Igelbrink* sich nur auf das Pharmaprodukt Medihoney® bezieht, kann daraus nicht auf die Wirkung von Honig geschlossen werden. Es ist anzunehmen, dass hier die antibakterielle Wirkung des Medihoneys® primär durch die a_w-Wert Erniedrigung und den hohen Gehalt des Methylglyoxals erreicht wird.

Kegels veröffentlichte **2011** [115] eine Studie mit insgesamt 22 Patienten mit Wunden an den Beinen, die länger als vier Wochen bestanden. Er verwendete eine Wundauflage, die nur zu 48 % aus Honig bestand. Die durchschnittliche Dauer bis zur vollständigen Abheilung ab den Wundauflagen mit Honig betrug 65 Tage. Auch wenn das Ergebnis nicht auf unverfälschten Honig übertragen werden kann, war auffällig, dass bei keinem der 5 Diabetespatienten der Blutglucosespiegel beeinflusst wurde.

In der Medizin werden in vielen Fachbereichen immer mehr Leitlinien zur Behandlung verschiedener Erkrankungen entworfen. Diese sind rechtlich nicht bindend. Es sind Empfehlungen.

Nun hat die Deutsche Gesellschaft für Wundheilung und Wundbehandlung e. V. erstmalig **2012** eine **S3 Leitlinie** zur Lokaltherapie chronischer Wunden bei Patienten mit den Risiken peripherer arterieller Verschlusskrankheit, Diabetes mellitus und chronisch venöser Insuffizienz herausgegeben [211].

Darin ist dem Honig ein Abschnitt gewidmet. Es wird erwähnt, Honig ist bakterizider als eine reine Zuckerlösung.

Es werden zwei hochwertige randomisiert kontrollierte Studien als Entscheidungsgrundlage benutzt [109, 65].

In beiden Studien werden Pharmaprodukte mit Manukahonig verwendet, jedoch kein reiner Honig nach der Honigverordnung:

Jull untersuchte von Mai 2004 bis September 2005 [109] 368 Patienten mit venösen Beinulcera. 187 bekamen die Manukahonig Auflage ApiNate™ der

Firma Comvita mit einem UMF-Faktor von 12+. Die anderen 181 Patienten bekamen unterschiedliche gebräuchliche Verbände, wie Alginat, Hydrokolloid, Iod oder Silber. Alle Patienten hatten Kompressionsverbände. Immer wenn der Kompressionsverband gewechselt wurde erneuerte man auch die Wundauflage.

Die Studie von *Jull* ergab in der Honiggruppe mehr Schmerzen und höhere Kosten im Vergleich zu den anderen Verbänden. Die Gesamtheilungsdauer in beiden Gruppen war mit durchschnittlich 63,5 Tagen in der Honiggruppe und 65,3 Tagen in der anderen Gruppe fast gleich.

Bei *Gethin* [65, 66] werden 108 Patienten mit venösen Beinulcera von Februar 2003 bis Januar 2006 beobachtet. 54 Patienten wurden mit einem Manukahonig Verband der Firma Comvita mit einem UMF von 18+ versorgt und die anderen 54 Patienten mit IntrasiteGel der Firma Smith & Nephew verbunden. Alle bekamen eine Kompressionstherapie.

In der Studie von *Gethin* wird nur einmal wöchentlich der Verband erneuert, dennoch war nach 4 Wochen in der Honiggruppe MRSA in 70 % der Fälle im Vergleich zur Hydrogelgruppe nur in 16 % der Fälle eradiziert. Die Schmerzen wurden in beiden Gruppen reduziert. Die Wundneuinfektionsrate während der Studie ist in der Honiggruppe niedriger als in der Hydrogelgruppe. Es werden nur die ersten 4 Wochen beschrieben [65].

In einem zweiten Bericht wird die gleiche Studie für einen Zeitraum von 12 Wochen geschildert. Die durchschnittliche Ulzeragröße betrug zu Beginn 4,7 cm^2. Mehr als die Hälfte des Wundgrundes war fibrinös belegt. Nach 4 Wochen war die Wundgröße in der Honigpharmagruppe um 34 % und in der Hydrogelgruppe um 13 % verkleinert. Nach 12 Wochen waren mit Manukapharmahonig 44 % der Wunden und mit Hydrogel 33 % vollständig abgeheilt. Dann bricht die Studie ab [66]. Es ist erstaunlich, dass trotz der viel zu seltenen Verbandswechsel noch ein Effekt nachweisbar ist.

Aufgrund dieser einen Studie von *Jull* mit der höheren Schmerzbelastung wird eine Behandlung mit Honig trotz aufgeführter hoher Wirksamkeit in der Keimeradikation in der Studie von *Gethin* durch Honig bei venösen Ulzera nicht empfohlen. Anzumerken ist, in beiden Studien wird nicht echter Honig getestet, sondern Pharmaprodukte. **Es wird also Honig als Wundverband abgelehnt, obwohl gar kein Honig untersucht wurde.**

Diese Leitlinie behandelt Wunden, die oft sehr schlecht heilen. Die persönliche Beobachtung der Autorin ist: Einige Patienten sind, unabhängig davon, wie die Wunde behandelt wird, sehr schmerzempfindlich. Dies kann möglicherweise an einer schmerzhaften Polyneuropathie liegen.

Es sind daher Untersuchungen erforderlich, welche Honigsorten weniger Schmerzen verursachen.

Jull verfasste **2008** ein Review mit 19 Studien und **2013** ein erweitertes Review mit 25 Studien [107, 108].

Es werden Studien mit ganz unterschiedlichen Wunden verglichen. Zwischen Honig und Pharmaprodukten wird nicht differenziert. Die Arbeit beginnt mit einem erklärenden Rückblick. 1973 ist ein Debridement durch Honig bei *Blomfield* beschrieben. 1974 stellt *Lazarus* die Honigwirkung dar. Zur Wirkung gehören Entzündungshemmung, Angiogenese, Matrixaufbau, Förderung der Wundkontraktion, Epithelisation und Verbesserung der Narbe. 1999 postuliert *Molan*, Honig bietet eine feuchte Wundbehandlung, liefert die Ernährung für das Gewebewachstum und stimuliert die Gewebeneubildung. Viele Studien der letzten Jahre konzentrieren sich auf den antibakteriellen Effekt des Honigs.

Jull stellt in Bezug auf Honig oder Pharmaprodukte fest:

- Bei kleinen akuten Wunden sei zwischen Honig und Hydrogel kein Unterschied im Heilungsverlauf.
- Bei Fußnagelextraktionen wurde kein Unterschied festgestellt.
- Bei Hautleishmaniose, der Kala Azar, wirkt Meglumin-Antimonat besser.
- Bei oberflächlichen Verbrennungen deutliche Heilungsverkürzung. Kontrakturen treten bei Honigverbänden nur halb so häufig auf und überschießende Narbenbildung gar nicht.
- Bei tiefen Verbrennungen ist eine frühzeitige Hauttransplantation vorteilhafter.
- In einer Studie wurde die Behandlung einer Fournier Gangrän mit 30 Männern beschrieben. Es wurde in Jamun-Honig getränkte Gaze mit in EUSOL (Edinburgh University Solution of Lime) getränkter Gaze verglichen. In der Honiggruppe starb nur eine Person. Die Heilungsrate war acht Tage schneller. In der EUSOL Gruppe starben 2 Patienten. Die Vergleichsgruppen sind sehr klein, es scheint aber doch ein sichtbarer Unterschied vorhanden zu sein.

Jamun-Honig oder Jambhul-Honig stammt am wahrscheinlichsten von dem in Indien beheimateten Baum Syzygium cumini (L.) Skeets. Es ist ein Myrtengewächs, welches nussgroße dunkelrote Früchte trägt. Landessprachlich Jamun oder Jambhul, fachsprachlich auch Myrtus cumini L., Eugenia jambolana Lam. oder Syzygium Jambolana (Lam.) DC. [102, 176].

Da Jamuna der bengalische Name des 2900 km langen Stromes Brahmaputra ist, der im Himalaya entspringt und im Ganges mündet [53], könnte Jamun-Honig auch nordostindischer Honig aus dem Einzugsgebiet des Jamuna sein.

- Postoperativ infizierte Kaiserschnitt- oder abdominale Hysterektomiewunden heilen bei 2-mal täglichen Verbänden mit Honig im Vergleich zu 70 % Alkohol und Jod ca. 11,31 Tage schneller ab.
- Bei Druckulcera bewirkt Honig eine gering schnellere Heilung als mit NaCl-Lösung getränkter Gaze.
- Bei chronischen Beinulcera oder diabetischen Fußulcera ist kein Vorteil ersichtlich. Bei den venösen Ulcera treten bei Honiganwendung deutlich mehr Schmerzen auf. Allerdings wird in der angegebenen Studie (Gethin 2009) kein Honig, sondern ein Pharmaprodukt verwendet.

Jull fasst sein Review mit fehlender Evidenz für Honig zusammen. Diese Aussage ist so nicht zulässig, da Honig und Pharmaprodukte gleichgesetzt werden.

Es ist auffällig, dass in vielen Studien, Reviews und Untersuchungen nicht zwischen Honig und Pharmaprodukten unterschieden wird. Vom wissenschaftlichen Anspruch her bedeutet dies, **wenn eine Aussage zu Honig gemacht wird, muss auch Honig in der Untersuchung verwendet werden**. Wird ein Pharmaprodukt benutzt, kann nur eine Aussage zu dem Pharmaprodukt gemacht werden. Eine unkritische Vermischung verschiedener Produkte ist nicht statthaft.

Der Begriff „medizinischer Honig“ ist dabei irreführend. Dieser ist so stark verändert, dass es sich nach der Honigverordnung nicht mehr um Honig handelt, da dem Honig nichts hinzugefügt oder entzogen werden darf. Bei „medizinischem Honig“ sind jedoch Zusammensetzung und Eigenschaften deutlich verändert, wodurch sich Wirkungen und Nebenwirkungen von unverändertem Honig unterscheiden.

Zur besseren Übersichtlichkeit werden in Tabelle 42 nur In-vivo-Studien aufgeführt, die natürlichen, unverarbeiteten Honig verwenden. Beschrieben sind Erstautor, Veröffentlichungsjahr, Wundart, Studienarme und die Dauer bis zur Heilung.

In keiner dieser Studien wurde steriler, also bestrahlter, Honig benutzt.

Autor und Jahr	Land	Wundart	Wunde, Beschreibung	Studienarme	Ergebnis
Efem 1988	Nigeria	Fournier Gangrän, Brandwunden, Ulcera, Noma	59 Patienten im Alter von 2 Monaten bis 78 Jahren, 51 Wunden bakteriell besiedelt	täglicher Verbandwechsel, alle mit Honig	alle Wunden nach einer Woche keimfrei, die zuvor keimfreien Wunden blieben steril
Subrahmanyam 1991	Indien	Brandwunden	104 Patienten mit Brandwunden Grad 1, weniger als 40 % KOF	täglicher Verbandwechsel Gruppe1 (n=52): unverdünnter Honig Gruppe 2 (n=52): Silbersulfadiazin	durchschnittliche Heilungszeit Gruppe 1: 9,4 Tage Gruppe 2: 17,2 Tage
Subrahmanyam 1993a	Indien	Brandwunden	92 Patienten, Brandwunden Grad 2 mit weniger als 40 % verbrannter KOF	Gruppe 1 (n=46): unverarbeiteter Honig, täglicher Verbandwechsel, Gruppe 2 (n=46): Polyurethanfolie, bis zu 8 Tagen belassen	durchschnittliche Heilungszeit Gruppe 1: 10,8 Tage Gruppe 2: 15,3 Tage

Subrahmanyam 1994	Indien	Brandwunden	100 Patienten mit Brandwunden Grad 2, weniger als 40 % verbrannte KOF	Gruppe 1 (n=50): unverarbeiteter Honig, Verbandwechsel alle 2 Tage Gruppe 2 (n=50): Membran der Fruchtblase, bis zu 8 Tagen belassen, dann Verbandwechsel alle 2 Tage	durchschnittliche Heilungszeit Gruppe 1: 9,4 Tage Gruppe 2: 17,5 Tage
Subrahmanyam 1996b	Indien	Brandwunden	100 Patienten mit Brandwunde Grad 2, weniger als 40 % verbrannte KOF	Verbandwechsel alle 2 Tage Gruppe 1 (n=50): unverarbeiteter Honig Gruppe 2 (n=50): Kartoffelschale	durchschnittliche Heilungszeit Gruppe 1: 10,4 Tage Gruppe 2: 16,2 Tage
Subrahmanyam 2001a	Indien	Brandwunden	100 Patienten mit Brandwunden Grad 2 und 3, weniger als 40 % verbrannte KOF	Verbandwechsel alle 2 Tage Gruppe 1 (n=50): Jambhul-Honig Gruppe 2 (n=50): Silbersulfadiazin	durchschnittliche Heilungszeit Gruppe 1: 15,4 Tage Gruppe 2: 17,2 Tage
Al-Waili 2004	Vereinigte Arabische Emirate	Herpes	16 Patienten, davon 8 mit Herpes labialis und 8 mit Herpes genitalis alle Patienten wurden in zwei getrennten Ausbrüchen entweder mit 5 % Acyclovirsalbe oder mit Honig behandelt, daher verdoppelt sich die Fallzahl	Hälfte der Patienten Acyclovir 6 mal pro Tag, andere Hälfte Honig 4 mal pro Tag Gruppe 1 (n=8): Herpes labialis: Acyclovir Gruppe 2 (n=8): Herpes genitalis: Acyclovir Gruppe 3 (n=8): Herpes labialis: Honig Gruppe 4 (n=8): Herpes genitalis Honig	durchschnittliche Heilungszeit Gruppe 1: 5,85 Tage Gruppe 2: 6,28 Tage Gruppe 3: 2,57 Tage Gruppe 4: 3,71 Tage

Subrahmanyam 2004	Indien	Fournier Gangrän	30 Patienten, nur Männer	Verbandwechsel täglich Gruppe 1 (n=14): Jamun-Honig Gruppe 2 (n=16): EUSOL (Edinburgh University Solution of Lime)	durchschnittliche Heilungszeit Gruppe 1: 18,5 Tage Gruppe 2: 26,5 Tage in der Honiggruppe starb 1 Person in der EUSOL-Gruppe starben 2 Personen
Memon 2005	Pakistan	Brandwunden	80 Patienten im Alter von 4-62, Brandwunden Grad 1-2, 10-40 % verbrannte KOF	Verbandwechsel alle zwei Tage Gruppe 1 (n=40): natürlicher Honig Gruppe 2 (n=40): Silbersulfadiazin	vollständige Abheilung nach durchschnittlich: Gruppe 1: 15,3 Tagen Gruppe 2: 20 Tagen
Ingle 2006	Südafrika	frische Hautwunden	82 Patienten, Hautwunden bis maximal 10 x 10 cm, nicht tiefer als 2 cm	täglicher Verbandwechsel Gruppe 1 (n=40): natürlicher Honig (Aloe vera) Gruppe 2 (n=42): Hydrogel	vollständige Abheilung nach durchschnittlich Gruppe 1: 16,48 Tagen Gruppe 2: 16,88 Tagen
Mashhood 2006	Pakistan	Brandwunden	50 Patienten jeden Alters, Brandwunden Grad 1-2, weniger als 15 % der KOF verbrannt	täglicher Verbandwechsel Gruppe 1 (n=25): reiner Honig Gruppe 2 (n=25): 1 % Silbersulfadiazin	vollständige Heilung: Gruppe 1: nach 2 Wochen 13/25, nach 4 Wochen 25/25 Gruppe 2: nach 2 Wochen 5/25; nach 4 Wochen 15/25, nach 6 Wochen 25/25

Mphande 2007	Malawi	akute und chronische, zum Teil infizierte Wunden	40 Patienten mit unterschiedlichen Wunden: chronische Osteomyelitis, postoperative Wunden, Ulzera, Trauma, Abszesse	nur die erste Woche täglicher Verbandwechsel dann seltener: Gruppe 1 (n=22): Honig Gruppe 2 (n=18): Zucker	durchschnittliche Zeit bis zur kompletten Heilung: Gruppe 1: 31,5 Tage Gruppe 2: 56 Tage

Tabelle 42: In-vivo-Studien, die echten, unverarbeiteten Honig benutzen (Quellen: Efem, 1988, S. 679-681; Al-Waili, 2004, S. 94-98; Memon, 2005, S. 100-104; Ingle, 2006, S. 831-835; Mashhood, 2006, S. 14-19; Mphande, 2007, S. 317-319; Jull, 2013, S. 1-95) Abkürzungen: KOF: Körperoberfläche; n: Fallzahl

7 Eigene Erfahrungen – Fallberichte

Die Erfahrungen der Autorin mit Honig in der Wundbehandlung sind sehr unterschiedlich. Es reicht von überwiegend positiven Erfahrungen in der Honiganwendung an Wunden bis zu negativen Reaktionen von Ärzten und Pflegepersonal. Dies deckt sich mit der Erfahrung eines Imkers: „Ich habe oft die Wunden meiner Kinder zum Entsetzen der Ärzte mit Honig behandelt."

Seit 2010 konnte die Autorin sowohl im Krankenhaus als auch privat Wundbehandlungen mit Honig durchführen. Ihr damaliger chirurgischer Chefarzt, Herr Dr. Baranski im St. Georg Krankenhaus Bad Fredeburg, unterstütze sie bei den Behandlungen mit Honig. Häufig wurden die Honigbehandlungen nicht kontinuierlich durchgeführt. Hausärzte, ambulante Pflegedienste oder Kollegen im Krankenhaus verbanden die Wunden wieder in gewohnter Weise. Am erfolgreichsten waren die Heilungsergebnisse mit Honig bei Patienten, die aktiv mitarbeiteten. Sie sorgten dann selber für die Kontinuität.

Im Folgenden werden sowohl negative als auch positive Wundbehandlungsfälle aufgeführt.

Fall 1:

Ein adipöser Patient mit Diabetes Typ II, rezidivierenden Ulcera cruris beidseits und multiplen Allergien hatte schon von Honigbehandlungen gelesen. Er kaufte sich flüssigen Manukahonig in der Apotheke. Die Verbände wurden täglich erneuert. Die Ulcera heilten komplett ab.

Auf Grund der Vorerkrankungen entstanden Rezidive. In der erneuten Behandlung mit Honig entwickelte der Patient eine Allergie gegen Propolis. Zusätzlich traten starke Schmerzen auf. Die Therapie musste abgebrochen werden.

Fall 2:

Eine Patientin mit langjährigen rezidivierenden Ulcera cruris war stationär aufgenommen worden. Es zeigte sich ein ca. 3 cm im Durchmesser großes, flaches Ulkus. Ihre Wunde wurde jeden Tag mit Medihoney® verbunden. In drei Tagen war die Wunde völlig sauber und im Hautniveau. Die Patientin konnte entlassen werden.

Zu Hause wurde die Behandlung mit Honig nicht fortgesetzt. Nach ein paar Wochen musste sie mit dem gleichen Ulcus, welches nun tief und schmierig belegt war, erneut stationär aufgenommen werden.

Fall 3:

Ein 52-jähriger BG-Patient war am 2.9.2010 beim Überspringen einer Anhängerkupplung ausgerutscht und hatte sich dabei den rechten Unterschenkel am Anhänger gestoßen. (Ein BG-Patient ist ein Patient nach Arbeitsunfall, bei dem die Behandlungskosten nicht durch die Krankenkasse, sondern durch die Berufsgenossenschaft bezahlt werden.) Er stellte sich am 13.9. in der Ambulanz vor. Im Bereich des rechten Schienbeins hatte der Patient eine ca. 3 x 5 cm große Schürfwunde, die mit einer Kruste bedeckt war. Sonographisch zeigte sich eine erhebliche Hämatombildung mit Fluktuation. Radiologisch konnten knöcherne Verletzungen ausgeschlossen werden.

Die Wunde wurde inzidiert, ausgeräumt und mit PVJ-Verband versorgt. Der Patient kaufte sich auf Empfehlung der Autorin Manukahonig in einer Apotheke.

Zum Zeitpunkt des ersten Honigverbandes am 28.9. war die Wunde ca. 2 x 1,5 cm groß und hatte einen roten entzündlichen Hof mit einem Durchmesser von ca. 4 cm. Eine eingeleitete Antibiose nahm der Patient 2 Wochen. Die Wundverbände mit Manukahonig wurden alle 2 bis 3 Tage erneuert. Der Patient achtete von sich aus darauf, dass immer wieder Honig appliziert wurde. Die Wunde war nach 7 Wochen komplett abgeheilt.

Fall 4:

Ein 74-jähriger Patient hatte sich am 10.2.2011 vormittags mit einer Schleifscheibe den linken Unterarm verletzt. Die Jacke war zerrissen. Es zeigte sich am linken dorsalen Unterarm eine ca. 6 cm lange und 0,5 cm breite oberflächliche, saubere Schürfwunde. Tetanusschutz bestand. Die Wunddesinfektion erfolgte mit Octenisept und der Verband mit Waldhonig. Die Wunde wurde täglich gereinigt und mit einem Waldhonigverband versorgt. Am 19.2. war die Wunde trocken und reizlos mit einer geringen Restkruste. Weitere Behandlungen waren nicht mehr erforderlich.

Fall 5:

Im Januar 2012 verbrannte sich eine Patientin während der Arbeit am ellenseitigen proximalen Unterarm rechts an einer heißen Verschraubung eines Sterilisationsgerätes. Es war eine Verbrennung 2. Grades, mit einer etwa 5 cm mal 1 cm großen Brandblase. Diese riss abends auf.

Daraufhin legte sie zum Teil mehrmals täglich Honigverbände an. Es handelte sich um einen italienischen Hochgebirgshonig vom Imker. Die Wunde heilte problemlos in gut 3 Wochen ab. Es war noch eine Restverfärbung sichtbar.

Fall 6:

Bei einer 45-jährigen Patientin mit einem seit Geburt bestehenden generalisierten Lymphödem, einer Immunschwäche gegen humane Papillomviren und dadurch bedingten rezidivierende Wucherungen am ganzen Körper bestanden Infektionen im Bereich des Mons pubis und der Achselhöhlen beidseits. Sie wurde am 31.7.2012 in einer dermatologischen Klinik mit einem Argonlaser behandelt. Es entstanden an beiden Achseln und am Mons pubis einschließlich der frontalen Anteile der großen Labien konfluierende ca. 2-Euro-Münzen große oberflächliche Brandwunden 2. Grades. Im Bereich der Achseln waren diese konfluierenden Wunden insgesamt bis handtellergroß.

Vom Krankenhaus aus wurden die Wunden mit Betalösung desinfiziert und mit Betasalbe verbunden. Die Wunden sind durch das generalisierte Lymphödem stark nässend. Es wurde weiter mit Betalösung desinfiziert und seit dem 3.8. anstelle der Betasalbe Sommerlindenhonig auf sämtliche Wunden gestrichen und mit Kompressen abgedeckt. Dieser brannte etwa eine halbe Stunde sehr stark. Es erfolgte am 4.8. eine Umstellung auf Rapshonig. Auch dieser brannte ca. eine halbe Stunde stark.

Es trat eine erhöhte Körpertemperatur bis 38,2 °C auf. Die Wunden selbst waren völlig reizlos ohne Rötung oder Schwellung und zeigten bei sauberem Wundgrund von den Rändern her rosafarbenes Granulationsgewebe. Die erhöhte Temperatur ließ sich mit Novalgin gut behandeln. Die halbstündigen Schmerzen ließen sich damit nicht mildern. Manchmal trat ein unangenehm süßlich riechender Wundgeruch auf.

Die Wunden am Mons pubis und den Labien waren am 20.8. komplikationslos abgeheilt. Die wesentlich größeren Wunden in den Achselhöhlen waren am 22.9. narbenlos abgeheilt.

Insgesamt war die Patientin, abgesehen von den Schmerzen mit dem Honig, sehr zufrieden. Im Vergleich zu früheren Vorbehandlungen mit Betasalbe waren die Wunden deutlich trockener und leichter behandelbar.

Fall 7:

Der folgende Fall wurde der Autorin 2013 berichtet:

Ein neunjähriger Patient hatte sich beim Schwimmunterricht während des Schulsportes 2010 mit durch Viren der Pockengruppe hervorgerufenen Dellwarzen, Molluscum contagiosum, infiziert. Der gesamte rechte Unterarm war volarseitig befallen.

Die Behandlung begann in einer dermatologischen Klinik mit Duofilm®-Lösung. Diese wurde abends auf die Mollusceln aufgetragen und morgens mit der eingetrockneten Haut abgekratzt. Auch nach vier Wochen war keine Besserung eingetreten. Ein behandelnder Dermatologe empfahl die Anwendung von Honig. Alle zwei Tage wurde im Wechsel Duofilm®-Lösung oder Bio-Blütenhonig aufgetragen und der Unterarm mit Frischhaltefolie umwickelt. So konnte der Honig über Nacht einwirken. Er wurde morgens abgewaschen. Nach vier Wochen zum Nachschautermin waren die Dellwarzen verschwunden, die Haut am Unterarm war komplett abgeheilt. Es ist anzunehmen, dass Honig auch eine antivirale Wirkung hat.

Fall 8:

Im September 2014 zeigte eine Patientin der Autorin ihren entzündeten großen Zeh rechts. Es handelte sich um ein schmerzhaftes mediales Panaritium. Die Entzündung bestand bereits seit zwei Wochen. Alle bisherigen Behandlungsversuche mit Ichthyol® waren erfolglos. Der Zeh wurde am Abend mit einem Honig aus einem biologischen Heilkräutergarten verbunden. Am nächsten Morgen war die Entzündung so weit abgeheilt, dass eine weitere Honigbehandlung nicht mehr erforderlich war. Der Zeh war nicht mehr schmerzhaft, Rötung und Schwellung hatten sich zurückgebildet. Wider Erwarten war auch das entzündliche Exsudat, der Eiter, nicht mehr nachweisbar.

Vermutlich wurde diese schnelle Wirkung nicht nur durch die antibakterielle Wirkung des Wasserstoffperoxids bedingt, sondern auch durch den sehr hohen Gehalt an ätherischen Ölen, Farb- und Duftstoffen in dem Heilkräuterhonig begünstigt.

Fall 9:

Ein 65-jähriger Sportler hatte am 24.4.2015 an einem 24-Stunden-Lauf teilgenommen. Nach 40 km musste er sein Projekt auf Grund großer, schmerzhafter Blasen im Bereich der Fußballen beidseits abbrechen. Eine

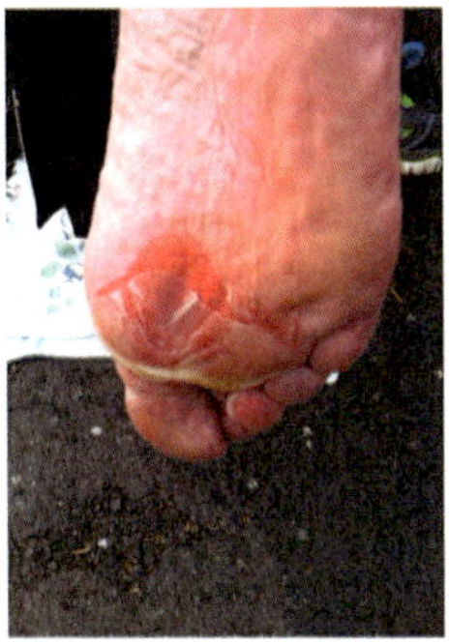

Abbildung 32: rechter Fuß nach 40 km am 24.4.2015

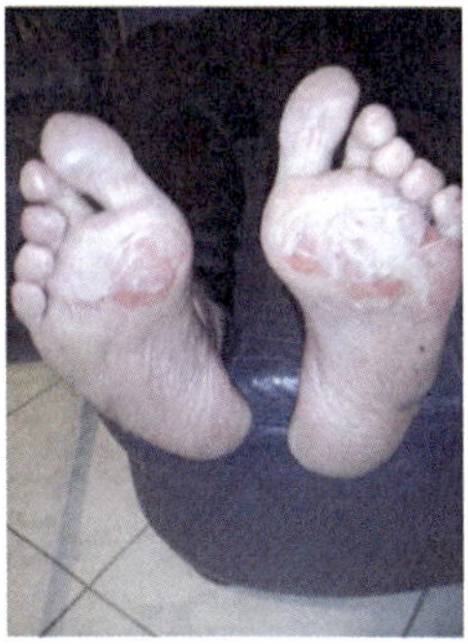

Abbildung 33: beide Füße am 25.4.2015

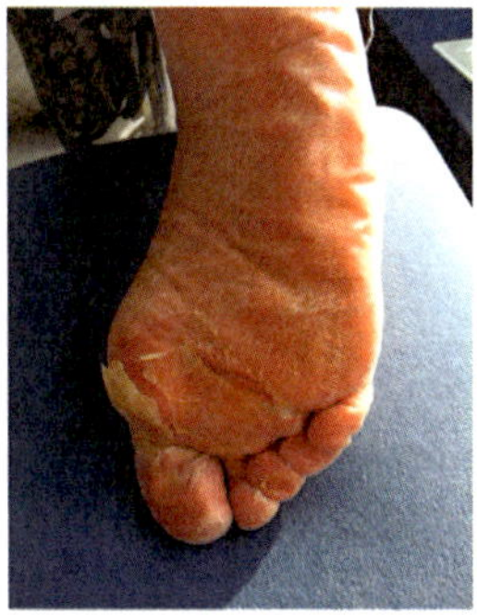

Abbildung 34: rechter Fuß am 18.5.2015

Belastung der Füße war praktisch nicht mehr möglich. Der Patient verband täglich tagsüber die Füße mit einem handelsüblichen Blütenhonig. Nachts blieben die Füße unverbunden. Nach einer Woche war eine leichte Belastung der Füße wieder möglich. Nach 2 Wochen verwendete er zusätzlich Blasenpflaster. Insgesamt wurden die täglichen Honigverbände für ca. 3 Wochen durchgeführt. Am 28.5.2015 machte der Sportler seine erste kleine Walkingrunde.

Freundlicher Weise wurden der Autorin Fotos des Patient zur Verfügung gestellt. Auf Abbildung 32 vom 24.4. ist der rechte Fuß unmittelbar nach dem Lauf mit den frischen offenen Blasen dargestellt. Abbildung 33 vom 25.4. zeigt beide Füße einen Tag später. In Abbildung 34 vom 18.5. ist die neu gebildete Haut unter dem eingetrockneten nicht entfernten Blasendach gut erkennbar.

Alle neun beschriebenen Fallberichte sind in Tabelle 43 zusammengefasst:

Fall	Wundart	Wundbeschreibung	Verband	Ergebnis
1	Ulcus cruris	Ulcera cruris bds. bei Diabetes mellitus Typ II	Manukahonig	zunächst Abheilung, dann Rezidive, Schmerzen, Allergie gegen Propolis
2	Ulcus cruris	Ulcus cruris mit 3 cm im Durchmesser	Medihoney®	Wunde in 3 Tagen sauber; Behandlungsabbruch durch Pflegedienst und Hausarzt
3	Quetschwunde	Defekt von 2 x 1,5 cm am Schienbein rechts	Manukahonig	Abheilung in 7 Wochen
4	Schürfwunde	6 x 0,5 cm oberflächliche Schürfwunde am linken Unterarm	Waldhonig	Abheilung in 9 Tagen
5	Brandwunde	Brandblase ca. 5 x 1 cm am rechten Unterarm	italienischer Hochgebirgshonig	Abheilung in 3 Wochen
6	Brandwunde	multiple Wunden nach Abtragung von Wucherungen durch Papillomviren mit Argonlaser, Brandwunden Grad II, 2 Euro-Münzen groß bis handtellergroß	Desinfektion täglich mit Betalösung Sommerlindenhonig Rapshonig	starke Schmerzen bei beiden Honigen, süßlicher Wundgeruch Abheilung der kleineren Wunden nach 3 Wochen Abheilung der großen Wunden nach gut 7 Wochen, keine Narben
7	Dellwarzen	rechter Unterarm volarseitig befallen	Blütenhonig im Wechsel mit Duofilm®-Lösung	Abheilung nach 4 Wochen
8	Panaritium	schmerzhaftes mediales Panaritium an der rechten Großzehe	Heilkräuterhonig	Entzündung war am nächsten Tag abgeklungen
9	Blasen	großflächige Blasen an beiden Fußballen	Blütenhonig	Abheilung in 3 Wochen

Tabelle 43: Eigene Fallberichte (Abkürzungen: bds: beidseits)

8 Pharmazeutische Produkte auf dem Markt

Alle in Deutschland im Handel befindlichen Wundauflagen mit Honig sind Medizinprodukte der Klasse IIb und mit CE-Siegel gekennzeichnet. Sie haben keine Zulassung als Arzneimittel [180].
Meistens sind die benutzten Honige so stark verändert, dass laut Honigverodnung, wonach dem Honig nichts entzogen oder hinzugefügt werden darf, das Endprodukt nicht mehr als Honig bezeichnet werden kann.

In der Wundbehandlung eingesetzte Produkte sind z. B.:

Activon® wird von der britischen Firma Advancis Medical (www.advancis.co.uk) verkauft. Es handelt sich um gefilterten und sterilisierten Manukahonig. Es gibt ihn in einer Tube oder als Alginat unter dem Namen Algivon.

HoneySoft® ist ein Produkt der niederländischen Firma Taureon (www.taureon.com) Es handelt sich um einen ungefilterterten Blütenhonig aus Chile mit einem hohen Gehalt an Pollen und Glucoseoxidase. Er wird mit Gammastrahlen sterilisiert und ist als imprägnierte Gaze aus reaktionslosem Celluloseacetat im Handel. Der hohe Pollengehalt soll die Biofilmbildung stören.

InfectoHoney® wird ebenfalls von der Firma Advancis Medical (www. advancis.co.uk) in Großbritannien hergestellt und von Infectopharm Arzneimittel und Consilium GmbH (www.infectopharm.com) in Deutschland vertrieben. Es handelt sich um sterilisierten Manukahonig in einer Kunststofftube, in Verbindung mit Alginat oder einer Wundauflage. InfectoHoney® wurde 2008 in Deutschland als Medizinprodukt eingeführt [98].

Medihoney® wurde vom neuseeländischen Hersteller Comvita (www.comvita.co.nz) entwickelt und wird in Deutschland von der ApoFit Arzneimittel GmbH (www.medihoney.de) exklusiv vertrieben. Sein Grundstoff ist eine Mischung von Manukahonigen aus Australien und Neuseeland.

Die Firma ApoFit vermarktet zusätzlich ein salbenartiges Wundgel bestehend aus 80 % Medihoney™ und 20 % pflanzlichen Verdickungsmitteln.

Der Manukahonig wird ultrafiltriert, also durch 1–30 nm kleine Poren gepresst, und anschließend sterilisiert.

Die Inhaltsstoffe sind nicht standardisiert und schwanken erheblich [211].

Bei der Hälfte der Patienten treten bei der Anwendung starke Schmerzen auf. Es kommen lokale Überreaktionen hinzu. Wahrscheinlich werden die unerwünschten Wirkungen durch den hohen Gehalt an Methylglyoxal verursacht [96].

MelMax® der niederländischen Firma Principelle (www.principelle.com) ist eine Wundgaze, die mit Buchweizenhonig und Metallionen getränkt ist und sterilisiert wurde. Der Buchweizenhonig kommt aus der Gegend von New York.

Revamil® ist ein Produkt der Firma Bfactory Health Products B.V. im niederländischen Rhenen (www.revamil.nl). Angeboten werden Darreichungsformen als Gel, Balsam und Gaze. Der Honig stammt aus Gewächshäusern [130].

9 Resümee

Die vorliegende Arbeit untersucht, ob das seit dem Altertum bekannte Heilmittel Honig den Anforderungen einer modernen Wundbehandlung entspricht.

Der erste Teil der Arbeit beschäftigt sich mit der Frage, ob Honig tatsächlich seit dem Altertum in der Wundbehandlung eingesetzt wurde. Anhand einer umfassenden Literaturrecherche ließ sich in vielen historischen Quellen vom Altertum über das Mittelalter bis in die Neuzeit eine durchgängige Verwendung von Honig zur Versorgung verschiedenster Wunden nachweisen. Allein diese lange dokumentierte Anwendungszeit von über 4000 Jahren weist auf eine medizinische Wirkung des Honigs hin. Für eine noch frühere Anwendung, die zu vermuten ist, fehlen die schriftlichen Belege.

Der zweite, umfangreichere Teil der Arbeit beschreibt zunächst was Honig ist. Es werden die verschiedensten Eigenschaften und Wirkungen von Honig dargelegt und in Zusammenhang mit Wundheilung und moderner Wundversorgung gestellt.

Die wesentlichen Wirkweisen des Honigs auf Wunden lassen sich wie im Folgenden aufgelistet zusammenfassen:

- Abschwellend: Durch die Hygroskopie wirkt Honig Ödem reduzierend.
- Antimikrobiell: Honig bietet verschiedene antibiotisch wirkende Mechanismen. Zunächst entsteht durch die Absenkung des a_w-Wertes ein mikrobenfeindliches Milieu. Durch die aus den hypopharyngealen Drüsen stammende Glucoseoxidase wird Glucose über Gluconolacton zu Gluconsäure und Wasserstoffperoxid gespalten. H_2O_2 wirkt direkt antibakteriell und lockt Leukozyten an. Gluconsäure wirkt selber antibakteriell. Honige enthalten ferner das antimikrobiell wirkende Methylglyoxal. Der neuseeländische Manukahonig enthält davon besonders viel. Melanoidine, die bei der Maillard-Reaktion entstehen, wirken gleichfalls direkt antimikrobiell. Weiter unterstützen eine große Anzahl an Farb- und Aromastoffen die antibakterielle Wirkung. Zudem sind die von den Bienen selber produzierten Defensine an der Keimhemmung beteiligt. Der niedrige pH-Wert wirkt eingeschränkt wachstumshemmend auf Erreger.

  Honig wirkt auch gegen multiresistente Keime.

Obwohl die Honigwirkung antibakteriell, überwiegend antifungizid und antiviral ist, ist Honig nicht steril. So können Sporen, Hefen, Pilze und Algen gefunden werden.

- Antiinflammatorisch: Honig hat eine puffernde Wirkung auf überschießende Entzündungsreaktionen. Allerdings scheint gerade Manukahonig wahrscheinlich auf Grund des hohen Gehaltes an Methylglyoxal den entzündlichen Prozess zu unterhalten und dadurch die Wundheilung zu verzögern.

  Die Prostaglandine im Wundbereich werden vermindert.
- Blutungsstillend: Durch das Calcium des Honigs wird die Blutgerinnung unterstützt.
- Debridement: Honig regt die körpereigene Phagozytose an. Weiter wird ein Debridement durch die Peptidasen und Proteinasen des Honigtauhonigs gefördert.
- Energieliefernd: Honig stellt Kohlenhydrate zur Energiegewinnung bereit und versorgt die Wunde mit Aminosäuren, Mineralien und Vitaminen.
- Feuchte Wundbehandlung: Durch die Hygroskopie kann Honig Wasser aufnehmen und abgeben.
- Geruchsmindernd: Einerseits bindet Honig Geruch, andererseits stellt sich der Bakterienstoffwechsel der noch überlebenden Erreger von Eiweiß- auf Zuckerverdauung um. Übel riechendes Ammoniak- und Schwefelverbindungen werden nicht mehr gebildet.
- Immunstimulierung: Leukozyten, einschließlich Granulozyten und Lymphozyten, werden angelockt, die Antikörperbildung wird angeregt und Monozyten werden aktiviert.
- Narbenreduzierend: Einerseits werden mehr Fibroblasten gebildet und diese zur Kollagensynthese aktiviert, andererseits wird durch die Immunmodulation die überschießende Narbenbildung vermindert.
- Neuroprotektiv: Für das wichtigste Flavonoid Pinocembrin wurde eine neuroprotektive Wirkung nachgewiesen.
- pH-Wert-Absenkung: Ein niedriger pH-Wert reduziert das Bakterienwachstum und regt am Wundgrund die Kapillarneubildung und die Aktivität der Fibroblasten an. Selbst chronische Wunden können möglicherweise wieder in eine Heilungsphase gelangen.

- Physikalische Barriere: Honig bildet einen Wundschutz und ist für Keime nahezu undurchdringlich.
- Resistenzen: sind gegen Honig nicht bekannt.
- Wärmedämmung: Die Wärmeleitfähigkeit des Honigs ist gering. Dadurch wird eine Auskühlung der Wunden verhindert. Ein warmes Wundmilieu aktiviert Fibroblasten, Granulozyten und Makrophagen.
- Wundgrundschonend: Honig verklebt nicht mit der Wunde und erleichtert dadurch den Verbandwechsel.
- Wundheilungsfördernd: Honig regt die Kapillarbildung an und beschleunigt die Granulation und Epithelisierung.

Honig ist ein Stoffgemisch in schwankender Zusammensetzung. Dabei macht ein Einzelinhaltsstoff nicht die Gesamtwirkung des Honigs aus. Genau diese Schwankungen der Stoffe machen die Untersuchungen schwierig.

Ein anderes Problem ist die Nichtvergleichbarkeit von Wunden. Eine komplikationslose Schürfwunde ist nicht mit einer chronisch infizierten durchblutungsgestörten Wunde vergleichbar.

Es gibt In-vitro- und In-vivo-Studien, die echten Honig verwenden, und welche, die pharmakologisch aufbereiteten Honig verwenden. Häufig wird nicht zwischen natürlichem und stark verändertem „medizinischem“ Honig unterschieden. Die Pharmaprodukte sind entsprechend der Honigverordnung, nach der man dem Honig nichts hinzufügen oder entfernen darf, per Definition kein Honig. Durch die veränderten Eigenschaften und Wirkweisen der unterschiedlichen Produkte sind die Ergebnisse somit nicht vergleichbar. Insgesamt gibt es wenige randomisiert kontrollierte In-vivo-Studien, die natürlichen, unverarbeiteten Honig verwenden.

Wunden, die mit Mycobacterium ulcerans infiziert sind, scheinen mit Honig nicht behandelbar zu sein. Brandwunden dritten Grades sollten möglichst frühzeitig Haut transplantiert bekommen.

Empfehlung:

Für eine unkomplizierte Wunde ist jeder naturbelassene Imkerhonig als Wundauflage geeignet. Bei komplizierten, chronisch infizierten Wunden sollte ein Honigantibiogramm mit mehreren Honigsorten erstellt werden, um den optimalen Honig für die entsprechende Wunde zu bestimmen.

Bei Wunden mit möglicher Taschenbildung oder bei immungeschwächten Patienten sollte steriler Honig verwendet werden.

Abschließend kann festgestellt werden, Honig ist ein sicheres, effektives und kostengünstiges Mittel zur Behandlung fast aller Wunden. So kann Honig als idealer Wundverband dazu beitragen, entsprechend der Forderung der WHO, einen allgemein bezahlbaren Zugang zu Gesundheitsleistungen für alle Menschen zu ermöglichen.

10 Summary

The present thesis examines whether honey complies with the requirements of modern wound care.

The first part of the study occupies itself with the question if honey has indeed been used as a remedy since the antiquity. A comprehensive literature study based on historical sources provided proof of continuous use of honey in the care of different wounds, from antiquity through the Middle Ages to the Modern Times. Alone the long documented time of application for over 4000 years points out a medical effect of honey. For an even earlier use of honey, what can be assumed, no sources are available.

The second more extensive part of the dissertation describes first of all honey itself. The different properties and effects of honey are presented and associated with wound healing and modern wound care.

The most important effects of honey on wounds can be presented as follows:

- Decongestant: Due to its hygroscopic properties honey has a reducing effect on edemas.
- Antimicrobial: Honey provides different antibiotic mechanism. Initially by lowering the a_w-value an antimicrobial milieu arises. Through glucoseoxidase from the hypopharyngeal glands, glucose is split via gluconolactone to gluconic acid and hydrogen peroxide. H_2O_2 has antibacterial effects and attracts leucocytes. Gluconic acid itself has an antibacterial effect. Furthermore, honey contains antimicrobial methylglyoxal. The New Zealand Manuka honey possesses a particular high level of it. Melanoidins, which arises during the Maillard reaction, also has a direct antimicrobial effect. Additionally a large amount of colourants and flavourings supports the antibacterial effect. The bee's body's own defensins are also germ-inhibiting. And finally the low pH-value of honey acts restrictedly growth-inhibiting on pathogens.

  Honey also has a positive effect against multi-resistant germs.

  Although honey is antibacterial, predominantly antifungal and antiviral, honey is not sterile. Thus, spores, yeasts, fungi and algae can be found.
- Anti-inflammatory: Honey has a buffering activity onto excessive inflammatory reactions. However, especially Manuka honey appears to

sustain the inflammatory process, probably due to its high amount of methylglyoxal, and therefore delays the wound healing.

The prostaglandins in the wound area are reduced.

- Haemostatic: Calcium in honey supports coagulation.
- Debridement: Honey stimulates the body´s own phagocytosis. Furthermore a debridement is supported through the peptidases and the proteases of the honeydew honey.
- Energy-yielding: Honey provides carbohydrates for energy generation and supplies the wound with amino acids, minerals and vitamins.
- Moist wound care: Due to its hygroscopicity honey can absorb and release water.
- Odour reducing: On the one hand honey absorbs odour, on the other hand the bacterial metabolism of the surviving germs switches from protein to sugar metabolism. Thus, foul smelling ammoniac- and sulphur compounds will no longer be produced.
- Immunostimulation: Leucocytes, including granulocytes and lymphocytes, are attracted, antibodies stimulated, monocytes activated by honey.
- Scar reducing: More fibroblasts will be prod3uced and activated for collagen synthesis and due to the immune modulation excessive scar formation will be decreased.
- Neuroprotective: For the most important flavonoid pinocembrin in honey a neuroprotective effect has been proven.
- pH lowering: The pH lowering effect of honey reduces bacterial growth and stimulates new capillary formation and activity of the fibroblasts at the wound base. Chronic wounds may recover a healing stage.
- Physical barrier: Honey forms a wound protection and is practically impenetrable for germs.
- Resistances: against honey are not known.
- Thermal insulation: A warm wound milieu stimulates fibroblasts, granulocytes and macrophages. Due to the low thermal conductivity of honey a cooling down of the wounds is prevented.
- Wound base protection: Honey does not stick to the wound and facilitates dressing changes.
- Wound healing properties: Honey stimulates the capillary formation and accelerates the granulation and epithelisation.

Honey is a mixture of substances in varying compositions. A single substance cannot be attributed to the total impact. This complexity makes it difficult to correctly assess the overall effect of honey.

Another problem is the incomparability of wounds. For instance, an uncomplicated abrasion is incomparable with a chronic infected poorly perfused wound.

There are in-vitro and in-vivo-studies, which use real honey, and others, which use pharmacologically processed honey. A difference is rarely made between natural honey and pharmaceutically processed so called "medical" honey. The honey regulation stipulates that, nothing shall be added or removed from honey. Therefore by definition pharmaceutical products are not honey. By reason of the altering properties and effects of the different products the published results are therefore not comparable. However, there are only a few randomized controlled in-vivo-studies using natural, unprocessed honey.

Wounds, which are infected with mycobacterium ulcerans, seem to be untreatable with honey. Also third-degree burns should be skin grafted as soon as possible.

Recommendation:

For a simple wound every natural beekeeper's honey is suitable as a wound dressing. In complicated, chronically infected wounds a honey-antibiogram with different sorts of honey should be made, to determine the optimal honey for the corresponding wound.

In wounds with possible pocket formations or in immunocompromised patients sterile honey should be used.

Finally it can be established that honey is a safe, effective and economical remedy for the treatment of almost every wound. Therefore honey can be considered as an ideal wound dressing, complying with the requirements of the WHO, to provide an affordable access to healthcare services for all mankind.

Einverständniserklärung

zur Wundbehandlung mit Honig

Witten, den ...

Patient:

Vor- und Zuname:
Geb. am:

Honig ist im Bereich der Wundbehandlung ein traditionell angewendetes Naturheilmittel. Sein Einsatz ist seit dem Altertum bekannt.

Durch die modernen Entwicklungen in der Medizin sind viele naturheilkundliche Erfahrungsschätze in den Hintergrund getreten.

Erst in neuerer Zeit bestätigen Forschungen mit Honig seine keimreduzierende Wirksamkeit mit heilungsfördernden Eigenschaften auf die Wunde.

Befund der Wunde:

Der Verbandwechsel mit Honig erfolgt in der Regel täglich.

An bekannten Nebenwirkungen können brennende oder ziehende Schmerzen auftreten. Auf Honig, besonders auf das darin enthaltene Propolis, können allergische Reaktionen entstehen.

Honig ist nicht steril. Daher besteht eine theoretische Infektionsmöglichkeit.

Bei Stoffwechselstörungen wie der angeborenen Fructoseintoleranz sollte Honig nicht verwendet werden. Bei der Phenylketonurie sollten Lavendelhonig, Salbeihonig oder französischen Heidehonig wegen ihres sehr hohen Phenylalaningehaltes in der Wundbehandlung nicht verwendet werden.

Ich versichere, dass mir von der Ärztin/ dem Arzt Gelegenheit gegeben worden ist, zusätzliche Fragen über Befund, Art der Behandlung und dessen mögliche Folgen zu stellen. Mir ist bekannt, dass selbst bei kunstgerechter Behandlung unvorhersehbare Komplikationen eintreten können.

☐ Eine Kopie der Einverständniserklärung wurde ausgehändigt.

______________________________   ______________________________

Unterschrift Arzt

Unterschrift des Patienten bzw.
des gesetzlichen Vertreters

Tabellen

Abbildungen

Abkürzungen

AGEs	Advanced Glycation Endproducts
AMG	Arzneimittelgesetz
A_r	relative Atommasse oder relatives Atomgewicht
ATP	Adenosintriphosphat
bds.	beidseits
BFGF	Basic Fibroblast Growth Factor
BG	Berufsgenossenschaft
BGH	Bundesgerichtshof
BLC	Bundesverband der Lebensmittelchemiker/-innen im öffentlichen Dienst e. V.
Bq	Becquerel
bzw.	beziehungsweise
C	Celsius
ca.	circa
CE	Communautés Européennes: *französisch für* Europäische Gemeinschaft (EG)
Cl.	Clostridium
CVI	chronisch venöse Insuffizienz
DDT	Dichlordiphenyltrichlorethan
DGHM	Deutsche Gesellschaft für Hygiene und Mikrobiologie
dl	Deziliter
DNA	Desoxyribonukleinacid
DNS	Desoxyribonukleinsäure
Dtsch Arztebl Int	Deutsches Ärzteblatt International
Dtsch Med Wochenschr	Deutsche Medizinische Wochenschrift
E. coli	Escherichia coli Bakterien
EG	Europäische Gemeinschaft
EGF	Epidermal Growth Factor
et al.	et alii: *lateinisch für* und andere
EU	Europäische Union
eV	Elektronenvolt
e.V.	eingetragener Verein
FAQ	frequently asked questions (häufig gestellte Fragen)
FGF	Fibroblast Growth Factor
g	Gramm
GM-CSF	Granulocyte Macrophage Colony Stimulating Growth Factor

Gy	Gray
h	Stunde
HGF	Hepatocyte Growth Factor
HIV	human immunodeficiency virus
Hrsg.	Herausgeber
HWS	Halswirbelsäule
IGF	Insulin-like Growth Factor
IL	Interleukin
J	Joule
Jg.	Jahrgang
Jh.	Jahrhundert
keV	Kiloelektronenvolt
kg	Kilogramm
KGF	Keratinocyte Growth Factor
kGy	Kilogray
km	Kilometer
KOF	Körperoberfläche
l	Liter
LFGB	Lebensmittel- und Futtermittelgesetzbuch
LMBG	Lebensmittel- und Bedarfsgegenständegesetz
m	Meter
mbar	Millibar
MeV	Megaelektronenvolt
MGO	Methylglyoxal
Mio., Mill.	Millionen
mg	Milligramm
µm	Mikrometer
MPG	Medizinprodukte-Gesetz
M_r	relative Molekülmasse oder relatives Molekülgewicht
MRSA	Methicillin-resistenter Staphylococcus aureus
NASA	National Aeronautics and Space Administration
n. Chr.	nach Christus
ng	Nanogramm
nm	Nanometer
PAVK	periphere arterielle Verschlusskrankheit
PDGF	Platelet Derived Growth Factor
pH	potentia hydrogenii: Wasserstoffionenaktivität
ppb	parts per billion
ppm	parts per million
RB	Regula Benedicti

RL	Richtlinie
RNS	Ribonukleinsäure
s	Sekunde
S.	Seite
spec.	Spezies
spp.	Spezies
TGF	Transforming Growth Factor
TNF	Tumornekrosefaktor
TÜV	Technischer Überwachungs-Verein
u	unit
UNESCO	United Nations Educational, Scientific and Cultural Organization: Organisation der Vereinten Nationen für Erziehung, Wissenschaft und Kultur
v. Chr.	vor Christus
VEGF	Vascular Endothelial Growth Factor
VO	Verordnung
VRE	Vancomycin-resistente Enterokokken
WHO	World Health Organization
z. B.	zum Beispiel

Literaturverzeichnis

1. Abeln, Reinhard; Kner, Anton: Sieh auf das was vor dir liegt: Vom Gelingen des Lebens. Münsterschwarzacher Kleinschriften, Band 119. Vier-Türme-Verlag, Münsterschwarzach, 1999
2. Al-Waili, Noori S.: Topical honey application vs. acyclovir for the treatment of recurrent herpes simplex lesions. Med Sci Monit 2004;10(8): MT94-98
3. Andreae, S. et al.: Botulismus. Lexikon der Krankheiten und Untersuchungen (ISBN 978-313-142962-9), Georg Thieme Verlag KG, 2008
4. Antike Medizin (Lexikon): Leven, Karl-Heinz (Hrsg.). München: C.H. Beck, 2005
5. Augustin, Matthias; Schmiedel, Volker: Leitfaden Naturheilkunde. 4. Auflage. München: Urban & Fischer, 2003
6. Baltes, Werner; Matissek, Reinhard: Lebensmittelchemie. 7., vollständig überarbeitete Auflage. Heidelberg: Springer, 2011
7. Bäumer, R.; Maiwald, A.: Onkologische Pflege. Stuttgart: Thieme, 2008
8. Beckedorf, Silke: Die Cowboys loswerden: 1700 Tonnen Manukahonig produziert Neuseeland pro Jahr. Auf dem Weltmarkt findet sich die vielfache Menge. Nun streiten die Hersteller. Deutsches Bienen-Journal, 22. Jahrgang (2014), Heft 4, Seite 9
9. Beckedorf, Silke; Tscharntke, Teja: Schwungvolle Teamarbeit: Honigbienen arbeiten am effektivsten gemeinsam mit Wildbienen. Über die Bedeutung der Bestäubung sprachen wir mit dem Göttinger Agrarökologen Professor Teja Tscharntke. Deutsches Bienen Journal, 22. Jahrgang (2014), Heft 9, Seite 6-7
10. Beer, André-Michael; Fritz, Christof; Cramer, Martin: Wundsprechstunde (Folge 8): naturheilkundliches Wundmanagement chronischer Wunden: Die Kraft der Natur nutzen. MMW-Fortschritt Medizin, Jahrgang 156 (2014), Heft 2, Seite 62-64
11. Berchtold, Rudolf: Chirurgie: Herausgegeben von H.-P. Bruch und O. Trentz. 4. Auflage, München: Urban & Fischer, 2001
12. Berg, A.J.J. van den; Quarles, H.C. van Ufford; Halkes, S.B.A.; Hoekstra, M.J.; Beukelman, C.J.: An in vitro examination of the antioxidant and anti-inflammatory properties of buckwheat honey. Journal of Wound Care, Volume 17 (2008), Number 4, Page 172-178
13. Bergdolt, Klaus: Warum Medizingeschichte? Deutsches Ärzteblatt 95 (1998), Heft 14, Seite C608-611

14. Beyer, Annemarie: Die physiologischen und pharmakologischen Grundlagen der Zucker- und Honigtherapie. Jena: Friedrich-Schiller-Universität, Institut für Pharmakologie, Dissertation, 1960
15. BGH 06.02.1976 I ZR 125/74 „Fencheltee“
16. Bienefeld, Kaspar: Imkern Schritt für Schritt. Stuttgart: Franckh-Kosmos, 2005
17. Binnewies, Michael; Jäckel, Manfred; Willner, Helge; Rayner-Canham, Geoff: Allgemeine und Anorganische Chemie. Heidelberg: Spektrum Akademischer Verlag, 2004
18. BMELV – Gentechnik – Das „Honig-Urteil“ des Europäischen Gerichtshofs – Hintergründe und Konsequenzen, ausgedruckt am 10.11.2012: Quelle: http://www.bmelv.de/SharedDocs/Standardartikel/Landwirtschaft/Pflanze/GrueneGentechnik/EuGHGentech nikUrteilSeptember2011.html
19. BMELV – Gentechnik – FAQ zu Gentechnik im Honig, ausgedruckt am 6.1.2015: Quelle: http://www.bmel.de/DE/Landwirtschaft/Pflanzen bau/ Gentechnik/_Texte/FAQ-Gentechnik-in-Honig.html
20. Borneff, Joachim; Borneff, Marianne: Hygiene: Ein Leitfaden für Studenten und Ärzte. 5. neubearbeitete und erweiterte Auflage. Stuttgart: Georg Thieme, 1991
21. Bort, Rosemarie: Honig, Pollen, Propolis: Sanfte Heilkraft aus dem Bienenstock. Stuttgart: Franckh-Kosmos, 2010
22. Bourne, G.H.: The Effect of Vitamin C on the Healing of Wounds. Proceedings of the Nutrition Society (1946), Number 4, Page 204-210
23. Brockhaus: Die Enzyklopädie in 24 Bänden: Studienausgabe. 20. überarbeitete und aktualisierte Neuausgabe. Leipzig: F.A. Brockhaus GmbH, 2001
24. Brockmann, Rainer; Erning, Dieter: Lebensmittelbestrahlung: noch ein Thema. Herausgegeben vom Bundesverband der Lebensmittelchemiker/-innen im öffentlichen Dienst e.V. (BLC), Stand 2006, ausgedruckt am 8.3.2013. Quelle: http://www.lebensmittel.org/lebensm/bestrahl.htm
25. Brudzynski, Katrina; Abubaker, Kamal; St-Martin, Laurent; Castle, Alan: Re-examining the role of hydrogen peroxide in bacteriostatic and bactericidal activities of honey. Frontiers in Microbiology, Volume 2 (2011), Article 213, Page 1-9

26. Brunschwig, Hieronymus: Dis ist das Buch der Cirurgia, Hantwirck ung der wundarzny von Hyeroimo bruschwig (1497). München: Kölbl, Reprint 1968
27. Buddrus, Joachim: Grundlagen der Organischen Chemie. 2., verbesserte und erweiterte Auflage. Berlin: Walter de Gruyter, 1990
28. Bundesinstitut für Risikobewertung: Fragen und Antworten zu Mikroplastik vom 1.12.2014, Quelle: http://www.bfr.bund.de/cm/343/fragen-und-antworten-zu-mikroplastik.pdf
29. Burckhardt, Marion; Nink-Grebe, Brigitte: Wundbehandlung: Wertvolles vermehren, Überflüssiges reduzieren: Zu wenig Evidenz, Informationsverzerrung und starke Kommerzialisierung – bei der Wundtherapie liegt derzeit noch viel im Argen. Eine Fachgesellschaft will hier für Abhilfe sorgen. Dtsch Arztebl 2014; 111(27-28): A 1248-50
30. Caesar, Wolfgang: Honig als Wundheilmittel: Antibiotische Stoffe in vitro wirksam. Deutsche Apotheker Zeitung 154 (2014), Heft 38, Seite 8
31. Cheryan, Munir: Handbuch Ultrafiltration. Hamburg: Behr´s Verlag, 1990
32. Classen, M.; Diehl, V.; Kochsiek, K.: Innere Medizin. 2., überarbeitete Auflage. München: Urban & Schwarzenberg, 1993
33. Cooper, R. A.; Molan, P. C.; Krishnamoorthy, L.; Harding, K. G.: Manuka Honey Used to Heal a Recalcitrant Surgical Wound. Eur J Clin Microbiol Infect Dis (2001) 20: 758-759, DOI 10.1007/s100960100590
34. Cordus, Valerius: Dispensatorium Pharmacorum omnium, quae in usu potissimum sunt: Ex optimis Autoribus, tam recentibus quam veteribus, collectum, ac scholiis utilibus illustratum, in quibus inprimis simplicia diligenter explicantur. Nachdruck der Ausgabe Noribergae, Kaufmann von 1598. Erschienen in der Reihe Historische Taschenbücher. Grünwald bei München: Konrad Kölbl, 1980
35. Crane, Eva: Honey: A Comprehensive Survey. London: Heinemann, 1975
36. Cuba, Johannes von: Gart der Gesundheit. Straßburg, 1487. Persistenter Link (Stand 2014): http://daten.digitalesammlungen.de/~db/0003/bsb00032745/image_274
37. Czihak, G.; Langer, H.; Ziegler, H. (Hrsg.): Biologie. Fünfte korrigierte Auflage. Berlin: Springer, 1992

38. Davies, Edward Alexander: Honig in der Wundversorgung: Theoretische und praktische Aspekte für den Einsatz im modernen Wundmanagement. Fachbereichsarbeit zur Diplomierung im gehobenen Dienst für Gesundheits- und Krankenpflege an der Schule für allgemeine Gesundheits- und Krankenpflege am Allgemeinen Krankenhaus der Stadt Wien, 2006
39. Deifel, Anton: Die Chemie des Honigs. Chemie in unserer Zeit, 23. Jahrgang (1989), Heft 1, Seite 25 - 33
40. Demir, Hasan; Denizbasi, Arzu; Onur, Ozge: Mad Honey Intoxication: A Case Series of 21 Patients. ISRN Toxicology, vol. 2011, Article ID 526426, 3 pages, 2011. doi: 10.5402/2011/526426
41. Der neue Pauly: Enzyklopädie der Antike: Cancik, Hubert; Schneider, Helmut (Hrsg.). Stuttgart: Verlag J.B. Metzler, 1998
42. Die Bibel: Altes und Neues Testament: Einheitsübersetzung. Katholische Bibelanstalt GmbH, Stuttgart: 1980, Lizenzausgabe für den Verlag Herder, 2003
43. Dioscorides, Pedanius: Kräuterbuch deß uralten unnd in aller Welt berühmtesten griechischen Scribenten Pedacii Dioscoridi Anazarbaei: von allerley wolriechenden Kräutern, Gewürtzen, köstlichen Olen und Salben, Bäumen, Hartzen, Gummi, Geträyt, Kochkräutern, scharpffschmäckenden Kräutern und andern so allein zur Artzney gehörig. Übersetzer: Dantz, Johann; Uffenbach, Peter. Franckfurt am Mayn: Corhoy/Bringer, 1610. S. 468, Online-Ausgabe 2013, Quelle: http://digital.ub.uni-duesseldorf.de/vester/content/titleinfo/4025414
44. Dixon, Bernard: Bacteria can't resist honey. The Lancet, Infectious Diseases Volume 3, February 2003, Page 116
45. Dolezal, Helmut, "Cuba, Johannes von", in Neue Deutsche Biographie 3 (1957), S. 435-436 [Onlinefassung]; URL: http://www.deutsche-biographie.de/pnd100360483.html
46. Duden: Das Fremdwörterbuch, Duden Band 5. 6. überarbeitete und erweiterte Auflage. Mannheim: Dudenverlag, 1997
47. Duden: Das Synonymenwörterbuch, Duden Band 8. 5., vollständig überarbeitete Auflage. Mannheim: Dudenverlag, 2010
48. Duden: Die deutsche Rechtschreibung, Duden Band 1. 25., völlig neu bearbeitete und erweiterte Auflage. Mannheim: Dudenverlag, 2009
49. Ebel, Gottlieb: Bienensegen: Vitalkraft und Heilwirkung der Bienenprodukte. Genf: Ariston Verlag, 1988
50. Eckart, Wolfgang U.: Geschichte der Medizin. Vierte, überarbeitete und ergänzte Auflage. Berlin: Springer, 2000

51. Efem, S.E.E.: Clinical observation on the wound healing properties of honey. British journal of surgery, Volume 75, (1988), Number 7, Page 679-681
52. Ellinger, Klaus; Osswald, Peter Michael; Genzwürker, Harald: Kursbuch Notfallmedizin: orientiert am bundeseinheitlichen Curriculum Zusatzbezeichnung Notfallmedizin. Köln: Deutscher Ärzte-Verlag, 2007
53. Encyclopedia Britannica: Online: www.britannica.com
54. Europäisches Arzneibuch. 7. Ausgabe. Stuttgart: Deutscher Apotheker-Verlag, 2011
55. Feil, Wolfgang; Wessinghage, Thomas; Reichenauer-Feil, Andrea: Body-Coach: Mach das Beste aus dir! 2. Auflage. Stuttgart: Haug Verlag, 2008
56. Felix, Roland; Ramm, Bernd: Das Röntgenbild einschließlich Computertomographie, Nuklearmedizin, Ultraschall, MRT, Thermographie, Digitale Radiographie, Strahlenbiologie, Strahlenschutz, Neue RöV. 3., neubearbeitete Auflage. Stuttgart: Georg Thieme, 1988
57. Fischer, H.J.; Kooten, J. von; Dauber; A.; Höcherl, E.: Süßer Honig, bittere Wirkung? Synkope nach Genuss von türkischem Honig. Der Notarzt 2009; 25: 22-24
58. Fischer-Rizzi, Susanne: Himmlische Düfte: Aromatherapie: Anwendung wohlriechender Pflanzenessenzen und ihre Wirkung auf Körper und Seele. Vollständig überarbeitete, aktualisierte und neu gestaltete Ausgabe des 1989 unter demselben Titel im Hugendubel Verlag, München, erschienenen Werks. Aarau, Schweiz: AT Verlag, 2002
59. Fistill, Ulrich: Ladanum. Wibilex, Das wissenschaftliche Bibellexikon im Internet, letzte Änderung Dezember 2009: Quelle: http://www.bibelwissenschaft.de/nc/wibilex/das-bibellexikon/details/quelle/WIBI/zeichen/l/referenz/24533/cache/7313a812bfd18a3994a c09a484367098/
60. Frank, Renate: Honig: köstlich und gesund. Stuttgart: Ulmer, 2005
61. Fraunhofer-Institut für Umwelt-,Sicherheits- und Energietechnik UMSICHT: Pressemitteilung zum Thementisch: Kläranlagen versus Mikroplastik vom 4.12.2014. Quelle: URL: http://www.umsicht.fraunhofer.de/de/presse-medien/2014/thementisch-mikroplastik.html
62. Frede, Wolfgang (Hrsg.): Handbuch für Lebensmittelchemiker: Lebensmittel – Bedarfsgegenstände – Kosmetika – Futtermittel. 3. Auflage. Berlin: Springer, 2010

63. Früchte, Joachim, „Kneipp, Sebastian“, in Deutsche Biographie 12 (1979), S. 174 f. [Onlinefassung]; URL: http://www.deutsche-biographie.de/pnd118563661.html
64. Gersdorff, Hans von: Feldbuch der Wundarznei. Nachdruck der Erstausgabe Straßburg 1517. Darmstadt: Wissenschaftliche Buchgesellschaft, 1967
65. Gethin, Georgina; Cowman, Seamus: Bacteriological changes in sloughy venous leg ulcers treated with manuka honey or hydrogel: an RCT. Journal of Wound Care, Volume 17 (2008), Number 6, Page 241-247
66. Gethin, Georgina; Cowman, Seamus: Manuka honey vs. hydrogel – a prospective, open label, multicentre, randomized controlled trial to compare desloughing efficacy and healing outcomes in venous ulcers. Journal of Clinical Nursing (2008), 18, 466-474, doi: 10.1111/j.1365-2702.2008.02558.x
67. Gleiter, Ruth; Horn, H.; Isengard, H.-D.: Die Beeinflussung der Wasseraktivität von Honig durch Sorte und Kristallisationszustand. Tagungsband – Abstract. International Symposium on Life Sciences and Computer Technology. 23.–25 März, Düsseldorf, 2004
68. Gleiter, R.A.; Horn, H.; Isengard, H.-D.: Influence of type and state of crystallisation on the water activity of honey. Food Chemistry 96 (2006) 441-445
69. Goeser, Felix: Mikrobiomforschung: Wie körpereigene Keime als „Superorgan“ agieren. Deutsches Ärzteblatt 109 (2012), Heft 25, Seite B1140-1141
70. Gordon, Noah: Der Medicus. Stuttgart: Lizenzausgabe des Deutschen Bücherbundes mit Genehmigung der Droemerschen Verlagsanstalt, 1987
71. Greener, B.; Hughes, A.A.; Bannister, N.P.; Douglass, J.: Proteases and pH in chronic wounds. Journal of Wound Care, Volume 14 (2005), Number 2, Page 59-61
72. Grey, Joseph E.; Harding, Keith G.: Ärztliche Wundversorgung: ABC der Wundheilung. 1. Auflage. München: Urban & Fischer; Elsevier GmbH, 2008
73. Gröber, Manfred: Das wundärztliche Manual des Meisters Hans Seyff von Göppingen (ca. 1440-1518). Erschienen in der Reihe: Göppinger Arbeiten zur Germanistik, herausgegeben von Müller, Ulrich; Hundsnurscher, Franz und Sommer, Cornelius. Göppingen: Kümmerle Verlag, 1998

74. Grün, Anselm: Benedikt von Nursia: Seine Botschaft heute. Münsterschwarzacher Kleinschriften, Band 7, 7., überarbeitete und aktualisierte Auflage. Münsterschwarzach: Vier-Türme-Verlag, 2004
75. Grundmann, E.: Einführung in die Allgemeine Pathologie und in Teile der Pathologischen Physiologie entsprechend dem Gegenstandskatalog für den Ersten Abschnitt der Ärztlichen Prüfung. 8., neu bearbeitete Auflage. Stuttgart: Gustav Fischer Verlag, 1992
76. Grüsemann, Nicola; Ess, Margarete van; Hilgert, Markus; Salje, Beate: Uruk 5000 Jahre Megacity. 2. Aktualisierte Auflage. Petersberg: Michael Imhof Verlag, 2013
77. Hahn, Helmut; Falke, Dietrich; Klein, Paul: Medizinische Mikrobiologie. Berlin: Springer, 1991
78. Hainbuch, Friedrich: Die Heilkraft der Bienen: Honig & Co. bei Beschwerden von A-Z. Kandern: Narayana Verlag, 2013
79. Handwörterbuch des deutschen Aberglaubens: Bächtold-Staubli, Hanns (Hrsg.) unter Mitwirkung von Hoffmann-Krayer, Eduard. Nachdruck der Originalausgabe von 1932. Berlin: Walter de Gruyter, 1987
80. Harms, Volker: Physik für Mediziner und Pharmazeuten. 11., überarbeitete und erweiterte Auflage. Kiel: Harms, 1989
81. Harms, Volker: Physik für Mediziner und Pharmazeuten. 18., neu bearbeitete und erweiterte Auflage. Lindhöft: Harms, 2010
82. Hatt, Hanns; Dee, Regine: Das Maiglöckchen-Phänomen: Alles über das Riechen und wie es unser Leben bestimmt. 5. Auflage. München: Piper Verlag GmbH, 2010
83. Hausen, BM; Wollenweber, E; Senff, H; Post, B: Propolis allergy (II). The sensitizing properties of 1,1-dimethylallyl caffeic acid ester. Contact Dermatitis (1987), 17 (3), 171-177
84. Hausen, BM; Wollenweber, E: Propolis allergy (III). Sensitization studies with minor constituents. Contact Dermatitis (1988), 19 (4), 296-303
85. Hausen, BM; Evers, P; Stüwe, HT; König, WA, Wollenweber, E: Propolis allergy (IV). Studies with further sensitizers from propolis and constituents common to propolis, poplar buds and balsam of Peru. Contact Dermatitis (1992), 26 (1), 34-44
86. Heberhold, A.; Tigges, W.: Wundzentrum Hamburg: Übersicht über Klassifikationen von Wunden und deren Grunderkrankungen, Seite 1-7. Stand 26.9.2013. Quelle: http://wundnetz-rlp.de/cms/upload/standards/Informationen-Stellungnahmen/WZ-IN-008-V01_Klassifikation_von_Wunden.pdf

87. Heim-Glod, Frederique: Die Mikroflora der menschlichen Haut und ihre Ökologie. nature + science – die zeitschrift, Jahrgang 4 (2004), Nummer 8, Seite 2-3, Quelle:
http://www.rosel-heim.de/pdf/Bakterienflora.pdf
88. Heitkamp, Klaus; Busch-Stockfisch, Mechthild: Pro und Kontra Honig – Sind Aussagen zur Wirkung des Honigs „wissenschaftlich hinreichend gesichert“? Zeitschrift für Lebensmittel-Untersuchung und – Forschung (1986), Heft 182, Seite 279-286
89. Henriques, Ana; Jackson, Simon; Cooper, Rose; Burton; Neil: Free radical production and quenching in honeys with wound healing potential. Journal of Antimicrobial Chemotherapy (2006), Number 58, Page 773-777
90. Herold, Edmund; Leibold, Gerhard: Heilwerte aus dem Bienenvolk: Honig, Pollen, Gelee royale, Wachs, Propolis und Bienengift; ihre Bedeutung für die Gesundheit und Behandlung von Krankheiten. 12. völlig neu bearbeitete Auflage. München: Ehrenwirt, 1991
91. Hibbeler, Birgit: Medizinprodukte: EU will strengere Kontrollen. Deutsches Ärzteblatt 110, (2013), Heft 40, Seite C1585
92. Hirsch, August, „Cuba, Johann Dronnecke“, in: Allgemeine Deutsche Biographie (1876), S. [Onlinefassung]; URL: http://www.deutsche-biographie.de/pnd100360483.html?anchor=adb
93. Hirsch, August, „Krünitz, Johann Georg“, in: Allgemeine Deutsche Biographie (1883), S. [Onlinefassung]; URL: http://www.deutsche-biographie.de/pnd11919063X.html
94. Hirt, Hans-Martin; M'Pia, Bindana: Natürliche Medizin in den Tropen. 2. Auflage. Winnenden: Aktion Natürliche Medizin (ANAMED), 1996
95. Honigverordnung (HonigV): Ausfertigungsdatum: 16.01.2004, zuletzt geändert durch Art. 9 V v. 8.8.2007 I 1816: Quelle: www.gesetze-im-internet.de/bundesrecht/honigv_2004/gesamt.pdf
96. Horn, Helmut: Honig in der Medizin. Dtsch Med Wochenschr 2013; 138: Seite 2647–2652
97. Horn, Helmut; Lüllmann, Cord: Das große Honigbuch: Entstehung, Gewinnung, Gesundheit und Vermarktung. 3. Auflage. Stuttgart: Franckh-Kosmos, 2006
98. Igelbrink, Dorothee: Mikrobiozide Wirksamkeit von antibakteriellem Honig (Medihoney®) im quantitativen Suspensionstest und im Prüfkörpertest im Vergleich mit einer antiseptischen Silberwundauflage. Greifswald: Ernst-Moritz-Arndt-Universität, Institut Hygiene und Umweltmedizin, Dissertation, 2011

99. Igelbrink, Dorothee; Koburger, Torsten; Simon, Arne; Kramer, Axel: Mikrobiozide Wirksamkeit von Medihoney™. GMS Krankenhaushygiene Interdisziplinär. 2007, Vol. 2(2):Doc50. ISSN 1863-5245
100. Imhoof, Markus; Lieckfeld, Claus-Peter: More Than Honey: Vom Leben und Überleben der Bienen. Freiburg: orange-press, 2013
101. Ingle, Ronald; Levin, Jonathan; Polinder, Krijin: Wound healing with honey – a randomized controlled trial. South African Medical Journal, Volume 96 (2006), Number 9, Page 831-835
102. Jagtap Nursery´s Garden Center: Eugenia jambolana. Ausgedruckt am 13.3.2015, Quelle: http://www.jagtapnursery.com/plants/fruit-trees/jambhuljamunplum-747.php
103. Jenke, Christian: Infektiologie Aktuell: Methicillinresistenter Staphylococcus aureus. Westfälisches Ärzteblatt (2014), Heft 3, Seite 6
104. Jenssen, Havard; Hamill, Pamela; Hancock, Robert E.W.: Peptide Antimicrobial Agents. Clinical Microbiology Reviews, Volume 19 (2006), Number 3, Page 491-511. DOI: 10.1128/CMR.00056-05
105. Johnson, David Wayne; Eps, Carolyn van; Mudge, David William; Wiggins, Kathryn Joan; Armstrong, Kirsty; Hawley, Carmel Mary; Campbell, Scott Bryan; Isbel; Nicole Maree; Nimmo, Graeme Robert; Gibbs, Harry: Randomized, Controlled Trial of Topical Exit-Site Application of Honey (Medihoney) versus Mupirocin for the Prevention of Catheter-Associated Infections in Hemodialysis Patients. Journal of the American Society of Nephrology (2005), Number 16, Page 1-7, doi: 10.1681/ASN.2004110997
106. Julius Kühn-Institut, Einrichtung des Bundesministeriums für Ernährung und Landwirtschaft: Wildbienen und Hummeln im Fokus. Ausgedruckt am 28.12.2013: Quelle: http://www.jki.bund.de/de/startseite/startseite/start/2013/wildbienen-und-hummeln-im-fokus.html
107. Jull Andrew; Rodgers, Anthony; Walker, Natalie: Honey as a topical treatment for wounds. Cochrane Database of Systematic Reviews 2008, Issue 4. Art. Number: CD005083. DOI: 10.1002/14651858.CD005083.pub2.
108. Jull, Andrew; Walker, Natalie; Desphande, Sohan: Honey as a topical treatment for wounds. Cochrane Database of Systemic Review 2013, Issue 2. Art. No.: CD005083. DOI: 10.1002/14651858.CD005083. pub3.

109. Jull, Andrew; Walker, N.; Parag, V.; Molan, P.; Rodgers, A.: Randomized clinical trial of honey-impregnated dressings for venous leg ulcers. British Journal of Surgery 95 (2008), Page 175-182
110. Jung, Ernst G. (Hrsg.): Dermatologie. 2., überarbeitete und erweiterte Auflage. Stuttgart: Duale Reihe, Hippokrates, 1991
111. Kahle B, Hermanns HJ, Gallenkemper G: Evidence-based treatment of chronic leg ulcers. Dtsch Arztebl Int 2011; 108(14): 231-237. DOI: 10.3238/aerztebl.2011.0231
112. Kamke, Detlef; Walcher, Wilhelm: Physik für Mediziner. Stuttgart: B.G. Teubner, 1982
113. Kapferer, Richard (Hrsg.), Sticker, Georg: Die Werke des Hippokrates in drei Bänden. Dreibändiger fotomechanischer Neudruck der fünfbändigen Originalausgabe 1933-40 mit freundlicher Genehmigung des Hippokrates Verlages Stuttgart. Anger: Anger-Verlag Eick, 1995
114. Karlson, Peter: Kurzes Lehrbuch der Biochemie für Mediziner und Naturwissenschaftler. 13. Neubearbeitete Auflage. Stuttgart: Thieme, 1988
115. Kegels, Filip: Clinical evaluation of honey-based products for lower extremity wounds in a home care setting. Wounds UK, Volume 7 (2001), Number 2, Page 46-53
116. Keil, Gundolf, „Ryff, Walther Hermann“, in: Neue Deutsche Biographie 22 (2005), Seite 310-311 [Onlinefassung]; URL: http://www.deutsche-biographie.de/pnd118604376.html
117. Keil, Gundolf; „Seyff, Hans“, in Neue Deutsche Biographie 24 (2010), Seite 295-296 [Onlinefassung]; URL: http://www.deutsche-biographie.de/pnd100964559.html
118. Kneipp, Sebastian: Mein Testament für Gesunde und Kranke. 22. Auflage. Kempten: Verlag der Jos. Kösel´schen Buchhandlung, 1912. Ausgedruckt am 20.1.2015, Quelle: http://dfg-viewer.de/show/?tx_dlf%5Bpage%5D=7&tx_dlf%5Bid%5D=http%3A%2F%2Fdigital.ub.uni-duesseldorf.de%2Foai%2F%3Fverb%3DGetRecord%26metadataPrefix%3Dmets%26identifier%3D1720940&tx_dlf%5Bdouble%5D=0&cHash=b07b5dd4d35a3d7a0cddaeb21795ae1c
119. Kneipp, Sebastian: Das große Kneippbuch: Ein Volksbuch für Gesunde und Kranke. Nach dem Tode des Verfassers in dessen Auftrag bearbeitet und herausgegeben von Reile, Bonifaz. 31.-36. Tausend. Kempten: Verlag der Jos. Kösel'schen Buchhandlung, 1913

120. Knipping, S.; Grünewald, B.; Hirt, R.: Erste Erfahrungen mit medizinischem Honig in der Wundbehandlung im Kopf-Hals-Bereich. HNO (2012), Nummer 9, Seite 830-836. DOI: 10.1007/s00106-012-2503-4
121. Koch, Eugen: Ärzte, die Geschichte machten: Sternstunden der Heilkunde in 30 Lebensbildern. 4. völlig neu bearbeitete Auflage. Augsburg: Hofmann Verlag, 1989
122. Kornmeier, Martin: Wissenschaftlich schreiben leicht gemacht für Bachelor, Master und Dissertation. 3. Aktualisierte und erweiterte Auflage. Bern: Haupt Verlag, UTB, 2010
123. Korzilius, Heike: Alternativmedizin: Therapiefreiheit hat ihre Grenzen. Deutsches Ärzteblatt 95 (1998), Heft 40, Seite C1749
124. Korzilius, Heike: Gesundheitsversorgung für Alle: Die Weltgemeinschaft setzt sich ein ehrgeiziges Ziel. Deutsches Ärzteblatt 110 (2013), Heft 42, Seite C1687
125. Kosmetikverordnung (KosmetikV): Ausfertigungsdatum: 16.12.1977, Zuletzt geändert durch Art. 1 V v. 21.12.2012, 2013 I 2: Quelle: http://www.gesetze-im-internet.de/bundesrecht/kosmetikv/gesamt.pdf
126. Krämer-Eis, Inge: Die Apitherapie: Neue medizinische Erkenntnisse zur Heilung aus der Bienenapotheke: 150 erprobte Rezepturen und Behandlungsbeispiele. 3. Korrigierte und erweiterte Auflage. Trier: WVT Wissenschaftlicher Verlag, 2012
127. Krawinkel, Michael; Renz-Polster, Herbert: Medical Practice in Developing Countries. Neckarsulm: Jungjohann, 1995
128. Kröger, Knut; Dissemond, Joachim; Storck, Martin; Risse, Alexander; Engels, Peter: Chronische Wunden: Die Hypoxie verhindert die Heilung! Wund Management, 6. Jahrgang (2012), Heft 5, Seite 212-217
129. Kuschinsky, Gustav; Lüllmann, Heinz; unter Mitwirkung von Mohr, Klaus: Kurzes Lehrbuch der Pharmakologie und Toxikologie. 12., neubearbeitete Auflage. Stuttgart: Thieme, 1989
130. Kwakman, Paulus H.S.; Velde, Anje A. te; Boer, Leonie de; Vandenbroucke-Grauls, Christina M.J.E.: (2011) Two Major Medicinal Honeys Have Different Mechanisms of Bactericidal Activity. PLoS ONE 6(3): e17709. doi: 10.1371/journal.pone.0017709
131. Kwakman, P.H.S.; Zaat, S.A.J. (2012), Antibacterial components of honey. IUBMB Life, 64: 48-55. doi: 10.1002/iub.578
132. Lagrange, Veronique: Ultrafiltration of Honey. American Bee Journal (7/1991), Page 453-455

133. Lampeitl, Franz: Bienen halten: Eine Einführung in die Imkerei. 3., erweiterte und verbesserte Auflage. Stuttgart: Ulmer, 1988
134. Latscha, Hans Peter; Klein, Helmut Alfons: Chemie für Mediziner. Sechste, überarbeite Auflage. Berlin: Springer, 1983
135. Lebensmittellexikon: Ultraspurenelemente. Ausgedruckt am 29.5.2015, Quelle: http://www.lebensmittelwissen.de/lexikon/u/ultraspurenelemente.php
136. Lense, Fritz (Hrsg.): Biologie. Überarbeitete Neuausgabe (1983), 10. Auflage. Frankfurt am Main: Fischer Taschenbuch Verlag, 1985
137. Lexikon der Bienenkunde: Nitschmann, Joachim; Hüsing, Johannes Otto † (Hrsg.). Zuerst erschienen 1987 bei Edition Leipzig. Wien: Tosa Verlag, 2002
138. Lexikon des Mittelalters: Bautier, Robert-Henri (Hrsg.). Studienausgabe. Stuttgart: Verlag J.B. Metzler, 1999
139. Lieberei, Reinhard; Reisdorff, Christoph; begründet von Franke, Wolfgang: Nutzpflanzen. 8., überarbeitete Auflage. Stuttgart: Thieme, 2012
140. Linder, Hermann: Linder Biologie / Knodel, Hans ; Bayrhuber, Horst (Hrsg.). 19., neubearbeitete Auflage, Stuttgart: J.B. Metzlersche Verlagsbuchhandlung und Carl Ernst Poeschel Verlag GmbH, 1983
141. Lipp, Josef; Zander, Enoch; Koch, Albert: Handbuch der Bienenkunde: Der Honig. 3., völlig neubearbeitete und erweiterte Auflage. Stuttgart: Ulmer, 1994
142. Loew, Dieter; Oelze, Fritz: Aufklärung tut not: Das Arzneimittelgesetz unterscheidet zwischen traditionellen und rationalen Phytopharmaka. Letztere unterliegen denselben Zulassungskriterien wie synthetische Medikamente. Dt Ärztebla 1999; 96: A-474-476 [Heft 8]
143. Lonitzer, Adam: Adam Lonicers Vollständiges Kräuterbuch oder das Buch über alle drey Reiche der Natur: erstens die Destillirkunst ...; zweytens von allen Gattungen der Thiere der Erde. Augsburg: Wolff, 1783. S. 637-639, Online-Ausgabe 2013, Quelle: http://digital.ub.uni-duesseldorf.de/vester/content/titleinfo/5277730
144. Lorscher Arzneibuch – Staatsbibliothek Bamberg Msc.Med.1. Ausgedruckt am 12.7.2014 Quelle: http://nbn-resolving.de/urn:nbn:de:bvb:22-dtl-0000003730
145. Lu, Jing; Carter, Dee A.; Turnbull, Lynne; Rosendale, Douglas; Hedderley, Duncan; Stephens, Jonathan; Gannabathula, Swapna; Steinhorn, Gregor; Schlothauer, Ralf C.; Whitchurch, Cynthia B; Harry, Elizabeth J.: The Effect of New Zealand Kanuka, Manuka and Clo-

ver Honeys on Bacterial Growth Dynamics an Cellular Morphology Varies According to the Species. PLoS ONE 8 (2): e55898. doi: 10.1371/journal.pone.0055898
146. Lücke, Hans: Wundbehandlung mit Honig und Lebertran. Gütersloh in Westfalen: Buchdruckerei Thiele, 1935; Gekürzte Dissertation, Sonderabdruck, Leipzig: Deutsche Medizinische Wochenschrift, Band 61, Nummer 41, Georg Thieme Verlag, 1935
147. Lusby, P.E.; Coombes, A.; Wilkinson, J.M.: Honey: A Potent Agent for Wound Healing? Journal of Wound, Ostomy and Continence Nursing, Volume 29 (2002), Number 6, Page 295-300
148. Majtan, Juraj: Methylglyoxal – A Potential Risk Factor of Manuka Honey in Healing of Diabetic Ulcers. Hindawi Publishing Corporation. Evidence-Based Complementary and Alternative Medicine, Volume 2011, Article ID 295494, 5 pages, doi: 10.1093/ecam/neq013
149. Majtan, J.; Majtan, V.: Is manuka honey the best type of honey for wound care? The journal of hospital infection / Hospital Infection Society, Volume 74 (2010), Number 3, Page 305–306
150. Mashhood, Asher Ahmed; Khan, Tahir Ahmed; Sami, Ahmed Nurus: Honey compared with 1 % silver sulfadiazine cream in the treatment of superficial and partial thickness burns. Journal of Pakistan Association of Dermatologists (2006), Number 16, Page 14-19
151. Max Rubner-Institut, Bundesforschungsinstitut für Ernährung und Lebensmittel: Bestrahlung von Lebensmitteln. Ausgedruckt am 1.3.2013: Quelle:
http://www.mri.bund.de/de/institute/lebensmittel-und-bioverfahrens technik/forschungsprojekte/bestrahlung-von-lebensmitteln.html
152. May, Helge: Wo kommen all die toten Hummeln her? Mitten im Hochsommer Massensterben unter blühenden Linden. Ausgedruckt am 10.2.2916: Quelle:
https://www.nabu.de/tiere-und-pflanzen/insekten-und-spinnen/haut fluegler/hummeln/02636.html
153. Mayer, Gottfried Johannes; Goehl, Konrad (Hrsg.): Kräuterbuch der Klostermedizin: Der „Macer Floridus“. Leipzig: reprint Verlag, 2013
154. Medhi, B.; Puri, A.; Upadhyay, S.; Kaman, L.: Topical Application of Honey in the Treatment of Wound Healing: A Metaanalysis. JK Science, Volume 10 (2008), Number 4, Page 166-169
155. Meffert, Hans: Kurzkommentar zu Honig in der Wundbehandlung: Die Hauptwirkung des Zuckers. Aktuelle Dermatologie 39 (2013), Heft 10, Seite 378

156. Memon, Abdul Razzak; Tahir, S. M.; Khushk, Imdad A.; Memon, Ghulam Ali: Therapeutic effects of Honey versus Silver Sulphadiazine in the Management of Burn Injuries. Journal of Liaquat University Medicine and Health Sciences, Volume 4 (2005), Number 3, Page 100-104
157. Menzel, Randolf; Fischer, Johannes; Greggers, Uwe; Grünewald, Bernd: Gestörte Heimkehr: Deutsche Forscher untersuchen, wie Neonicotinoide das Orientierungsvermögen von Bienen beeinflussen. Deutsches Bienen-Journal (2014), Heft 4, Seite 6-9
158. Merckoll, Patricia; Jonassen, Tom Øystein; Vad, Marie Elisabeth; Jeansson, Stig L.; Melby, Kjetil K.: Bacteria, biofilm and honey: A study of the effects of honey on 'planktonic' and biofilm-embedded chronic wound bacteria. Scandinavian Journal of Infectious Diseases (2009), Number 41, Page 341-347
159. Molan, P.C.: A brief review of the use of honey as a clinical dressing. The Australian Journal of Wound Management, Volume 6 (1998), Number 4, Page 148-158
160. Möller, Lenelotte; Vogel, Manuel (Hrsg.): Die Naturgeschichte des Caius Plinius Secundus. Ins Deutsche übersetzt und mit Anmerkungen versehen von Wittstein, G. C. Wiesbaden: marixverlag, 2007
161. Mößner, Wolfgang: Praxishandbuch Bäckerei: Das Standardwerk für Ausbildung und Beruf. 6., völlig überarbeitete Auflage. Stuttgart: Matthaes Verlag GmbH, 2000
162. Mphande, A. N. G.; Killowe, C.; Phalira, S.; Jones, H. Wynn; Harrison, W. J.: Effects of honey and sugar dressings on wound healing. Journal of Wound Care, Volume 16 (2007), Number 7, Page 317-319
163. Mrasek, Volker: Teuer und angeblich keimtötend: Zunehmende Verbrauchertäuschung mit neuseeländischem Manuka-Honig. Deutschlandfunk – Forschung aktuell, Beitrag vom 10.10.2013, 16:35 Uhr (Archiv), ausgedruckt am 19.12.2014 URL: http://www.deutschlandfunk.de/teuer-und-angeblich-keimtoetend.676.de.html?dram:article_id=264683
164. Müller, Johannes: Pflanzen zur Wundbehandlung der mittelalterlichen arabischen Heilkunde in der europäischen Tradition. Ursprünglich Naturwissenschaftliche Dissertation, Fachbereich Pharmazie Marburg 2013. Erschienen in Quellen und Studien zur Geschichte der Pharmazie. Hrsg. Friedrich, Christoph; Krafft, Fritz. Stuttgart: Wissenschaftliche Verlagsgesellschaft, 2013
165. Müller, Markus: Chirurgie für Studium und Praxis: Unter Berücksichtigung des Gegenstandskataloges und der mündlichen Examina in

den Ärztlichen Prüfungen. 4. Auflage Breisach am Rhein: Medizinische Verlags- und Informationsdienste, 1998/99

166. Münstedt, Karsten: Honig als Medizin: Neue wissenschaftliche Untersuchungen belegen die Heilwirkung von Honig. die biene (2005), Heft 11, Seite 20-21
167. Münstedt, Karsten; Hoffmann, Sven: Bienenprodukte in der Medizin: Apitherapie nach wissenschaftlichen Kriterien bewertet. Aachen: Shaker Verlag, 2012
168. Mutschler, Ernst: Arzneimittelwirkungen: Lehrbuch der Pharmakologie und Toxikologie. 6., völlig neu bearbeitete und erweiterte Auflage. Stuttgart: Wissenschaftliche Verlagsgesellschaft mbH, 1991
169. Nicol, Natascha; Albrecht, Ralf: Wissenschaftliche Arbeiten schreiben mit Word 2007: Formvollendete und normgerechte Examens-, Diplom- und Doktorarbeiten. 6. aktualisierte Auflage. München: Addison-Wesley Verlag, 2007
170. Niederhauser; Jürg: Die schriftliche Arbeit. Mannheim: Dudenverlag, 2011
171. Ochoa Sosa, Silvia, „The Effect of Honey on Treatment for Chronic Wounds Compared to Standard Therapy: A Systematic Review". (2010) School of Physician Assistant Studies. Paper 200 (Stand: 14.8.2010). http://commons.pacificu.edu/pa/200
172. Oekonomische Encyklopädie oder allgemeines System der Staats-Stadt-, Haus- und Landwirthschaft: Krünitz, J.G. (Begründer). Elektronische Volltextversion der Universitätsbibliothek Trier (Stand: Mai 2013): http://kruenitz1.uni-trier.de
173. Okhiria, O.A.; Henriques, A.F.M.; Burton, N.F.; Peters, A.; Cooper, R.A.: Honey modulates Biofilms of Pseudomonas aeruginosa in a time and dose dependent manner. Journal of ApiProduct and ApiMedical Science Volume 1 (2009), Number 1, Page 6-10. DOI 10.3896/IBRA.4.01.1.03
174. ÖKO-TEST: Die große Kosmetik-Liste: Über 6000 Inhaltsstoffe verständlich erklärt: Alle Risiken und Nebenwirkungen von Shampoos, Cremes, Parfüms und anderen Kosmetika auf einen Blick. Frankfurt am Main: ÖKO-TEST Verlag, 2004
175. Pachucki, Elisabeth: Honig und Met: Das Wissen in der österreichischen Bevölkerung und das Konsumentenprofil. Wien, Universität, Ernährungswissenschaften, Diplomarbeit, 2011
176. Pahlow, Mannfried: Das große Buch der Heilpflanzen: Gesund durch die Heilkräfte der Natur. Überarbeitete Neuausgabe. München: Gräfe und Unzer Verlag GmbH, 1993

177. Pauling, Linus: Vitamin C und der Schnupfen. Weinheim/Bergstraße: Verlag Chemie GmbH, 1972
178. Pauls, Otto: Der Honig, sein Heil- und Nährwert. Leipzig: Hofverlag Edmund Demme, 1952
179. Percival, Steven L.; Bowler, Philip G.: Biofilm und seine potentielle Rolle in der Wundheilung. Wounds 16 (7) 2004: 234-240. Ausgedruckt am 1.4.2015. Quelle: http://www.wundheilung.net/News/2005/Biofilm_Wunheilung.pdf
180. Pfaff, Karin: Honig in der Wundheilung. PTAheute (6/2013), Nummer 12, Seite 64-67
181. Pohl, Friedrich: 1 mal 1 des Imkerns. Stuttgart: Franckh-Kosmos, 2003
182. Postmes, T.; Bogaard, A.E. van den; Hazen, M.: The sterilization of honey with cobalt 60 gamma radiation: a study of honey spiked with spores of Clostridium botulinum and Bacillus subtilis. Experientia 1995; 51: 986-989
183. Potschinkova, Pavlina: Apitherapie: Die Heilkraft von Honig & Co. 2., durchgesehene Auflage. München: Ehrenwirth Verlag, 1999
184. Pschyrembel: Klinisches Wörterbuch. 258., neu bearbeitete Auflage. Berlin: de Gruyter, 1998
185. Qualitätsnetz Diabetes Bochum-Wattenscheid-Hattingen e.V.: Faltblatt zur Fortbildung Diabetisches Fußsyndrom 14.1.2006
186. Razum, Oliver; Breckenkamp, Jürgen; Brzoska, Patrick: Epidemiologie für Dummies. Weinheim: Wiley-VCH, 2009
187. Reallexikon der Medizin und ihrer Grenzgebiete. München: Urban & Schwarzenberg, 1971
188. Referenzwerte für die Nährstoffzufuhr. Herausgegeben durch: Deutsche Gesellschaft für Ernährung, Österreichische Gesellschaft für Ernährung, Schweizerische Gesellschaft für Ernährungsforschung und Schweizerische Vereinigung für Ernährung. 1. Auflage, 2. korrigierter Nachdruck. Neustadt an der Weinstraße: Neuer Umschau Buchverlag, 2001
189. Riede, Ursus-Nikolaus; Schaefer, Hans-Eckart: Allgemeine und spezielle Pathologie. 3. Völlig neu bearbeitete und erweiterte Auflage mit didaktischem Raster. Stuttgart: Georg Thieme Verlag, 1993
190. Robert Koch Institut: Säuglingsbotulismus – selten, aber gefährlich. Epidemiologisches Bulletin 37/98, Seite 261-263
191. Roche Lexikon Medizin. 2., neu bearbeitete Auflage. München: Urban & Schwarzenberg, 1987

192. Rote Liste: Arzneimittelverzeichnis für Deutschland (einschließlich EU-Zulassungen und bestimmter Medizinprodukte). Frankfurt am Main: Rote Liste® Service GmbH, 2011
193. Rothe, Karin; Tsokos, Michael; Handrick, Werner: Animal and human bite wounds. Dtsch Arztebl Int 2015; 112: 433-43. DOI: 10.3238/arztebl.2015.0433
194. Ruff, Heike: Imidacloprid beeinflusst Futtersaftdrüsen der Honigbiene. Die Biene, 150. (165.) Jahrgang (2014), Heft 10, Seite17
195. Rüttermann M, Maier-Hasselmann A, Nink-Grebe B, Burckhardt M: Clinical Practice Guideline: Local treatment of chronic wounds in patients with peripheral vascular disease, chronic venous insufficiency and diabetes. Dtsch Arztebl Int 2013; 110(3): 25-31. DOI: 10.3238/arztebl.2013.0025
196. Ryff, Walther Hermann: Confect Büchlin vnd Hausz Apoteck. Der Neudruck folgt der ersten Ausgabe Frankfurt/Main 1544 aus dem Besitz der Universität Rostock. München: Lizenzausgabe für Dr. Richter GmbH, 1983
197. Sachs A, Lehnhardt M, Daigeler A, Goertz O: The triaging and treatment of cold-induced injuries. Dtsch Arztebl Int 2015; 112: 741-7. DOI: 10.3238/arztebl.2015.0741
198. Sänger, Angela; Fretz, Andreas; David, Eduard: Honig in der Wundbehandlung: Die Hauptwirkung des Zuckers. Aktuelle Dermatologie 39 (2013), Heft 10, Seite 385-388
199. Sänger, Angela; Fretz, Andreas; David, Eduard: Geschichte der Wundbehandlung mit Honig. Zeitschrift für Allgemeinmedizin 91 (2015), Heft 4, Seite 187-191
200. Sänger, Angela; Fretz, Andreas; David, Eduard: Honig in der modernen Wundbehandlung. Aktuelle Dermatologie 42 (2016), Heft 1/2; Seite 25-30
201. Schenck, Klaus: Ohne Bienen keine Zukunft. Regenwald Report (2015), Heft 2, Seite 10-11
202. Scherer, Jürgen; Seitz, Rainer; Cichutek, Klaus: Autologe Zellpräparate: Wenn Ärzte „Arzneimittel" im OP oder am Krankenbett herstellen. Dtsch Arztebl 2013; 110(18): A 872-6
203. Schmidt, Robert F.; Thews, Gerhard: Physiologie des Menschen. 24., korrigierte Auflage. Berlin: Springer, 1990
204. Schneider, Lars Alexander; Korber, Andreas; Grabbe, Stephan; Dissemond, Joachim: Influence of pH on wound-healing: a new perspective for wound-therapy? Arch Dermatol Res, (2006), Page 1-8. DOI: 10.1007/s00403-006-0713-x

205. Scholz, Eberhard: Giftlinden rehabilitiert. Spektrum der Wissenschaft (1995), Heft 4, Seite 33. Ausgedruckt am 10.2.2016, Quelle: http://www.spektrum.de/magazin/giftlinden-rehabilitiert/822245
206. Schüler, Dominic: Die Bakterienflora. Nature + science – die zeitschrift, Jahrgang 4 (2004), Nummer 8, Seite 1-2
207. Schultz, Samuel J.: Die Welt des Alten Testaments. Marburg an der Lahn: Francke, 1990
208. Schumpelick, Volker; Bleese, Niels M.; Mommsen, Ulrich: Chirurgie. 3., neu bearbeitete und erweiterte Auflage. Stuttgart: Enke, 1994
209. Schwantzer, Iris: Aufnahme und Funktion von konventionellen, targetisierten und PEGylierten Glucose-Oxidase-Liposomen in NADPH-Oxidase-defiziente Granulozyten: Untersuchungen an Blutzellen und der gp91$^{phox-/-}$B6129S6 Cybb^{tm1din}-Maus. Gießen: Justus-Liebig-Universität, Institut für Pharmakologie und Toxikologie, Dissertation, 2007
210. Schwedt, Georg: Zuckersüße Chemie: Kohlenhydrate & Co. Weinheim: Wiley-VCH, 2010
211. S3-Leitlinie 091-001: Lokaltherapie chronischer Wunden bei Risiken CVI, PAVK und Diabetes mellitus. Hrsg.: Deutsche Gesellschaft für Wundheilung und Wundbehandlung e. V., Gießen, Stand: 12.6.2012
212. Sitte, Peter; Weiler, Elmar W.; Kadereit, Joachim W.; Bresinsky, Andreas; Körner, Christian: Strasburger Lehrbuch der Botanik für Hochschulen. 35. neu bearbeitete Auflage. Heidelberg: Spektrum Akademischer Verlag, 2002
213. Smanalieva, Jamila: Ermittlung funktioneller und materialwissenschaftlicher Kennwerte von ausgewählten Honigsorten. Berlin: Technische Universität, Institut für Lebensmitteltechnologie und – chemie, Dissertation, 2007
214. Song, Jason J.; Salcido, Richard: Use of Honey in Wound Care: An Update. Advances in Skin & Wound Care, Volume 24 (2011), Number 1, Page 40-44
215. Spürgin, Armin: Die Honigbiene: Vom Bienenstaat zur Imkerei. 5. Auflage. Stuttgart: Ulmer, 2012
216. Stamps, Donald: Stamps Studienbibel: Zürcher Bibel 2007. Springfield, Missouri, USA: Life Publishers International, 2013
217. Stangaciu, Stefan; Hartenstein, Elfi: Sanft heilen mit Bienen-Produkten: So nutzen Sie die gesunde Kraft von Honig, Propolis, Gelée Royale & Co. Stuttgart: Trias Verlag in MVS Medizinverlage Stuttgart GmbH & Co. Kg, 2010

218. Staudenmayer, Theodor: Die Giftigkeit der Mannose für Bienen und andere Insekten. Zeitschrift für vergleichende Physiologie, Band 26 (1939), Heft 5, Seite 644-668
219. Stell, Ian: Nicht alles für alle: Nahrungsaufnahme durch den „zweiten Mund“. Die Biene, 150. (165.) Jahrgang (2014), Heft 10, Seite 22-23
220. Stryer, Lubert: Biochemie. Übersetzung aus der völlig neubearbeiteten 3. amerikanischen Auflage von 1988. Heidelberg: Spektrum der Wissenschaft, 1990
221. Stuhr, Marko: Medizinische Schriften der Alten Ägypter. Letzte Aktualisierung: 18.09.2011, letzter Ausdruck am 16.4.2014: Quelle: www.medizinische-papyri.de
222. Subrahmanyam, M.: Topical application of honey for burn wound treatment – an overview. Annals of Burns and Fire Disasters 20 (2007), Number 3, Page 137-139
223. Tappe, Susanne: Stilles Sterben. Greenpeace Nachrichten 03/2013, Seite 4-7
224. Tan, Hern Tze; Rahman, Rosliza Abdul; Gan, Siew Hua; Halim, Ahmad Sukari; Hassan, Siti Asma; Sulaiman, Siti Amrah; BS, Kirnpal-Kaur: The antibacterial properties of Malaysian tualang honey against wound and enteric microorganisms in comparison to manuka honey. BMC Complementary and Alternative Medicine (2009), 9:34, Page 1-8. doi: 10.1186/1472-6882-9-34
225. Tautz, Jürgen: Phänomen Honigbiene. München: Spektrum Akademischer Verlag, 2007
226. Thews, Gerhard; Mutschler, Ernst; Vaupel, Peter: Anatomie, Physiologie, Pathophysiologie des Menschen. 5., völlig neu bearbeitete und erweiterte Auflage. Stuttgart: Wissenschaftliche Verlagsgesellschaft mbH, 1999
227. Topham, J.: Why do some cavity wounds treated with honey or sugar paste heal without scarring? Woundcare Journal, Volume 11 (2002), Number 2, Page 2-5
228. Tüntsch, Johanna; Machowski, Gesa: So wirken Strahlen in Lebensmitteln. aid infodienst, Ernährung, Landwirtschaft, Verbraucherschutz e. V. Stand: 11.2.2006, ausgedruckt am 8.3.2013: Quelle: http://www.was-wir-essen.de/verbraucher/lebensmittelbestrahlung_funktionsweise.php
229. Uccusic, Paul: Doktor Biene: Heilkraft aus dem Bienenstock. 7. Auflage. Kreuzlingen: Ariston Verlag, 1997

230. Vogt, Peter M.: Zulassung von Medizinprodukten: Auf verschlungenen Wegen. Deutsches Ärzteblatt 109 (2012), Heft 48, Seite C1912-1913
231. Wagenseil, Carsten: Modernes Wundmanagement mit hydroaktiver Wundtherapie. Köln: Deutscher Ärzte-Verlag, 2010
232. Walgrave, SE; Warshaw, EM; Glesne; LA: Allergic contact dermatitis from propolis. Dermatitis (2005), 16 (4), 209-215
233. Weber, Wolfhard, „Krünitz, Johann Georg“, in: Neue Deutsche Biographie 13 (1982), Seite 110 f. [Onlinefassung]; URL: http://www.deutsche-biographie.de/pnd11919063X.html
234. Werner, David; Thuman, Carol; Maxwell, Jane: Where There Is No Doctor: a village health care handbook. Revised Edition. London: Macmillan Education LTD, 1993
235. Wikipedia: Online: www.wikipedia.org
236. Wissenschaftliche Tabellen Geigy: Teilband Hämatologie und Humangenetik. 8., revidierte und erweiterte Auflage. Basel: CIBA-GEIGY AG, 1979
237. Wyatt, J.P.; Illingworth, R.N.; Clancy, M.J.; Munro, P.; Robertson, C.E.: Oxford Handbook of Accident & Emergency Medicine. Oxford: Oxford University Press, 1999
238. Zimmermann, Ruth: Botulismus-Fälle bei Heroingebrauchern in Norwegen und Schottland. Robert Koch Institut 7.1.2015: Information über Westfälisches Ärzteblatt (2/2015), Seite 10
239. Zylka-Menhorn, Vera: Jeffrey I. Gordon: Allianzen zwischen Mensch und Mikroben. Deutsches Ärzteblatt 110 (2013), Heft 50, Seite C2067